自古名医多长寿

ZIGU MINGYI DUO CHANGSHOU

张杰　谢英彪　主编

中国科学技术出版社

·北　京·

图书在版编目（CIP）数据

自古名医多长寿 / 张杰，谢英彪主编 . -- 北京：中国科学技术
出版社，2018.10（2024.7 重印）

ISBN 978-7-5046-8091-4

Ⅰ.①自… Ⅱ.①张…②谢… Ⅲ.①养生（中医）Ⅵ.① R212

中国版本图书馆 CIP 数据核字（2018）第 157101 号

策划编辑	崔晓荣　卢紫晔
责任编辑	齐　放
装帧设计	北京胜杰文化发展有限公司
责任校对	杨京华
责任印制	李晓霖

出　　版	中国科学技术出版社
发　　行	中国科学技术出版社有限公司
地　　址	北京市海淀区中关村南大街 16 号
邮　　编	100081
发行电话	010-62173865
传　　真	010-62173081
网　　址	http://www.cspbooks.com.cn

开　　本	720mm×1000mm　1/16
字　　数	300 千字
印　　张	22.75
彩　　插	8
版　　次	2018 年 10 月 第 1 版
印　　次	2024 年 7 月 第 2 次印刷
印　　刷	唐山富达印务有限公司
书　　号	ISBN 978-7-5046-8091-4 / R·2325
定　　价	98.00 元

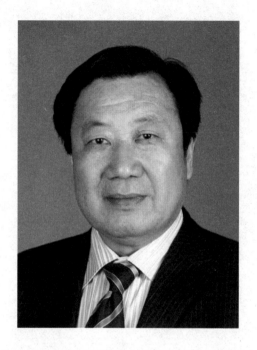

张杰，安徽中医药大学主任医师，安徽中医药大学硕士生导师，南京中医药大学师承博士生导师。从事中医临床工作50多年。全国第三批、第五批全国老中医药专家学术经验继承工作指导老师，国家中医药管理局国家级名老中医药专家传承工作室指导老师，安徽省国医名师。安徽中医药大学第一附属医院中医痹病学建设项目学术带头人，安徽省中医学会常务理事，中国中西医结合学会养生康复专业委员会理事，世界健康促进联合会副会长，安徽省中医药学会仲景学说研究会副主任，安徽省中医药学会肝胆专业委员会副主任。在国家级及省级杂志发表论文14篇，主编和参编学术著作8部，完成省级科研3项。

张杰主任对中医内科疑难杂病的诊疗经验丰富，独创"虚、毒、瘀"理论、"肝脾建中"理论、"脾阳为本"理论等指导临床。擅长治疗各科杂病，尤其以消化系统疾病、妇科疾病及各类肿瘤病著称。主张以"化瘀解毒，散结通络，攻补并用"为基本理念，辨治各类肿瘤病等，临床疗效卓著，社会评价颇高。

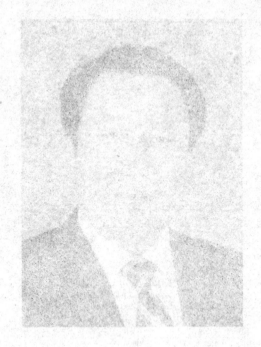

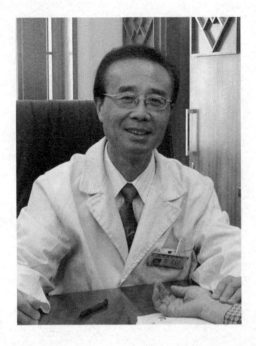

　　谢英彪，现任南京中医药大学三附院名医馆教授、主任医师，全国著名中医专家，从医53年，江苏省非物质文化遗产项目"张简斋中医温病医术"代表性传承人。擅长诊治胃肠病及内科疑难杂病，对中医养生有深入研究。现兼任国家中医药管理局重点学科"中医养生学"学术带头人、世界健康促进联合会第一常务副会长、国际药膳食疗学会副会长暨江苏分会会长、世界药膳养生学会副会长、世界中医药学会联合会"治未病"专委会学术顾问、世界中医药学会联合会药膳食疗研究专委会学术顾问、中华中医药学会药膳分会学术顾问、江苏省养生保健学会常务理事、南京自然医学会常务理事、南京中医药大学丰盛健康学院高级顾问、日本本草药膳学院客座教授、香港新中医学院客座教授、香港现代中医进修学院客座教授、南京科普作家协会副理事长等职务。已主编专著80余部，主编科普著作400多部。发表学术论文70多篇，获科技进步奖6项，获优秀图书奖23项，获方便食品专利2项，开发转让养生产品8项。

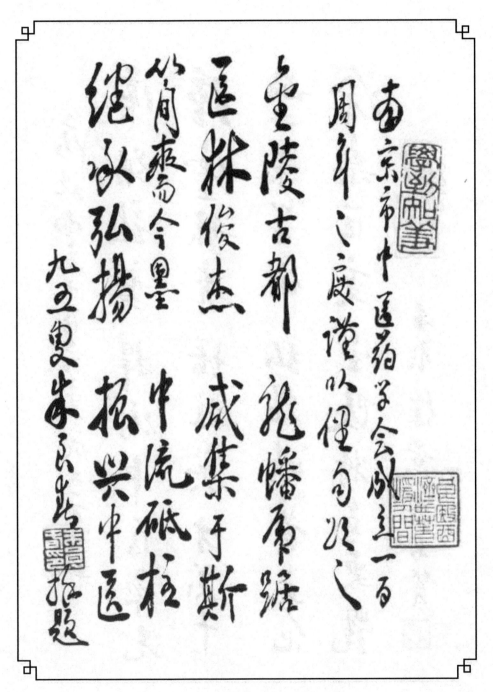

已故国医大师朱良春题词

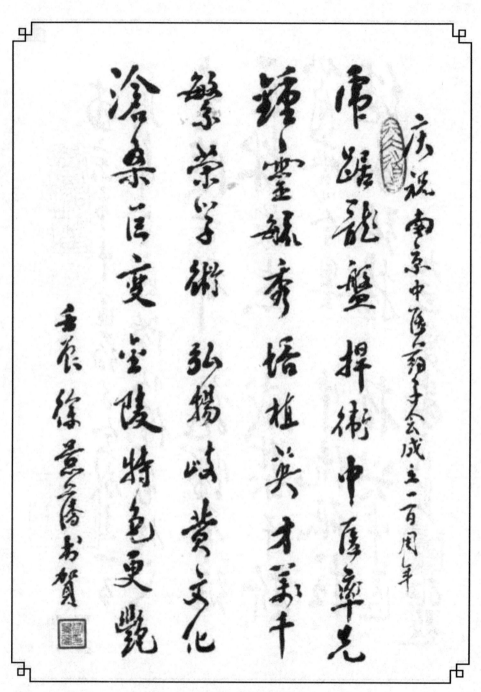

庆祝南京中医大学建立二百周年

凤翥龙蟠 捍卫中医药学
锺灵毓秀 培植英才万千
繁荣学术 弘扬岐黄文化
涤故更变 金陵特色更艳

壬辰 徐景藩书贺

已故国医大师徐景藩题词

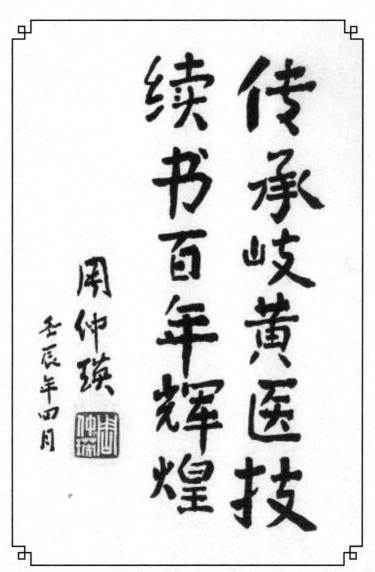

传承岐黄医技
续书百年辉煌

周仲瑛

壬辰年四月

国医大师周仲瑛题词

内容提要

　　本书收录了73位著名医家的养生经验，其中包括51位国医大师及著名中医专家、11位西医、中西医结合名医及11位古代名医的养生经验。全书资料翔实、方法实用、内容丰富、文字优雅、通俗易懂、耐人回味，是一本不可多得的养生力作，可让读者看到名医另一方面独特的风采，学习到名医各具特色的养生方法。

前 言

自古以来，追求健康长寿一直是人类共同的美好愿望。我国历代医家在实践中摸索出一套颐养身心、增强体质、预防疾病、延年益寿的方法，对人类社会的养生保健之道进行了有益的探索，极大地丰富了中华养生文化。许多人一提起老中医，脑海中便会出现鹤发童颜、美髯飘拂、道骨仙风之类的形象，因而自古便有"名医多长寿"的说法。有学者曾对148位古代著名中医学家的寿命资料进行统计，发现有60人活到80～90岁，34人活到90～100岁，12人活到100岁出头。其中，最有名的当推唐代大医学家、"药王"孙思邈，他活到102岁（也有人考证他活到141岁），堪称古代名医中的老寿星。这个年龄在"人生七十古来稀"的年代，确实是一件罕事。近现代名老中医中，健康而长寿的人更是数不胜数。被尊称为"中医药界的不老翁"、第二届国医大师干祖望教授90多岁时还上班坐诊，年过百岁时仍然精神矍铄，思维敏捷，神采飞扬。已故首届国医大师朱良春教授在97岁高龄时还坚持每周出门诊三次，直至去世前2年才将工作重心转移到学术经验的整理和传承上，且坚持复信、答疑和会见来访宾朋，仍然为中医事业发光发热。1983年去世的四川乡村名中医罗明山，百岁之后仍然习武与诊病，活到118岁，被当地人尊称为"罗神仙"。"名医"不光指名中医，也包括西医大家和中西医结合名医。本书收入的两院院士吴阶平教授，其社会活动、泌尿外科业务和教学工作都十分繁忙，但他弛张有度，情绪乐观，生活规律，拒绝恶习，享年94岁。这些名医都各有一套符合自身特点的养生经验，这些经验丰富了中华养生文化的内涵，值得我们学习借鉴、参考仿效。

《自古名医多长寿》共收录了73位名医、名家的养生经验。其中有首届国医大师25位，第二届国医大师2位，中西医结合名医4位，著名营养专家、妇科专家及生理学家共5位，还包括华佗、张仲景、孙思邈、李时珍等11位古代名医的养生经验。本书资料翔实，内容丰富，方法实用，是一本不可多得的养生指导，读者可以看到这些名医的独特风采，也可以感受到中华传统文化中养生文化的博大精深。

《自古名医多长寿》围绕名医的养生经验进行了挖掘与整理，许多材料是向名医本人及家人或学生征集而来的，部分资料是根据报纸杂志及相关报道重新整理而成。在此，谨向原作者致以衷心的谢意！

愿《自古名医多长寿》成为您与家人的良师益友！

编　者

目　录

目　录

目　录

目录

返老还童因童心　乐向动物学养生

——中医喉科不老仙翁干祖望的养生经

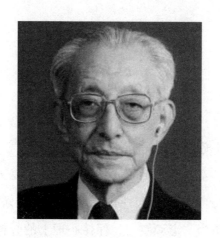

干祖望，1912 年 9 月出生，2015 年 7 月 2 日病逝，享年 104 岁。江苏金县张堰镇人（现为上海所辖），汉族。南京中医药大学教授、江苏省中医院主任医师。兼任中华全国中医耳鼻喉科学会主任委员、江苏省中医耳鼻喉科学会及江苏省中西医结合耳鼻喉科学会名誉主任、国家中医药管理局厦门国际培训交流中心客座教授。干祖望为中医耳鼻喉科奠基人、创始人之一。他自 1930 年 2 月起从事中医临床工作。1991 年获国务院"发展祖国医疗卫生事业做出突出贡献"特殊津贴终身奖。他所带领的科室获全国唯一的"中国耳鼻喉科建设中心"光荣称号。2011 年获"江苏省医师终身荣誉奖"。2014 年 6 月被评为第二届"国医大师"。

年过百岁的老中医干祖望，曾经上班上到 90 岁，仍然头脑清楚，思维敏捷，记性奇佳，视物清楚，神采飞扬，经常看书、看报、写文章、著书立说、批改论文等，乐此不疲，完全没有老态龙钟的样子，因此大家都尊称他为"中医药界的不老仙翁"。说起养生长寿的经验，老中医干祖望经常跟身边的学生说，作为万物之灵长的人，要想长寿就要向动物学习。他总结自己之所以能百岁不老，就是得益于长期坚持向动物学习的缘故，即蚁食、龟欲、猴行，此外还有一颗童心！也得益于他的养心之道与广泛的雅趣爱好。

返老还童因童心

何为童心？《辞海》解释："儿童的心情，孩子气。"引申为真心和赤子之心，真情实感。童心是人们真实情感的流露，是天性，是真心实意。保持童心，就是要人们返璞归真，回归自然；而不要矫揉造作，虚情假意。老年人童心不泯，乐当"老顽童"，保持心理上的轻松愉快，对于养生有着积极的意义。干老的"童心"有这样五大特点：纯洁无邪。因为无邪则心宽畅开朗而没有烦恼，即谓"心宽出少年"。再则无邪之心，更没有损人、欺人、捉弄人、打击别人的邪念。"敬人者，人恒敬之。"简单。俗谓"要聪明难，要糊涂更难"。但难不等于做不到，只要有真正的童心就不难了。善于帮助别人，其乐无穷；算计他人则自寻烦恼。乐观。童心都是无忧无虑的旁观者，很少因七情所伤，长期在"太上忘情"的境界中，则真是"行全精复，与天为一"而长生了。对七情刺激很不敏感，即使有所反应，但也很快就消失。"人生无苦乐，适意即为美。"所以不伤乎七情者，终朝适意为乐。从来不考虑什么叫老与死。俗谚："想到老，一切了；想到死，穷到底。"因为想到老和死，心中必有"为日无多"之感，哪能再有雄心壮志。

不顾虑老与死，才能有"少年负壮气，奋烈自有时"的朝气蓬勃和精神奋发。

为什么干老的童心有益养生呢？美国医学专家研究发现，50 岁以前玩成人益智玩具的人，患老年痴呆症的比例只有 32%，老人玩具不仅能活动手腕、腰肢，还有益智功能，延缓思维退化。新加坡国立大学研究指出，老年人进行购物、烹饪、做家务等活动，比打麻将、跑步、看电影、出游等更能对抗大脑老化，取得延缓脑细胞退化的效果。爱好收藏更被 20 多个国家列入"心理疗法"的正式科目，被认为对防治高血压病、胃病、神经衰弱等都有一定的心理疗效。

有一首《童心　童友　童话》的心理养生歌谣说："童心难得，天真活泼。无忧无虑，超脱自我。做个顽童，有何不可。童年美好，岁月多少。甜蜜回忆，可消烦恼。故地重游，童心可找。多交童友，不闷不愁。嬉戏玩耍，或跑或走。忘记年龄，百岁老叟。"这便是对干老的写照。百年来，干老一直保持儿童的心理状态，无忧无虑，好动好奇，思维活跃。这是一种养神的好方法，能使人脱离杂念，保持乐观、开朗的性格，是防病健身、延年益寿的首要条件。同时，这也是干老所以能"返老还童"的原因之一。

蚁食养生少而杂

蚁食有两个特点，一个是少，一个是杂。就是要有如蚂蚁那样的食欲和食量，每次要吃得少，不可过饱，因为"饮食自倍，肠胃乃伤"。同时主张杂食，不偏食，如蚂蚁那样什么都吃一点，做到营养全面。蚂蚁有强有力的体力，可能与其杂食、少食有关。所以，干老主张像蚂蚁那样来安排自己的食谱。林则徐的好友清代文学家、养生家梁章钜在其所著的《退庵随笔·摄生》中写道："所食愈少，心愈开，年愈益。所食愈多，心愈塞，年愈损。"干老从不多食，也不挑食，这很利于他得享高寿。

为什么这么说呢？"先饥而食，食勿令饱；先渴而饮，饮勿令过。食欲数而少，不欲顿而多。"这句话出自元代著名食疗保健专家忽思慧所著的《饮膳正要》。这句话的主要意思是说，不要等到很饿的时候再去吃饭，不要等到很渴的时候才去喝水。

南朝梁时著名道医、养生家陶弘景也曾引用青牛道士的话说："食不欲过饱，故道士先饥而食也。饮不欲过多，故道士先渴而饮。"因为在道医看来，"极饥而食且过饱，结积聚。极渴而饮且过多，成痰癖"。道教经书之总集《道藏》收录的《彭祖摄生养性论》也强调了这一点："不欲甚饥，饥则败气，食诚过多。勿极渴而饮，饮诚过深。食过则癥块成疾，饮过则痰癖结聚气风。"所以，非常饿和非常渴的时候去暴饮暴食对身体健康不利。这样容易吃到肚子发胀、消化不良而出现"积聚"，喝得过多会导致痰邪癖聚于胸胁之间，时间久了会感到胁肋刺痛。

即使从今天现代保健的角度来理解，这些话也是很有道理的。很多读者朋友特别是上班族由于早上时间匆忙，经常来不及吃早餐就去上班，因为感觉反正也不饿没关系。等到忙起工作来，到吃饭时间又因为不是很饿，要"等一会儿"，非要加完班之后饿得不行了才去大吃一顿。于是，时间久了这些人的身体从健康到亚健康又到不健康，胃肠道疾病、内分泌疾病等接踵而至。以消化系统的溃疡病为例，食物在胃内的停留时间为 3 ~ 4 小时，当我们感到饥饿的时候，胃里的食物其实早已排空，但是此时胃液还是会对胃黏膜进行"消化"，进而容易引起胃炎和消化性溃疡。此外，经常饥不进食，还会引发低血糖，甚至造成昏迷、休克。

还有不少上班族会有这样一个感觉：早上泡了一杯水，直到下班的时候几乎都没顾得上喝上一两口，但是我们的体内一旦缺水，会使人精神不振、口干舌燥、浑身乏力，反而会影响正常的工作状态，更严重者还会造成肝、肾功能下降，毒性物质积蓄，使各种疾病得以"乘虚而入"。尤其是有高血压病的人，水分摄入过少会导致血容量不足，血液浓缩，血液黏稠度增高，很容易诱发脑梗等心脑血管病。也许有人会说，他口渴的时候也喝了不少水啊，但是当人口渴的时候其实是体内已经缺水了。干老主张千万不要等到口渴再饮水，应养成主动饮水的习惯。

饿到极端，容易过食；渴到极端，容易过饮。正如陶弘景在其所著的《养性延命录·食诫篇》中所言："恐觉饥乃食，食必多；盛渴乃饮，饮必过。"

那么，如何科学的饮食呢？我们的祖先早已经给出了答案，即我们在文章开头的时候就提到的"食欲数而少，不欲顿而多"。通俗的解释就是，平时饮食要注意不饿的时候就补充些营养和能量，做到次数多，但是吃得少，不要等到饿得不行了、渴得不行了就每顿吃得多、喝得多，给我们的健康带来隐患，后悔莫及。

古代《寿世秘典·调摄养生要论》中有一则"调理脾胃六法"歌诀："宁少毋多，宁饥毋饱，宁迟毋速，宁热毋冷，宁零毋整，宁软毋硬。"这则歌诀与干老的"蚁食"不谋而合。

龟欲养心寿自长

古人把"兆呈三策外，队列四灵中"的龟，视为祥瑞之物。龟除了能在任何恶劣环境中生活且长生不老，它的"与世无争""从无奢望"更让人敬佩。龟欲的核心就是清心寡欲，不与人争。不意气用事，遇事以退为务，以柔克刚。干老医德高尚，从不为名利所动，更没有那些物质利益的欲望，心态很好，这也利于他的长寿。干老是个笑口常开的人，属于典型的 B 型人格（B 型人格特征是不易为外界事物所扰乱）。

干老德技双馨，不但是一位医学大家，也是一位仁者。明代吕坤《呻吟语》有云："仁者寿，生理完也。"即"仁者"在形、神诸方面都完全具备了有利于生命延续的全部积极因素。干老置名利于身外，正如《黄帝内经》中所言："恬淡虚无，真气从之；精神内守，病安从来？"晋代著名养生家葛洪云："常其宽泰自居，恬谈自守，则身安静，灾害不干。"唐代名医孙思邈更是在《千金要方》中教诲世人："夫养性者，性自为善……性既自善，内外百病皆悉不生，祸乱灾害亦无由作，此养性之大径也。"孙思邈还曾言："德行不克，纵服玉液金丹未能延寿。"也就是说，不讲究品德修养，即便服用灵丹琼浆，对延年益寿也无济于事。由此可见，做慈善、为仁者具备了长寿最根本的素质。现代科学认为，人是大脑皮层统率完善的生物体，因此心理因素对人的健康有着极其重要的作用。道德感是人的一种社会性高级情感，自身的道德感可满足缓解情感矛盾，减少心理冲突，并通过大脑皮层给生理机制带来良性影响，从而有益于人的健康，有助于延年益寿。

干老主张：年老之后，要尽量少与外界争论、争辩、争吵；要吃亏在前，享受在后，多让步，少争前。这样做，便会心静神怡，是养生的好办法。

猴行强身健身心

猴子生性好动，终日片刻不停。它们反应敏捷，行动轻快，具有朝气与活力。干老向猴子学习养生与自己能年过百岁是有密切关系的。

干老一生喜欢运动，在日常生活中尽量少乘汽车、电梯，以步行为主，以步代车。干老一生戒惰，平时少坐多立，喜欢坐硬板凳，正襟危坐，腰板笔直。干老的戒惰更表现在思想上，主张多用脑，他把八纲辨证调整为表、里、寒、热、虚、实、标、本、体、用"十纲辨证"，这便是干老勤于用脑、善于用脑的佐证。过去，南京在史料宣传方面，曾宣传"秦淮八艳"，即李湘君等八位既有才华又爱国的名妓，干老认为欠妥。他研究分析出在南京历史上政治、文化、科技等方面各有突出贡献的"十杰"，认为应该大力加以宣传和弘扬。干老的这篇文章发表在《南京晨报》上，很有见地。他列出的"十杰"中将"中华民国"时期的南京名医张简斋列入其中。后来，笔者和主任医师等中医专业人士在南京创立了"张简斋国医医术研究会"，笔者任常务理事兼学术部部长，并筹备成立"张简斋国医医术博物馆"，也得到了干老的赞同，干老亲自题写了"鼎力支持创办张简斋国医博物馆"条幅，赠予我们。在市政府与老专家的指导与支持下，"张简斋国医医术"被列为南京市非物质文化遗产。多宣传"南京十杰"一事又一次佐证了干老勤于用脑、见解独特的养生风格。

干老常说，人要像猴子那样多动多跳。善于运动，专于运动，不论何时何地不能不动，而且运动要蹦蹦跳跳，像猴子般灵活。干老的这一观点与华佗主张五禽戏中的"猴戏"是一致的。干老爱跑步是出名的。他寄信不投门前邮箱，偏要舍近求远上大街跑邮局。干老极为欣赏"生于忧患，死于安乐"的哲学思想。古人云"劳其形者长年，安其乐者短命"，认为怕劳动、求安乐，不运动、求安逸，无异于自我折寿、自甘退化。

养身首先养心

干老认为养心比养身更为重要。"养心"即精神养生，是指在中医养生学基本原则指导下，通过主动的修德怡神、积精全神、调气安神、四气调神等，保护和增强人的精神心理健康；通过节制、疏泄、移情、开导、暗示等措施及时排解不良情绪，恢复心理平衡，达到形与神俱、终其天年的养生方法。干老常说："精神健康主宰着身体健康，是养生之道的核心，心不安，何以安身？"干老曾在他的《医话》中引用古语："内安于心，外安于目，心目皆安，则身安矣！"只有不利身心的"病"皆愈，才能得以长生。心静而气合，心旷神怡。据我所知，干老因历史缘故，曾受到过不公正的对待，人生道路出现过坎坷，情绪上受过打击，所以要想保持精神愉悦、健康长寿并不是一件容易的事。但是，干老做到了"处事六然"，即"心事顺其自然，遇事处之泰然。得意之时淡然，失意之时坦然，艰辛曲折必然，历尽沧桑悟然"，经受住了风风雨雨的考验。

为了精神养生，干老主张"三不想"，即"不想病，不想老，不想为儿孙谋福利"。这是老人心胸开阔的首要条件，干老思维敏捷清晰，记忆力极佳，唯独忘却岁月存在，不知自己何日应该退休。干老直到95岁时，因感到自己有点听力减退，怕延误了患者的诊治，才真正退出临床第一线。

干老一生奉行的养心原则是：不卷入杂事旋涡，不赶潮流，不贪便宜，不与人攀比，不做违心之事，不骄不躁，只管自己分内工作。"看你们轰轰烈烈去搞，我没钱也不跟着闹"这是干老对一些时髦现象的自我解嘲。他信奉家乡的一句俗语："有财三十老，无钱百岁后生人。"有奖销售、新潮时装与他无缘，几十年如一日的对襟布扣小袄也使得他在人流中保留着独特的历史韵味。

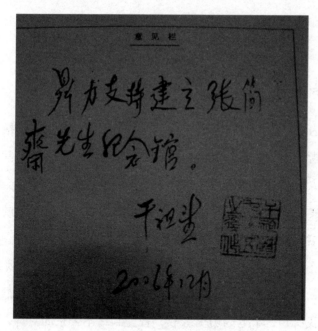

情趣广泛能延年

干老爱好广泛，情趣高雅。一生有七个好习惯：早起散步、聊天漫谈、读书写字、品茗赏茶、游历山川、静听音乐。这七种高雅、高尚的兴趣给干老带来了身心健康和正能量。干老散步登楼是运动之乐，聊天漫谈是交友之趣，读书写字是心理需求，品茗是消闲之快，游历（全国四分之三的地方都留有干老的足迹）是旅游之趣，聆听音乐是音乐养生之道。干老博览医学古籍之外，还常常偷闲涉猎文学与书画。笔者参阅中医药文献时发现干老在20世纪40年代就有多篇有独特见解的论文和小品文发表在当时的杂志上。他不仅中医文章写得得心应手，而且病案也思路广、出方奇，医案也令人拍案叫绝，回味无穷。早在1963年笔者毕业实习时，干老以他的真才实学、正直为人，令笔者深深折服。

其实，干老还有一个更突出的兴趣是"藏书"。1983年，我因为要向干老请教一个学术问题，去到上海路他家中，干老在书房热情地接待了我，毫无架子。干老的藏书非常丰富，他的书房有一个二层台阶的小木椅，要取上层书橱的书籍必须登上去才能取到。1990年，在南京市的藏书评比活动中，干老荣获了"金陵藏书状元"称号，还得到了奖状，当时有多家报纸做了整版报道。干老曾说过"人瘦因工作，家贫因买书"。别人称他为"四书"老人，即读书、藏书、教书、写书。干老指出世人有五大误区：进补等于养身；每病必思虚；迷信医药；贪图安逸和休息；狂饮尽兴。干老常反问劝他享受的人："出门即坐车，登楼须电梯，腿能不退化？餐餐佳肴美酒，高盐高糖高脂肪，你能永享健康？"在干老眼中，安逸是催命符、讨寿鬼。干老曾自喻自己是"六白居士"，其中"白丁终身、白痴处世"格外感人。"不痴不聋，做不得阿翁"，难得糊涂的境界使他超凡出俗，在自由自在的世界中徜徉。干老还有一句名言："生活要规律，运动要适量，思想要糊涂。"很富有哲理。

干老认为养生有四害：一害为烟，二害为酒，三害为赌，四害为惰。干老从未抽过烟，55岁时也戒了白酒。

干老一贯反对滥用药物进补，认为药补不如食补，食补不如神补。从不轻易服用补药。但在1983年6月份，72岁的他得了一场霉菌性肺炎之后，每年冬季大约服用 30 克左右的高丽参。90 岁之后，针对自己的体质每年冬季也间断地饮用少量的鹿茸酒，至今未辍。早在 20 世纪 90 年代初，有一位学者曾赠送干老这样一首诗："一身正气，两袖清风，三勿买账（不畏权贵），四化争功，五官开路，六面贯通，七十运转，八旬亨通，九秩不老，十足愚公，百岁退休，千古强翁！"这样的文字深刻勾画出了这位第二届"中国国医大师"的形象。

心无机事　案有好书

——白求恩奖章获得者徐景藩的养生之道

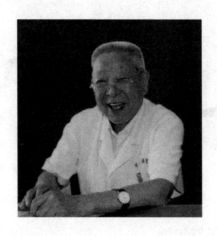

　　徐景藩，男，汉族，1928 年 1 月出生，2015 年 3 月 11 日病逝。他幼承家学，师从名门，精研典籍，尽得吴门、孟河医学真谛，以"良医济世"为己任，献身杏林 60 多春秋。1952 年，他以优异成绩考取北京医学院"中医专门研究人员"班，学习五年，成为中华人民共和国成立以后最早的高层次中医专门人才。1946 年 6 月起从事中医临床工作，为江苏省中医院主任中医师、南京中医药大学终身教授、全国老中医药专家学术经验继承工作指导老师、江苏省名中医。1996 年，他在平凡的岗位上做出不平凡业绩，被授予白求恩奖章。1998 年，徐老被国家人事部特批为"杰出高级专家"。2009 年，他又以医术和人格魅力被评为全国首届国医大师。徐景藩耄耋之年时，仍思维敏捷，行动自如，坚持每周到病区查房，在一线为患者服务，这得益于他一直坚持的养生之道。

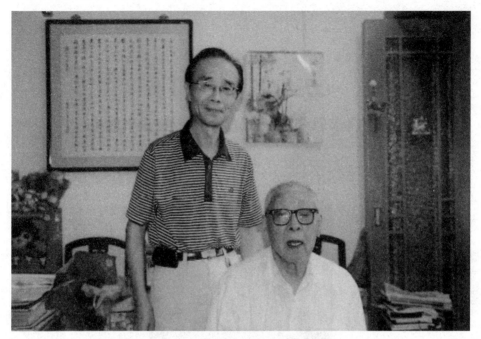

2012年谢英彪与国医大师徐景藩教授合影

自编保健操 从不吃过饱

徐景藩认为，《黄帝内经》所言"饮食有节，起居有常，不妄作劳"是养生保健之道。他自编松筋操、颈项操、呼吸操和眼保健操等，来达到强壮筋骨、抗老防衰的目的。他一贯主张饮食宜清淡，五味应适度，不要吃得过饱，还应注意劳逸结合。

呼吸操养生自古有之。秦汉的《吕氏春秋》中就有关于用导引呼吸治病的论述。《庄子·外篇刻意》中说："吹呴呼吸，吐故纳新，熊经鸟申，为寿而已矣。"西汉时期《王褒传》一书中也有"呵、嘘、呼、吸如矫松"的记载。南北朝时期陶弘景发明长息法。他在《养性延命录》中说："凡行气，以鼻内（纳）气，以口吐气，微而引之，名曰长息。内气有一，吐气有六。内气一者谓吸也，吐气六者谓吹、呼、嘻、呵、嘘、呬，皆为长息吐气之法。

时寒可吹，时温可呼，委曲治病，吹以去风，呼以去热，嘻以去烦，呵以下气，嘘以散滞，呬以解极。"隋代智顗大法师在他所著的《修习止观坐禅法要》提出了"六字诀"治病方法。他谈到，但观心想，用六种气治病者，即观能治病。何谓六种气？一吹、二呼、三嘻、四呵、五嘘、六呬。此六种息皆于唇口中，想心方便，转侧而坐，绵微而用。颂曰：心配属呵肾属吹，脾呼肺呬圣皆知，肝脏热来嘘字治，三焦壅处但言嘻。唐代名医孙思邈按五行相生之顺序，配合四时之季节，编写了《卫生歌》，奠定了"六字诀"治病之基础。

歌云：

> 春嘘明目夏呵心，秋呬冬吹肺肾宁。
>
> 四季常呼脾化食，三焦嘻出热难停。
>
> 发宜常梳气宜敛，齿宜数叩津宜咽。
>
> 子欲不死修昆仑，双手摩擦常在面。

"常吃八分饱，延年又益寿"是个好习惯。人体胃黏膜上皮细胞寿命较短，每两三天就应修复一次。如果上顿还未消化，下顿又将胃部填满，胃始终处于饱胀状态，会产生严重积食，胃黏膜就不易得到修复的机会，胃大量分泌的胃液会破坏胃黏膜屏障，产生胃部炎症，出现消化不良症状，长此以往，就有可能患上胃糜烂、胃溃疡等疾病。

做到只吃"八分饱"，最好的办法就是细嚼慢咽，这样有助于避免消化不良。假如已经出现较严重"积食"症状，如肚胀难受、反酸、打嗝嗳气、便秘、口臭等，便需要对症选择适当的药物进行调理和治疗。

一颗平常心　随缘两个字

徐景藩常说，人生在世，要有一颗平常心，要学会随缘二字，这样就可消除许多烦恼。若为贪欲所羁绊，便会犹如东汉之岑彭所说，"人苦不知足，既平陇，复望蜀，每一发兵，头鬓为白。"中医认为情志也可以诱发疾患。所谓情志，即指喜、怒、忧、思、悲、惊、恐七种情绪。任何事物的变化都有两重性，既能有利于人，也能有害于人。同样，人的情绪、情感的变化，亦有利有弊。正如《养性延命录》所说："喜怒无常，过之为害。"《三因极一病证方论》则将喜、怒、忧、思、悲、恐、惊正式列为致病内因。但在正常情况下，七情活动对身体生理功能起着协调作用，不会致病。七情六欲，人皆有之，情志活动属于人类正常生理现象，是对外界刺激和体内刺激的保护性反应，有益于身心健康。

唐代名医孙思邈，在其所著《千金要方》中，专有"养性"之论，不仅整理了唐以前有关调神养心方面的论述，还提出了自己独特的见解，如在"道林养生"中的"十二少、十二多"，皆是对情志保健理论的进一步发展。宋代陈无择《三因极一病证方论》认为七情的刺激是三大类致病因素中的一大类，非常突出地强调了心理因素在疾病发生，发展中所起的重大作用。金元四大家之一张子和在其所著《儒门事亲》中极为重视心理治疗，对于《黄帝内经》的"以情胜情"疗法进行了深刻的研究，还创造了"习以平之"等意疗方法。明清时期，心理保健学说有了新的开拓和特点，如《摄生集览》中提出"养神为首"，即虽然保养之法可数以万计，但养神是第一位的。在睡眠与精神的关系方面，他指出不寐与情志有关，倡导"入寐之法，首在清心。"在《遵生八笺》中还提倡鉴赏书画、文房四宝、各种花卉及游览、登高等活动，以陶冶精神，实为当今旅游、登山以健心身观点的理论之源，至今仍给我们以方法论方面的启迪。

徐老是个散淡的人，不为名缰利锁所缚，对名与利看得很淡。面对国医大师的桂冠，徐老真诚地说："这不是我个人的荣誉，也不是我的医术最为高明，我也有很多疾病解决不了，这是国人对中医国粹的信任和珍爱，是国家对中医的重视和支持，我们这一代人有责任和义务把中医传承好、发展好，使其生生不息，薪火相传。"

案前有好书　甘同古人乐

汉代刘向说："书犹药也，善读之可以医愚。"宋代寿星陆游也有"病中书卷作良医""读书有味身忘老"的佳句。中医最早的医学著作《黄帝内经》中就有"聚精会神是养生大法"之说。科学研究也证明，勤于读书能促进"脑运动"，输送充足的氧气和营养物质，带动血液循环，能使全身保持协调统一，延缓衰老，预防老年痴呆症（阿尔茨海默病）。

徐老认为，读书养性是莫大之乐。特别对中医经典著作、各家学术，他都反复阅读，温故知新，乐在其中。他把"心无机事，案有好书"作为养生座右铭。他认为读书是天下最乐之事，终身受用无穷。学问日深，道理日新；愚者因之而贤，昧者因之而明；寒暑风雨，黄昏清晓，窗下安然面对古人，为莫大之乐。

勤读经典医书数十年，徐景藩坚持一个"恒"字，养成了每天读书的习惯。可谓"活到老，学到老"。他说，学习中医除了要多读书，还要多背书、熟读书，该背的要背，特别是对经典著作要扎扎实实地下功夫，熟读、嚼透、消化，这是一项基本功。读书使他受益匪浅，不仅利于他为患者解除病痛，也促使自己头脑更加灵活健康。他认为，如果对《黄帝内经》《金匮要略》《伤寒论》《温病条辨》等著作能做到信手拈来，在临床应用时，就有了源头活水。

徐老十分推崇明代书画家陈眉公的一段话："人生有书可读，有暇得读，有资能读，又涵养如不识字人，是为善读书者，享世间清福，未有过于此也。"认为读书是天下最乐之事，终身受用无穷。每年新职工入院培训班上，徐老总是谆谆教导大家要多读书，读好书，善读书，并且把翁森的《四时读书乐》组诗送给刚走上工作岗位的年轻医生，语重心长地勉励大家要多读中医"四大经典"，努力做一名好的中医临床医生。

书法似导引　修心还养性

除了读书、临证，徐景藩空闲时还喜欢泼墨挥毫，临摹名家法帖，曾经一气呵成地完成王羲之的《兰亭集序》，其字如行云流水，沉稳端庄。他认为书法为"纸上的太极、墨上的气功"，可陶冶人的性情，修心养性，排除心中的忧虑和烦恼，从书法艺术中吸取精神营养，是一种高尚的艺术享受。

古今书法家多长寿，如久负盛名的颜、柳、欧、赵四大家，其中三位都年逾古稀，颜真卿寿至76岁，柳公权87岁，欧阳询84岁。明代书法家文徵明寿至89岁，清代书法家梁同书寿至92岁，现代书法家孙墨佛寿至100岁，舒同93岁，苏局仙110岁，董寿平94岁。

平易近人　关心后辈

徐老的平易近人在医院和江苏中医界是出了名的。见到同事，见到后辈，他总是微笑着点头问好。笔者与徐老虽不在一家医院，但交往已20多个年头。徐老是江苏省科普作家协会的理事，笔者当时仅是一位普通的会员，他得知我爱好医学科普创作，十分高兴，多次鼓励我运用科普这个阵地多宣传、普及中医药知识，把深奥的中医理论用通俗易懂的文字介绍给大众。后来笔者当选为协会的理事、常务理事，出了不少科普书，有一次赠送了一本请徐老雅正，他甚感欣慰，高兴地说："我们中医科普后继有人了，我年事已高，今后就不再参加协会的活动了，希望你多团结带领更多的中青年中医药科普人才，科普靠一两个人是不行的。"后来我们有一次见面，当他得知笔者每年要出许多本科普书后，又反复劝告笔者要多注意身体，要"细水长流"。后来，徐老在回赠的贺年卡上总不忘了写上一句"创作切勿忘了身体健康"，体现出了对后辈慈父般的关心。

2012年，笔者在人民军医出版社主编出版了一套《常见病中医临床经验丛书》，共 10 本。有 10 多位中年一线中医专家担任分册的主编。当时徐老欣然接受了笔者的邀请，为本丛书赐序。笔者考虑到徐老已是耄耋之人，事先为他拟定了序言的初稿，让笔者感到意外的是，他没有在笔者准备的草稿上签个名了事，也没有参考其中的文字，而是极为认真地按照自己的意见重新撰写了一篇热情洋溢的序言，对该丛书做出了充分的肯定。笔者拜读后热泪盈眶，深深为徐老严谨态度和对中医后辈的关爱之情所折服。

徐老培养了一批又一批高层次中医人才，每当他看到学生或其他晚辈学有建树，总是从内心感到欣慰，常常引用"桐花万里丹山路，雏凤清于老凤声"这样一句诗来形容自己的激动心情，这些足见徐老关爱后辈的宽广胸怀。

"养生粥"喝70年 晨起搓耳干洗脸

——首届国医大师朱良春的养生经验

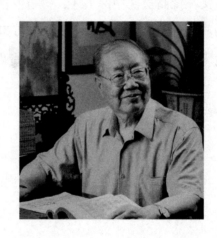

朱良春，男，生于1917年8月，2015年12月14日病逝。江苏镇江市人。他早年拜孟河御医世家马惠卿先生为师，继学于苏州国医专科学校，并于1938年毕业于上海中国医学院，师从上海名医章次公先生，深得其传，从医70多载。1952年，朱良春与汤承祖等四人创办了中西医联合诊所，即后来的南通市中医院，朱良春为首任院长。1992年11月，朱良春在子女支持下成立了"南通良春中医药临床研究所"。2006年，90岁高龄的朱良春又创办了"南通良春风湿病医院"。朱良春教授是全国著名中医内科学家，治学严谨，医术精湛，对内科杂病的诊治具有丰富的经验，先后研制了"益肾蠲痹丸""复肝丸""痛风冲剂"等中药新药，多次获省部级科技奖。朱良春为南京中医药大学终身教授、博士生导师，国家中医药管理局博士后合作导师，全国首届国医大师。

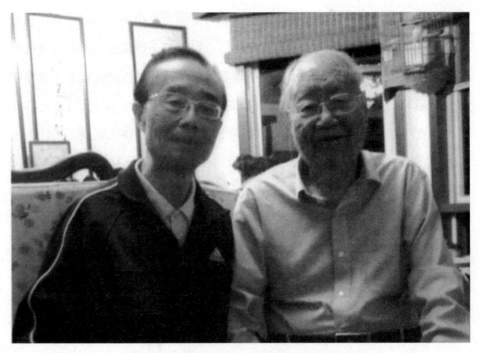

2015年谢英彪与国医大师朱良春合影

"养生粥"喝70年

朱良春有一碗喝了70年的"养生粥"。据他回忆，在20世纪30年代末，他随老师章次公先生在上海行医，彼时霍乱横行，师徒日夜操劳，渐觉体力不支，人也逐渐消瘦。他母亲知道后，把绿豆、薏苡仁、扁豆、莲子、大枣清洗干净，用黄芪浸煎煮的水大火煮开，改小火煮40分钟，再放入枸杞子煮10分钟。煮出来的粥不仅味美，而且能抗疲劳、强体力，他记得连食养生粥几个月后，精神开始好转，不再感觉疲劳，这个习惯就保持下来，坚持每天喝上一碗。

朱良春解释说，中医认为心主血脉，心的功能正常，则气血运行正常，精力充沛，而有清热解毒功效的绿豆是入心经的，带点苦味的莲子也正好能够清心养心。肝藏血，肝经气血充足则体力强健，枸杞子是补肝佳品；脾主运化，承担消化吸收功能，红枣、薏苡仁、扁豆都是健脾的，并有防病抗癌的作用；肺主气，肺气足了才会生机旺盛，薏苡仁补肺清热化痰的功效非常好。肾藏精，莲子、薏苡仁、枸杞子都对肾有补益作用。朱老说："这几样东西合在一起能滋补、调和五脏，使正气充足、精力、体力旺盛，再加上大补元气的黄芪，食疗效果非常好，而且这个粥方非常便宜，普通老百姓都能够消费得起。"

历代医家和养生学家对老年人喝粥都十分推荐。《随息居饮食谱》认为："粥为世间第一滋补食物。"粥易被消化、吸收，能和胃、补脾、清肺、润下。清代养生家曹慈山说："老年，有竟日食粥，不计顿，亦能体强健，享大寿。"他编制了100多种粥谱，供老年人选用，深受欢迎。药粥疗法是中医的食疗法之一。传统的药粥疗法有独特的效果，既不是单纯的粥，又不像药那么难以入口，组成简单灵活，易于吸收。因为使用的药料比较少，具有经济、简便、安全、有效的特点。

药粥是在中医药理论基础上发展的，以中医学的阴阳五行、脏腑经络、辨证施治的理论为基础，按照中医处方的原则和药物、食物的功能进行选配而组合成方的。药粥是药食结合，相辅相成；药粥疗法是药物疗法、食物疗法与营养疗法相结合的疗法。药物与米谷配伍，同煮为粥，相辅相成，收到药物与米谷的双重效应。药粥注重后天脾胃调养，治养一体，"脾胃为后天之本""气血生化之源"，中医治病格外重视脾胃之气，并根据胃气的强弱，而选用适合的药物。药粥剂型简便，安全有效，由于药物或药汁与米谷同煮成了粥剂，既可充饥，又可食疗；既有利于药物成分的吸收，又能制约药物的不良反应，可以长服久食。

药粥从配料、煮制到服食，虽然工序简单，但要圆满完成各种工序要求，达到预期的目的，就必须注意以下几个问题。

1.煮制药粥的注意事项。注意水量：如果加水太多，则无端地延长煮煎时间，使一些不宜久煎的药物失效。况且煎汁太多，病人难以按要求全部喝下。加水太少，则药物有效成分不易煎出，粥米也煮不烂。注意火候：一般用急火煎沸，慢火煮至粥成的办法。注意时间：药粥中的药物部分，有的可以久煮，有的不可以久煮。一般来说，滋补类药物及质地坚硬厚实的药物，煎煮时间宜长，解表发汗类药物及花叶质轻、芳香的药物不宜久煎，以免降低药效。

2.选择容器的注意事项。能够供煮粥的容器有砂锅、搪瓷锅、铁锅、铝制锅等。依照中医的传统习惯，最好选用砂锅。也可用搪瓷锅。

3.选择药物的注意事项。药粥中所施的中药，应按中医的传统要求，进行合理的加工炮制，同时还要注意药物与药物之间、药物与食物之间的配伍禁忌，使它们的作用相互补充，协调一致，不会出现差错或影响效果。

4.选择食物的注意事项。要注意食物与食物之间、食物与药物之间的配伍禁忌。按照传统的习惯，有些食物不能合用，如鸡肉忌糯米、芥末，猪肉忌荞麦、黄豆等。这些虽然没有充分的道理，但是民间长期流传的一些忌讳，仍应慎重为宜。

5.病人忌口的注意事项。如心脏病忌咸，水肿病忌盐，疮疖忌鱼虾，消化不良忌食糯米等。有关问题，可在服食前咨询医生。

早晨醒来搓耳脸

朱老说他每天的生活节奏很紧凑。在 80 岁以前，他一直骑自行车上下班，即使在外出参加活动时也常骑车。这是一种非常节省时间的锻炼方法。现在他不骑自行车了，就利用每天早晨起床前和晚上看电视的时间进行锻炼。在早晨醒来后，他先将双手搓热，然后用手指梳理头发，再用两手按揉面部和耳郭，并同时缓慢地转动头颈，直至感到头目清爽为止。脸部和耳部有众多的穴位和经络分布，所以常搓热这两处有很好的保健作用。而经常运动能使气血经络通畅，新陈代谢加速，免疫功能提高。在晚上，他还会在看电视的时候做5～10分钟的四肢自由活动操，即前后左右摆动四肢，使身体微微发汗。朱老表示，这些锻炼方法具有使双腿更加轻健、减少面部皱纹、预防耳病、颈椎病的作用。年过九旬后，朱老仍坚持每天进行身体锻炼，而且每周都会出三个半天的门诊。

朱良春强调运动，因为"活动，活动，要活就要动"。他经常看到居所附近有老年人锻炼，但他从来不去，他曾说，一方面是因为他有点懒，另一方面也是怕浪费时间。但不动肯定是不行的，他的办法是每天晚上站着收看新闻联播，一边看一边活动四肢，手臂来回摆动，有点像打太极拳，腿则下沉、弯曲，呈半蹲姿势，这样5分钟就能感觉身体变热，十来分钟就觉得微有汗意，这时他就不动了，慢慢放松。他认为运动一定要适量，贵在坚持。

街道边、公园里，经常看到垂着手或者背着手散步的老人，但其实把手臂甩起来的散步姿势不仅可以增强骨骼功能，还能预防跌倒和防治一些慢性病。美国芝加哥大学生物力学专家主持的一项研究发现，人们行走时保持手臂静止不动和摆臂行走的代谢率有很大差异。散步时摆臂可以让行走的效率更高，相当于以加快20%的速度或身背10千克背包的速度行走。同时，正确的摆臂姿势可以起到维持身体平衡、协调步频，提高腿部动作的效果。摆臂散步时，两臂随步伐节奏做较大幅度摆动，可增强骨关节和胸腔功能，防止老人摔倒，防治肩周炎、肺气肿、胸闷及老年慢性支气管炎。所以，建议老人散步时可以选择"钟摆式"摆臂。正确方式为：肩部放松，两臂各弯曲约呈90度，两手半握拳，自然摆动，前摆时稍向内，后摆时稍向外。摆动的幅度不要太大，用力不要过猛。散步速度以每分钟60～90步为宜，每天不超过半小时。坚持一段时间，肩周炎、肺气肿等慢性病就会改善。

我与朱老的西安邂逅

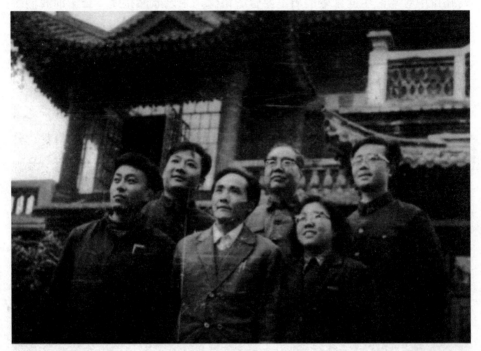

1982年谢英彪（后排右一）与国医大师朱良春教授（后排中间）在西安合影

　　1963年，笔者还在南京市中医院毕业实习时，朱老就已经是笔者的偶像了，用现在的话说就是"粉丝"。当时，笔者在《中医杂志》上拜读了朱老发表的连载二期的虫类药运用经验，深深为朱老独特的见解和经验所折服。笔者的老师傅宗翰、谢昌仁也常提到南通的朱良春是一位宽宏大量、团结同道、具有真才实学的专家，这使笔者更加敬佩朱老，只是无缘相见。

　　1982年，笔者的一篇论文被"纪念孙思邈逝世1700年学术研讨会"录用，受邀到西安参加了会议。当笔者得知仰慕已久的朱老也出席了这次会议时，真是"心花怒放"，笔者约了南京中医学院的王小平老师一同敲开了朱老的房门。朱老听了我俩的自我介绍后，笑容满面地让我俩进了房间，叫我们坐在沙发上，他自己则坐在床边，并高兴地说："能在西安遇到江苏的老乡，是我们有缘噢！中医的传承就看你们哪！"第二天，笔者又约了南京、上海的几位中青年医生向朱老提出了要合影留念，朱老欣然接受。合影前我们多次提出：朱老是前辈，又是院长，一定要坐在椅子上，我们学生辈的人站在他身后照相，朱老坚决不同意，他说："我个子高，站在后排。"大家拗不过，只好按照朱老意见，大家站成两排，留下了一张值得永远珍藏的合影。会议第三天，主办方安排参观，考察药王山，我们几个年轻医师一直围着朱老登山，朱老当年大约64岁，上台阶时从不让我们搀扶，我们抓住这次难得机会，接二连三地向朱老请教学术上的问题，朱老总是不厌其烦地一一解答。参观药王山的石刻碑林时，朱老更是谈古论今，娓娓道来，生动风趣地当起了"导游"，连石刻上一些生僻难认的字也帮我们纠正发音，这哪是参观考察，简直是给我们上了一堂生动的医学史、中医药学的课程。当时真有"听君一席话，胜得十年书"的感觉。朱老的循循善诱、诲人不倦、平易近人、和蔼可亲的形象和博学多才、深厚的文史功底，给我们留下了深刻的印象和美好的回忆。

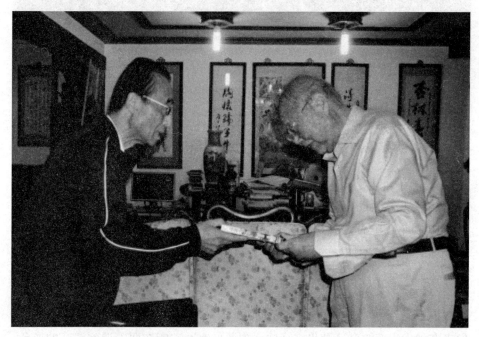

2014年11月谢英彪与国医大师朱良春互相赠送专著

朱老三次为我赐序

2010 年 5 月，笔者主编的《中医膏滋方临床应用荟萃》一书，38 万字，由人民军医出版社出版。朱老在序中语重心长地指出："对于膏方理论、熬制工艺和临床应用，需要很好的传承、研究和创新。怎样开好一张合格的膏滋方？熬制出一料高质量的膏滋方？培养出一批高素质的膏滋方人才？传播好博大精深的膏滋方文化？这些都是摆在我们面前的一个个亟待解决的问题。"朱老分析该书"具有突出实用、力求全面、强调精良、注意新颖、凸显辨证、规范标准、填补空白、荟萃精华"八大特点和亮点，体现了作者深厚的中医功底和丰富的临床经验。并随信附来他在 94 岁高龄时亲笔题写的"谨察阴阳而调之以平为期"的刚劲有力的条幅赠送给我。这是国医大师对晚辈的厚爱和肯定。

第二次赐序是在 2012 年，当时我主编《常见病中医临床经验丛书》该丛书共计 10 本，300 万字，由 13 位在临床一线的中年专家担任分册主编。朱老在序言中说："他们在繁忙的临床、教学、科研工作中挤出时间，撰写出这套高质量的，能反映出中医药治疗常见病特色的专著，实属不易，可喜可贺也！"并在序言中肯定该书作者热爱中医，钻研中医，在专业技能上具备了"三能"：一是"能治"，在自己的专科专病领域能熟练地运用辨证施治，结合现代诊断技术，创立了具有中医特色的治疗方法；二是"能讲"，他们在课堂上、学术讲坛上，能讲出有独到水平的新见解、新经验；三是"能写"，这套高质量专著便是他们善于临床经验总结的一次体现。笔者和每个分册的 13 位已取得高级职称的主编，看了朱老的鼓励无不为之动容。朱老的"三能"也是每一位中医临床医生毕生努力的目标。

2013 年，是笔者从医 50 周年，笔者独著《从医 50 年》一书，朱老在他 96 岁高龄时再次为笔者的书赐序。他在序言中写道："谢英彪虽年逾古稀，仍勤于临床、教学、科研工作的精神值得中青年中医学习，特别是谢教授毫无保留地把自己从医半个世纪治疗常见病疑难病的临床经验整理、总结传授给中医同道的做法值得提倡。谢教授在传承中医国粹，发扬大医精诚方面，为老中医做出了表率。"并希望每一位"老中医在身体健康允许的情况下，能拿起笔来，把自己多年积累的学术思想和临床经验整理出来，传授给后辈，让中医医术传承下去！"这是朱老对笔者的鼓励，更是笔者今后工作的动力。

三次赐序，占用了大师大量的时间和精力，他将笔者等后辈视为挚友，给予提携，使笔者感受到了朱老独特的人格魅力——仁爱、宽容、善以待人，看到了朱老从不以大师自居，以德服人。说他是中医界德技双馨的楷模，更是彰显大医精诚的医德医风的标杆，一点也不为过。

佛家的慈悲，儒家的担当，道家的豁达

近几年来，笔者每年都给朱老寄贺年卡，衷心祝福他健康长寿，每次他都回赠贺卡。癸巳年（2013年）春节前，笔者收到了朱老用毛笔书写的贺卡，同时还有一幅盖有2枚印章的毛笔条幅，上面是朱老亲笔书写的国学大师南怀瑾送给他的语录："佛为心，道为骨，儒为表，大度看世界；技在手，能在身，思在脑，从容过生活。"看得出来，朱老十分推崇这段话。朱老一生之所以能德技俱佳，健康长寿，正是其宽广胸怀、包容心态的结果。听说朱老早年十分崇拜弘一大师赠予他的墨宝："不为自己求安乐，但愿众生得离苦。"朱老认为中医本有佛心禅意，人生更需要儒道佛三者兼备取其用。中医自古便强调医家应有恻隐之心。朱老的见解与佛家仁慈恻隐之心是不谋而合的。朱老说："天道酬勤，天道也酬善，只有大爱无疆，多做善事，才会心胸坦荡而无杂念，才会有睿智强大的内心，并生出无限的幸福感，才会对社会有好的回报。而治病救人，正是我们医生积善行德最好机会。"近一个世纪来，朱老用自己的行动在践行对患者的大仁大爱，践行着对中医的

深情爱意。

　　朱老常劝导后辈："学习儒家就要敢于担当拿得起，学习道家就要知足常乐想得开，儒道两字看似矛盾，但能兼备求其用。我们中医人要以积极入世的态度做事，应以超然出世的态度做人。比如我们对中医感情很深，成为终身的信仰，那么就能不惜余力（儒），就能为之忍受很多（道）。"这是朱老教导我们的原话。

　　朱老在儒道佛医兼备运用方面，让国学扎根于中医学方面为我们做出了表率。国医大师朱良春的人格魅力将影响笔者一生。

能吃能睡心态好
——国家传统医药项目代表性传承人周仲瑛的养生经

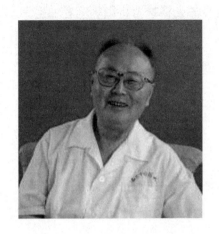

　　周仲瑛，男，1928年出生于江苏如东。家中六世行医，年少时便随父亲边临证边读书。1947年，周仲瑛放弃已经独立开业的门诊，考入上海新中国医学院的中医师进修班，跟随名老中医章次公等名医学习。1955年，周仲瑛与董建华等多位后来成为中医界泰斗的人考入江苏省中医进修学校（南京中医药大学前身），成为第一批学员。从1957年他开始涉足中医教育，参与或主编了《中医内科学》等多部著作。1982年被任命为江苏省中医院副院长。翌年，担任南京市中医学院院长。截至2008年，他培养了硕士13名、博士27名、博士后2名、访问学者2名、国家指定学术继承人6名，指导了再传弟子60多名。周仲瑛先后主持了国家部省级课题36项，取得科研成果24项，获科技进步奖22项。创建科研新药已转让5项，申请发明专利6项，发表学术论文 216 篇。周仲瑛创建了中医急难病学科，对中医内科常见病，尤其是心、肺疾病、脑血管病、肝胆病、脾胃病、免疫病及肿瘤的诊治具有丰富经验。周老现为南京中医药大学主任中医师、终身教授、全国老中医药专家学术经验继承工作指导老师，国家级非物质文化遗产项目"中药项目"代表性传承人，首届国医大师，先后获得世界中医药学会联合会"王定一世界名医奖""香港紫荆花医学发展成就奖"。

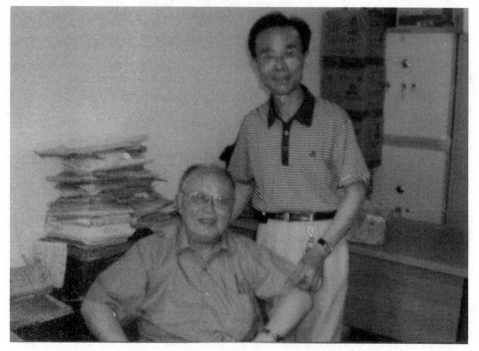

2011 年谢英彪与国医大师周仲瑛合影

周仲瑛的一位学生曾经总结他的养生秘诀为九个字："吃得好，睡得香，想得开。"

吃得好　喜欢家常菜

"吃得好"，并不是指经常吃什么山珍海味、滋补保健品。相反，周老的一日三餐其实就是老伴做的家常饭菜，但他都能吃得津津有味，从来不挑食，更不暴饮暴食。用俗语来说，"心中有美味，自然能嚼得菜根香"。

我们在进食后，食物的消化和吸收依赖胃肠道和消化附属器官来完成。在多种消化液的辅助下，营养物质在小肠被充分吸收。但暴饮暴食完全打乱了胃肠道对食物消化吸收的正常节奏，增加了胃肠道的负担，容易引发肠胃不适、胸闷气急、精神恍惚等病理症状。研究发现，暴饮暴食后2小时，发生心脏病的危险概率将增加4倍，引发脑动脉闭塞的可能性也大大增加。国外一研究成果表明，男性吃得太饱，会造成抑制细胞癌化的遗传因子活动能力降低，增加其患癌的概率。这项研究以58名男性为对象，研究人员调查了他们的饮食习惯，发现"每顿都吃得很饱"的人和"基本上只吃八分饱"的人相比，前者的细胞发生了变异，失去运动能力，是导致癌变概率增加的主要原因。

睡得香　睡觉也养生

周仲瑛的众弟子都深有体会，不管是忙碌紧张还是相对空闲，也不论环境安静还是喧嚣吵闹，周老都能倒头便睡着。曾经有一次，他的学生随他到建湖诊治肿瘤患者，正赶上修路，道路异常颠簸。就在大家心烦气躁、怨天尤人时，却发现周老已经在前排的座位上呼呼大睡了！晚上，这位学生和老师住在一起，由于到了新的环境，加上白天的忙碌兴奋，学生辗转反侧，难以入眠，不久发现，一边的老师却早已酣然入梦！

《易经》云"一阴一阳谓之道"。通俗来讲，睡觉是人休养生息、养精蓄锐的过程，是收藏、吸收能量的过程；白天工作、学习则是释放能量的过程。阴阳各半，缺一不可。

最佳睡觉时间应该是亥时（21～23时）至寅时（3～5时）末，也就是在晚上9时睡下，早晨5时起床。亥时三焦经旺，三焦通百脉，此时进入睡眠状态，百脉可休养生息，可使人一生身无大疾。百岁老人有个共同特点，就是亥时睡，寅时起。女性若想长久保持容颜姣好，就应早睡早起。

中医理论还认为："胆为中正之官，五脏六腑取决于胆。"胆又为少阳，"少阳不升，天下不明"。如果晚上不能及时睡觉，或睡觉质量不好，第二天少阳之气没有升起，人就易困乏，没有精神。

除了晚上要保证良好的睡觉外，中午午时（11～13时）也要安排半小时睡眠。古代养生家讲，睡觉为养生之首，一夜不睡，百日补不回来。另外，经常夜里睡得过晚会伤胆气，严重者会患抑郁症。《黄帝内经》云，"气以壮胆""十一脏腑取决于胆"。人体五脏六腑之气都取决于胆，取决于胆气的生发，如果胆气能够生发起来，身体就不会受到很大影响。23时至凌晨1时是子时，胆经最旺。人在睡眠中蓄养胆气，不睡觉就会消耗胆气，严重者出现抑郁症状。

子时不睡，除造成胆汁新陈代谢不利外，还可造成贫血、供血不足。胆虚上不明目，血虚下不养筋，形成目倦神疲、腰膝酸软之症。肝胆在五行中对应青色，子时不睡面色易返青，丑时未睡面色则易铁青。肺在五行中对应白色，寅时未睡面色就易青灰。

起床时间要顺时。凌晨3时是一天中的"立春"，6时是一天的"春分"。天地在3时醒了，人体细胞在这个时空感应下也醒了。在每天3时到5时之间醒了无须再睡，有时候反而越睡越累。天醒人不起床，也如同"拔河"，人是拔不过天地的。5时前还没有起床，6时"春分"人的神就出不来，使人精神不足。如果晚上睡得过晚会耗杀阳气，早上起得过晚会封杀阳气。这叫"双杀"。因此，即使睡晚了，早5时前也要起，中午补个觉，防止"双杀"。

晚饭不宜过饱，否则必然会造成胃肠负担加重，其紧张工作的信息不断传向大脑，致使人失眠、多梦，久而久之，易引起神经衰弱等疾病。中老年人如果长期晚餐过饱，反复刺激胰岛素大量分泌，往往会造成胰岛素 B 细胞负担加重，进而诱发糖尿病。同时，晚餐过饱，必然有部分蛋白质不能被消化吸收，在肠道细菌的作用下，会产生有毒物质，加之睡眠时肠壁蠕动减慢，相对延长了这些物质在肠道的停留时间，有可能促进大肠癌的发生。故晚餐不能吃得太饱，更不能暴饮暴食，因为这很容易诱发急性胰腺炎，使人在睡眠中休克，若抢救不及，往往会危及生命。

另外，晚饭吃得过饱，耗气就多，耗气就要动气，就扰动了阳气。晚上阳气不足，就可能导致消化不良，食物积存在胃内，郁久化热，容易产生胃热，阳盛则热，就会睡不好觉，影响睡眠质量。因此，晚饮不宜过饱，也是怎样睡觉最补的好方法。

想得开　心宽寿自来

"想得开"，更能得到家人和弟子们的认可。80多年风风雨雨，周仲瑛历经磨难和坎坷，有过困扰，受过屈辱，经历过失败，赢得过荣誉，但他都心态淡然，做到宠辱不惊。当然，这种境界并不是短期修炼的结果。据学生们透露，周仲瑛的秘诀在于：分析解决问题时，精力集中，思维活跃，能够拿得起；闲暇休息时，则心境平和，杂念全无，能够放得下。周仲瑛勤于思考，善于领悟，但绝不殚精竭虑。用现代的话说，就是能够科学而合理地用脑，避免了不健康的用脑方式。

百岁老人大都乐观开朗，心态好，想得开，夫妻和睦，子女孝顺。亲情呵护是我们长寿的长久动力。我们长寿的奥秘，除科学的饮食习惯外，心态平和、勤劳好动是非常重要的因素。现代医学表明，健康长寿由4大因素组成：遗传占15%，环境占17%，医疗占8%，个人生活方式占60%。由此可见，是否能够健康长寿，很大程度上取决于自己的生活方式。

美国一项研究显示，乐观的中年人体内抗氧化物含量高于其他同龄人。换句话说，人到中年，乐观情绪可能有助于增加有益健康的物质。哈佛大学公共卫生学院一位博士主持的一个研究小组，以982名年龄25～74岁的男女为研究对象，探寻心理健康与身体健康之间的关联，研究测试对象的"修正生活定向测验"结果。这一心理测验用于评估个体的乐观和悲观程度。他们同时测量研究对象免疫血清中类胡萝卜素和维生素E等9种抗氧化物质的浓度。结果显示，乐观者比不乐观者的类胡萝卜素浓度高3%～13%，维生素E含量同样更高。换句话说，乐观程度高的个体所含类胡萝卜素、如β胡萝卜素的水平倾向于高一些。研究结果由美国身心医学协会会刊《身心医学》发表。研究者称，这是首次揭示乐观情绪与更有益健康的类胡萝卜素浓度之间关联的研究。更多研究显示，积极的心理作用，如乐观，或者说有生活目标，可能有益健康。抗氧化物能抑制其他分子产生破坏细胞和致病的自由基。研究者推断，乐观情绪之所以关联抗氧化物浓度，部分原因可能是乐观的人倾向更健康的生活方式，如多吃水果和蔬菜、不吸烟。不消极和积极不是一回事，乐观、对生活满意和幸福等因素与患心血管疾病风险降低有关，不受年龄、社会经济水平、是否吸烟和体重的影响。研究报告另一作者劳拉·库布扎恩斯基说，乐观与积极的情绪都是宝贵财富。对未来持积极态度的人生活方式更健康，锻炼次数更多、吃得更好、睡眠更充足。

气血畅通　百病不生

——国医大师颜德馨的养生经验

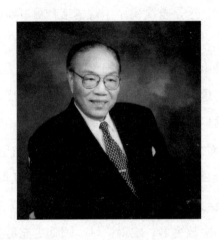

　　颜德馨，男，汉族，1920 年 11 月出生，2017 年 4 月 17 日病故。1939年 8 月起从事中医临床工作，同济大学附属第十人民医院主任医师。为全国老中医药专家学术经验继承工作指导老师、上海市名中医、国家级非物质文化遗产传统医药项目代表性传承人。颜老认为长寿与衰老均与气血息息相关，气血是人体生命活动的基本物质，起着营养脏腑的重要作用。气血流畅，循环周身，则脏腑和调，健康长寿。

　　颜老认为，随着年龄的增长，人们在与自然界和疾病斗争的过程中，各种因素均会影响气血的正常运行。气血流通受阻，脏腑得不到濡养，必会导致脏腑功能衰退，机体衰老。在这种思想指导下，平时应注意调情志，常运动，勤动脑，节饮食。

调情志　开心养生

中医常说："怒伤肝，喜伤心，思伤脾，忧伤肺，恐伤肾。"意思是说情志太过或不及，都可导致气血运行失常，脏腑功能失衡。乐观者长寿，因为精神舒畅时，血液循环良好，生理功能旺盛。有人做过这样的实验：处在同一生长环境下的动物，予以温和适宜的刺激，如放轻音乐、抚摸、亲昵等，要比无人关心的动物活得长久。颜老调情志的方法，一是不发怒。二是当遇到一些不愉快的事时，他回家向亲人倾诉，一吐为快，或是练字。练字首先要宁心调气，气调则脉络自通，一旦"砚田笔垄"得趣，便能心脑舒展。手的精微活动就是"脑的外化"，在绝虑凝神中自我调节，百试不爽。

人在认识周围事物或与他人接触的过程中，对任何人、事、物，都不是无动于衷、冷漠无情的，而总是表现出某种相应的情感，如高兴或悲伤、喜爱或厌恶、愉快或忧愁、振奋或恐惧等。喜、怒、忧、思、悲、恐、惊七种情感，在正常范围内，对健康影响不大，也不会引起病变。《黄帝内经》里说："有喜有怒，有忧有丧，有泽有燥，此象之常也。"意思是说，一个人有时高兴，有时发怒，有时忧愁，有时悲伤，好像自然界气候的变化有时候下雨、有时候干燥一样，是一种正常的现象。但是，内外刺激引起的七情太过，则能导致人发生多种疾病。

喜，指狂喜。这种突然的狂喜，可导致"气缓"，即心气涣散，血运无力而瘀滞，便出现心悸、心痛、失眠、健忘等一类病症。成语"得意忘形"，即能说明由于大喜而神不藏，不能控制形体活动。清代医学家喻昌写的《寓意草》里记载了这样一个案例："昔有新贵人，马上扬扬得意，未及回寓，一笑而逝。"《岳飞传》中牛皋因打败了完颜兀术，兴奋过度，大笑三声，气不得续，当即倒地身亡。也能说明过喜对人体健康不利。曾有一个患急性心肌梗死的女患者，经过住院治疗，病情已经好转。出院的那一天，她突然见到远在千里之外的女儿从外地赶来接她，兴奋过度而旧病复发。这些例子皆说明，过喜不利于健康。

忧，是指忧愁、苦闷、担忧。表现在情绪上为失去欢乐，悲伤恸哭，气怯神弱。轻者，愁眉苦脸，闷闷不乐，少言少语，忧郁寡欢，意志消沉，独坐叹息；重者，难以入眠、精神萎颓或紧张，心中烦躁，并会导致咳喘、噫逆、呕吐、食呆、失眠、便秘、阳痿、癫痫等症，甚至诱发癌症或其他疑难重症。俗话说："多愁多病，越忧越病""忧愁烦恼，使人易老""愁一愁、白了头"。事实上正是如此，东周伍子胥，因无计闯过昭关，一夜之间愁白满头青发；唐代文学家柳宗元，才华出众，但由于遭到打击，长期沉闷、忧郁的贬谪生活将他折磨得形容憔悴，体质虚弱，得了毒疮又患霍乱，47 岁就含恨去世了。

怒，指暴怒或怒气太盛。它是由于某种目的和愿望不能达到，逐渐加重紧张状态，终致发怒。可表现为暴跳如雷、拍桌大骂、拳打脚踢、伤杀人畜、毁坏器物。轻者会肝气郁滞，食欲减退；重者便会出现面色苍白、四肢发抖，甚至昏厥死亡。《三国演义》中周瑜是一位"文武筹略，雄姿英发的将才，但好生气发怒，被诸葛亮'三气'之下，大怒不止而死"。当然，若是轻度的发怒，有利于压抑情绪的抒发，有益于健康。

思，思是集中精神考虑问题，但思虑过度也会导致多种病症。多思最易伤脾，使脾胃运化失职，食欲大减，饮食不化，故中医有"思虑伤脾"之说。据《吕氏春秋》记载，齐闵王因为思虑过度，损伤了脾胃功能，以致积食内停，久治不愈，后经文挚用激怒的方法，令其吐出胃中积食而告愈。现代医学研究证实，长期从事脑力劳动，大脑高度紧张的知识分子，易患心脑血管疾病和消化道溃疡病，这和中医学的"思虑损伤心脾"的理论是一致的。

悲，是指悲伤、悲痛、悲哀。如失亲、失恋、失物，或者是遭劫受灾等，都会让人感到非常难过和伤心，伤心到极点便会变成沮丧和绝望。总之，悲的产生与失去所追求、所盼望的事物和目的有关；悲哀的程度与失去事物的某些价值有关。若悲哀太甚，可致心肺郁结，意志消沉。正如《黄帝内经》所说："悲则气消。"悲痛欲绝，还能引起昏厥或突然死亡，容易悲伤的人，比其他人更容易得癌症或别的疑难重症。

惊，是指突然遇到意外、非常变故，心理上骤然紧张。如耳闻巨响、目睹怪物、夜做噩梦等都会受惊。受惊后可表现为颜面失色、神飞魂荡、目瞪口呆、冷汗渗出，肢体运动失灵，或手中持物失落，重则惊叫，神昏僵仆，二便失禁，惶惶如惊弓之鸟。几乎谁都有这样的体验，惊慌时会感到心脏怦怦乱跳，这是由于情绪引起交感神经系统处于兴奋状态的缘故。血压升高，也是最常见的表现，有人特制了一张靠背椅，一按电钮，椅背便立刻向后倾。让受试者紧靠椅背而坐，并测量血压。随后突然按动电钮，椅背立刻倒下，这人突然受惊，血压便骤然上升。科学试验表明，由惊恐所致血压升高，大多表现为收缩压升高，其机理是心脏搏出的血量增加。

恐，是指恐惧不安、心中害怕、精神过分紧张。如临深渊、履薄冰，严重者亦可导致神昏、二便失禁。中医认为，恐惧过度则消耗肾气，使精气下陷不能上升，升降失调而出现大小便失禁、遗精、滑泄等症，严重的会发生精神错乱，癫病或痛厥。恐与惊密切相关，略有不同，多先有惊而继则生恐，故常惊恐并提。然惊多自外来，恐常由内生。

综上所述，七情太过可致病。太过，主要指两种情况：一种是情绪波动太大，过于激烈，如狂喜、盛怒、骤惊、大恐等突发性激烈情绪，往往很快致病伤人；另一种情况是七情过度持续时间太长、过久，也会伤人致病，如久悲、过于思虑、时常处于不良的心境，皆可积而成病。

情志养生不妨学做"五操"。

呼吸操：坐在椅子上，闭眼，并拢双腿；一手放在大腿上，一手放腹部，收下颌，脊椎伸直；用鼻吸气，并用力扩展喉和胸，使气充满胸、腹部，让肚子鼓起；放松下颌，用嘴慢慢呼气，呼气时要用吸气时的两倍时间慢慢呼出，同时放松胸部，使肚子渐渐瘪下去；呼尽后，保持屏息状态 2 秒钟。连续做 3～6 次，注意力放在腹部呼吸上。

功效 使心情稳定愉快，感到舒畅。改善肺循环，使肺残气量获得更新，让呼吸肌强壮。

头操：双肩平衡，挺背收腹，双手自然下垂；将右手掌贴在左耳上，将头拨向右边，左肩朝后用力伸直 5 秒钟；松开头，还原，深吸一口气后吐气。左右各做 1～3 次，缓解压力；左右各做 3～6 次，增强体力；左右各做 8～12 次，塑身燃脂。

功效 扩张颈动脉，增加脑血流量，使脑部获氧更多，改善脑血液循环。有助于放松颈背肌肉，减轻疲劳感。

耳操：双手捏住耳朵，用力将耳朵向上、向下、向外、回位牵拉 6 次；再将耳垂向下牵拉 6 次；双手食指向前拨动耳郭堵住声音 1 秒后松开，再向后拨动耳郭。重复 6 次。

功效 外耳与"情绪低落"有关。被动运动外耳，可使全身经络贯通，直接促进各脏腑功能，改善新陈代谢，振奋情绪。

腰腹操：站立，双脚分开与肩同宽，脖颈伸直；双手抬至胸前，上下重叠或前伸，挺胸立腰，颌下收，保持身体背部挺直，慢慢弯曲膝盖和髋关节，像要坐上椅子一样；不要让膝盖弯在脚趾前面，在就要接触到椅子时停下，颈、背尽量伸直，保持 1 秒，然后站起来。连续做 3 次。注意力集中在腰腹，要求颈、背尽量伸直，双脚要站稳。

功效 防治腰痛和背痛，提高脊柱和腰的活力；增强胃肠功能，提高性活力；增加头脑和腿脚的血流量。

腰腿操：面向前坐在椅子上，双脚并拢；上身挺直紧贴椅背，双手向下紧撑椅子面或把手两端，向胸前提并拢双腿，保持 10 秒，然后放下。连续做 6 次。

功效 调动腹肌、肩背肌和腰肌深层肌肉动力，增加协调性。消除脏腑瘀血，增加脏腑血流量。

常运动　抬腿健身

运动的目的在于促使气血流通，所以颜老常说："生命在于流动。"他根据自己的身体状况，制定了一套行之有效的锻炼方法，即每天早晨、晚上分别平卧于床，两手掌平放于腰臀之下，左右腿交替抬高100次，既能锻炼腹肌，又可使全身气血和畅。另外，上下班他经常以步代车。

每天高抬下肢2～3次，每次5～10分钟，就会使全身，尤其是腿部、心脏、头部大受益处。当一个人的双腿跷起，高于心脏之后，脚和腿部的血液产生回流，减轻大脑耗氧量，大腿、小腿得到放松，同时有利于心肺的保健。

由于重力的作用，人在长时间站立或坐位以后，会造成下半身血液回流困难，甚至出现小腿肿胀。为了缓解以上病状，睡前不妨做个简单的抬腿运动，对全身气血、五脏都有好处。动作很简单：全身放松，平躺在床上，自然呼吸，不可憋气，两掌叠放在丹田处（肚脐下四指的地方），意念也集中在此。将双腿抬起、并拢，然后屈膝，使大腿与床面呈90度，大腿与小腿呈90度，坚持2～5分钟。然后一腿保持屈膝，另一腿伸直，垂直于床面，再坚持2～5分钟，换另一侧。最后，两腿伸直，脚踝交叉。全部动作坚持15分钟以上。举腿抬脚时，血液会迅速流回心、肝、肾等部位，因而此动作能养五脏，有利于全身气血通畅，对神经系统起到调节作用。

勤动脑　预防痴呆

勤动脑是一种涉及全身的活动，不仅要有视觉、听觉和其他感觉器官的参与，还涉及反射和意识活动，能促使人精神焕发、思维敏捷。颜老除了每天坚持读书学习、著书立说外，还创造了一种勤动脑的方法，即每晚上床临睡前在脑子里总结一天的工作情况，每天早晨醒来后在脑子里制订新一天的计划，他认为这样做可保持大脑有足够的信息刺激和血液供应，能培养判断能力，分析条理化，工作有程序，是预防老年痴呆症的最佳方法。

常听人说，脑力劳动影响寿命，经常动脑筋，往往影响健康。但也有人说，脑子越用越聪明，那么，这两种说法谁是谁非呢？一位美国医生，曾经进行过一项很有趣的研究，他以134对孪生子女为对象，经过长期的观察，得出一个出人意料的结论：思维活动能够延缓脑神经细胞的衰老过程，使得老年人可能保持健全的思考和推理能力，冠心病的发病率也明显降低。因此他认为，人的大脑思维活动像体育锻炼那样重要，能增强人的体质，延长人的寿命。生活中，终生从事脑力劳动并取得突出成就的人，其长寿者也大有人在。我国著名经济学家、教育家、北京大学原名誉校长马寅初活了101岁；英国著名女作家巴巴拉·卡特兰一生出版过300多部文学作品，在她80岁寿辰时，仍然出版了《迷人的故事》一书；德国的伟大诗人歌德，在82岁高龄时，仍然完成了代表作、诗歌《浮士得》第二部的创作。

经常开动脑筋，尤其是能够增加人们生活情趣的活动如下棋、作画、阅读报纸杂志等，不仅能够增添智慧，而且能够增强体质，有利于健康长寿。当然，这并不排除锻炼身体的作用。也不是说，用脑不再讲限度。如果不注意锻炼身体，经常用脑过度，毫无疑问，对健康也是有害无益的。

节饮食　骨正筋柔

《黄帝内经》载："谨和五味，骨正筋柔，气血以流，腠理以密，如是则骨气以精，谨道如法，长有天命。"意思是说人只有调理好饮食，才能使气血通畅，组织器官健康，享有天赋的寿命。

少吃，其实就是"食勿令饱"。这句话出自元代著名食疗保健专家忽思慧所著的《饮膳正要》。吃得多的确不利健康，如今"食勿令饱"的忠告也得到了科学验证。暴饮暴食后会出现头晕脑涨、精神恍惚、肠胃不适、胸闷气急、腹泻或便秘等症状，严重的会引起急性胃肠炎，在胃腔压力过高或频繁呕吐的时候还会引起贲门黏膜撕裂导致胃出血；大鱼大肉、大量饮酒会使肝胆超负荷运转，造成肝功能损害，诱发脂肪肝、胆囊炎，也会使胰腺大量分泌，十二指肠内压力增高、诱发急性胰腺炎，重症者可致人死亡。晚上人们的运动量降低，不利于消化，所以晚上吃得更少是有必要的。保持年轻乐观的心态能让人感觉充满活力，而且对生活现状感到满足。这种心态能平稳血压，有利于内分泌系统正常运转，对身体健康产生积极作用。

吃膏方　巧进补

　　血瘀是人体衰老的主要原因之一，"久病必有瘀""怪病必有瘀"，在延缓衰老的方法中，利用膏方养生效果较佳。膏方是用中药配伍熬成的膏状滋补剂，医生会根据人的体质开出单味药或多味药配合组方，再把这些药经过多次煎煮，滤汁去渣，加热浓缩，然后加入某些辅料，如阿胶、红糖、冰糖、蜂蜜等来收膏，制成一种比较稠的半流质或半固体制剂。膏方药物浓度高、体积小、药性稳定、贮存时间长、便于长期服用，可以说是一种滋补强身、抗衰延年的最佳剂型。下面就把颜老用于防衰老的膏方介绍给大家，以飨读者。

　　具体方法：红花、桃仁、赤芍、柴胡各9克，丹参12克。共倒入砂锅内，加水适量，反复煎煮3次（第一次加水350毫升，大火煎煮30分钟；第二次、第三次均加水250毫升，大火煎煮20分钟），合并3次所煎汁液，倒入砂锅中，用大火煮至浓缩，再加2～3勺蜂蜜继续熬，把药汁收成膏状，盛在一个容器里放冰箱备用。每日早晚各1次，每次10～15毫升，温开水冲服。

　　进补当以平衡为贵　进补当以辨证论治为纲，人的体质各异，男女老少有别。药材的性味功能也各不相同，如人参补气，西洋参滋阴，鹿茸壮阳，阿胶补血。服补品应遵循缺什么补什么的原则，泻其有余，补其不足，如精神倦怠、汗出气短等气虚者，宜服补中益气汤；面色萎黄、头晕心悸等血虚者，宜服归脾汤；潮热盗汗、口干咽燥等阴虚者，宜服六味地黄丸；四肢不温、阳痿早泄等阳虚者，宜服右归丸。

胃以喜为补　脾主运化，胃主受纳，脾胃为气血生化之源，后天之本。脾胃具有消化、吸收、输布营养的功能。清代名医叶天士有一句名言："胃以喜为补。"所以，他不吃过量之食与不喜之饮，也不乱吃补品，而服一点不为人重视的活血药与运脾药，因而能每餐必饥，每食必喜，乐而不疲，保体康宁。

药物进补　临床常将补药与活血药或理气药合在一方之内，动静结合，补而不滞，既能消除补药的黏腻之弊，又可充分发挥补药的功效，有一举两得之妙。

颜老认为药补不如食补，通过含有多种营养成分的食物适宜调摄，可使皮肤光滑、气血通畅。历代医家在这方面积累了丰富的经验，如汉代张仲景的当归生姜羊肉汤可驱寒；明代李时珍《本草纲目》中的冬虫夏草炖鸡可治肺气肿、高血压；扁豆红枣汤可补脾胃；桂圆肉汤可补心脾；枸杞子汤可明目、美容等。当然，食补也应辨证施食，阳热体质的人不宜多食生姜、大蒜、辣椒、羊肉和狗肉等温性食物；阴寒体质的人，不宜多食水果、冷饮、鸭子等凉性食物，否则易引发疾病。

填精养血　延缓衰老　自创颜氏健身操

——国医大师颜正华的养生秘诀

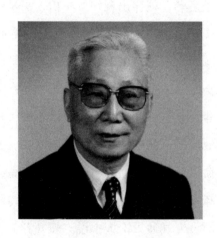

颜正华，1920年2月生。北京中医药大学主任医师、教授。1940年7月起从事中医临床工作。为首届国医大师、全国老中医药专家学术经验继承工作指导老师、"首都国医名师"，2018年，被评为国家级非物质文化遗产传统医药项目代表性传承人。

颜老面色红润，双目炯炯有神，思维清晰。据说，他每周还有四五次门诊。他的保养奥秘是什么呢？

人的正常寿命是120岁

颜老介绍说，《尚书·洪范》里就有"一曰寿，百二十岁也"的记载，说明人类的自然寿命应当是 120 岁。《黄帝内经》也同样认为人的自然寿命当在百岁以上，颜老说现代细胞分裂学说也证明，人类细胞一生能代谢 50 个周期左右，每个周期约需 2.5 年，以此推算也在百岁以上。虽然衰老是客观规律，不可抗拒的，但人们可以延缓衰老。

精血不足、血脉瘀滞是衰老主因

众所周知，人一旦衰老，就会出现须发早白、头晕眼花、耳鸣耳聋、食欲减退、少气无力、行动则喘、腰腿酸软等表现。要延缓衰老，就必须弄清引起衰老的原因。颜老介绍说，中医学关于衰老原理的学说大致可归纳为四种。

一是气血津液瘀滞说。这种学说基于"流水不腐，户枢不蠹"理论，认为人体衰老是气血津液流行不畅的结果。二是阴亏说。这种学说认为，人之阴精如油灯之油，生命活动为油灯之焰，油有余则灯亮，油不足则灯暗。人体阴精充足则生命力旺盛，老年人生命力低下乃是因为阴精不足。三是阳衰说。《黄帝内经·素问·生气通天论》中说"阳气者，若天与日，失其所则折寿而不彰"，强调人体衰老是阳气匮乏的结果。四是先天不足论。清代徐灵脂指出"人之形成，即有定数"，认为人的寿夭是由先天禀赋的，定数大则寿长，定数小则早亡。

颜老认为这些学说从不同角度阐述了中医学对衰老原理的认识，但衰老是综合因素共同作用的结果，因此衰老机制是复杂的。颜老认为精血不足、血脉瘀滞是引起衰老的主要原因。人届老年，各种生理功能低下，根据物质基础决定功能活动的观点，老年人功能活动低下是因为物质基础不足，人体物质主要指精血而言，所以精血不足与人体衰老关系密切。人体的精血，犹如大地上的河流，水多则行速，水少则行缓，甚至淤塞不行。人体精血不足，运行往往迟缓，因此精血不足、兼有瘀血是人体衰老的主要原因。

填精养血　延缓衰老

为了证实上述理论，颜老针对精血虚滞的病机，结合临床用药经验，组成了一剂以填精养血为主，兼以活血化瘀的延缓衰老方——填精养血化瘀方，并进行了若干药理实验。

在实验中，颜老观察到，填精养血化瘀方能显著延长蓖麻蚕和果蝇的寿命；增强蓖麻蚕和小鼠的耐疲劳能力，使其体质强壮；显著增强老龄小鼠的学习和记忆能力，延缓动物智力老化；增强果蝇的性活力，使其交配时间延长，还可延缓动物性功能的衰退；清除氧自由基，抑制过氧化脂质的生成，显示出良好的抗氧化作用；增强小鼠的细胞免疫、体液免疫和非特异性免疫功能；降低鹌鹑的血液黏稠度、凝聚性，并能调节血脂，改善老化现象。上述结果初步证明精血不足兼有瘀血的衰老机理是比较正确的。而填精养血、兼以活血是延缓衰老的主要方法之一。

在延缓衰老、养生益寿方面，颜老根据他个人的经验，认为应该注意以下问题。

颜老说："一个人如果身体没有什么偏性，可以服用填补精血、活血化瘀的中药，能起到延缓衰老的作用。如六味地黄丸、杞菊地黄丸、首乌延寿丹、丹参片、冬虫夏草、何首乌、女贞子、旱莲草等。蜂蜜、蜂王浆等药物本身比较平和无偏性，也可以服用。但如果身体有偏性，就要辨证论治，不能一概而论。"

颜老一一列举道："如气虚出现食欲减退、少气无力，可以服用补气类中药如人参、黄芪、党参、白术，或香砂六君丸、人参归脾丸；阴虚出现口干、内热，可以服用地黄、枸杞子、黄精，或六味地黄丸、杞菊地黄丸、首乌延寿丹；阳虚出现怕冷、小便频繁，可服用人参、鹿茸、淫羊藿、巴戟天，或金匮肾气丸、人参鹿茸丸等。血虚可以服用何首乌、当归等；但人体比较复杂，常出现阴阳两虚、气血两虚等兼杂情况，最好请专业医师诊治。"

颜老诊断自己的身体偏于阴虚，所以他适当服用杞菊地黄丸、首乌延寿丹，还加一些活血化瘀的中药如丹参片。颜老对于服药的体会是不能完全依赖药物，还要结合其他的养生方法。

饮食清淡　少吃脂肪、动物内脏

颜老认为，饮食方面宜吃清淡易消化而富有营养的食物，如牛奶、豆浆、米面、豆制品、蔬菜、水果、鱼类、海产品等，宜少吃脂肪、动物内脏等。饮食方面要注意5点，一是均衡营养，忌偏嗜。古人很重视"五味调和"，即合理调配，保证营养成分的比例适当；二是饮食有节。饮食不能过饱，否则会损伤肠胃，还要避免营养过剩，产生血脂异常、脂肪肝等；三是少吃脂肪，脂肪对人体害处很大，导致动脉粥样硬化等；四是可饮少量葡萄酒和黄酒，这样可流通气血，防止气血瘀滞，延缓衰老。日本老年病专家下方浩史研究证明，每日饮用30克以下酒者，较之过量饮酒及不饮酒者的老化指数明显降低；五是戒烟。颜老自己以前也抽烟，但在60岁时就彻底戒烟了。

精神调摄　练习书法和气功

精神调摄是指保养人的精神意志，控制情绪波动。颜老力求做到《内经》中所说的"恬淡虚无"，他说："恬淡是保持思想上的安静，虚无是指没有患得患失的杂念。忌恼怒、忧思、惊恐、悲哀等，因为这些都是导致疾病与衰老的根源。能保持精神安定、恬情悦志，则脏腑功能协调，气血自然流畅，何患天年不至！"

颜老放松精神的主要方法是练书法，有时也哼唱汤头歌、练气功。颜老认为气功是精神调摄的很好方法，气功的种类较多，他主张静坐，"意守丹田，调整呼吸"，循序渐进，持之以恒，对健康长寿大有帮助。

动静适度　每天清晨跑步

生命在于运动，体育锻炼可以促进人体气血流通，增强脏腑功能活动，对养生益寿大有帮助。颜老年轻时就经常运动，50 岁时，每天清早起来还要围着 400 米一圈的操场跑上三五圈。颜老还常常打太极拳、散步、练书法。

颜老说："老年人最适合打太极拳、慢跑、广播操、散步等运动方式。要提倡老有所为，不论脑力劳动或体力劳动，做些力所能及对社会有益的工作，也是体育锻炼的一部分。此外，还可以做些自己爱好的事，如种菜、养花、绘画、书法等，都能得到锻炼，提高生活情趣，对身心健康、延缓衰老很有好处。"

当然，老年人要注意避免过度劳累，"劳极则精罢"，折寿损年。现代生物学研究结果证实了这一论断的正确性。若劳累过度，细胞代谢速度加快，则寿命缩短。鉴于此，老年保健应做到充分休息，保证充足的时间睡眠，控制代谢速度。但若一味静卧不动，气血流通不畅，亦损天年。故应做到动静适度，才能祛病延年。

起居有节　自创颜氏健身操

颜老认为，要养生益寿还有重视生活规律，起居有节。现在的年轻人常常晚睡晚起，生活非常没有规律，加上劳累过度，这是现代社会不少人未老先衰、英年早逝的重要原因。老年人一般宜早睡早起，养成习惯。同时要注意"适寒温"，应当随着环境气候的变化增减衣物，因为老年人调节功能渐差，要避免与环境不适应，受寒受热，导致疾病。

颜老自编了一套健身操，简单易行，能促进全身各部位的血脉流通。整套操做下来不过十分钟。

方法：转动头部。顺时针 10 次，逆时针 10 次。转动手臂。向前 25 次，向后 25 次，甩手 25 次。抓手扩胸 100 次。后仰。整个上半身后仰 25 次。转动腰部。向左 25 次，向右 25 次。俯腰 25 次。拔足。垫起脚跟 25 次。踢腿。左腿 25 次，右腿 25 次。

调养五脏　能养生
——国医大师李济仁的调五脏养生法

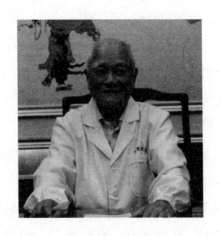

李济仁，生于1931年。为皖南医学院附属弋矶山医院主任医师、教授。1948年起从事中医临床工作，为全国老中医药专家学术经验继承工作指导老师、新安医学研究奠基人、新安名医"张一帖"等十四代传人（"张一帖内科"列入第一批国家级非物质文化遗产名录）、安徽省名老中医、首批国务院政府特殊津贴获得者、首批中国百年百名中医临床家、皖南医学院四大名师之一、中国首届国医大师。

鹤发童颜、精神矍铄是全国名老中医李济仁给人的第一印象。他以"张一帖"的传人享誉大江南北，并在中医医教研方面做出了杰出贡献。虽然李老已经高龄，还患有"三高"症，但他思维敏捷，步履轻盈。问其长寿秘诀，他自己揣摩总结了一套养心、调肝、理肺、健脾、补肾的"十字诀"养生保健的方法。

首推养心

李老认为："五脏之中养心最为重要，养心主要做到养神。"中医认为心主神明，所以平时遇事尽量保持心平气和，不过喜也不过忧，与人交往不计较得失，该舍便舍，以保持心神的宁静状态。每天晚上临睡前李老要按摩劳宫穴和涌泉穴，以起到心肾相交改善睡眠的作用。在食物调养方面，李老常用西洋参1～2克泡水喝，常吃桂圆、莲子、百合、黑木耳等，以益心气养心阴。李老主张每天午休半小时，因心活动最活跃的时候是在午时，而且这时也是阴阳相交合的时候，所以午休能保心气。

心藏神，养心实指养神，就是要调整心态，保持良好的心理精神状态。中医学认为："人有五脏化五气，以生喜怒悲忧恐。"要养心神，首先要重视七情的调节。七情太过可使脏气失调，必须及时调整心态，稳定情绪。狂喜之时，要凝神静气，精神集中；暴怒之时，要抑制肝火，心平气和；忧悲之时，要舒散胸中之郁，精神愉悦；过思之时，要转移情绪，抒发情感；惊恐之时，要神志安稳，宁神定志。保持心理愉快是人的最佳状态，心神不被外界事物所干扰，使人体内阴阳平衡，保证内环境的稳定状态，通过养神能练意，有效减少或避免心理对生理的干扰，达到形神共养，心身统一。

中医学认为心的功能主要有两方面：一是主持全身血脉的运行，二是主持整个人的精神思维活动，故有"心为十二官之主"的说法。表明养生首先必须养心的重要性。心是人体活动的中心，五脏以心为主宰。心一旦发生病变常常累及其他脏器，而其他脏器病变也常常影响到心。《素问·灵兰秘典论》云："心者，君主之官也，神明出焉。"意思是说心是地位最高的"君主"，它主导和统率全身各个脏腑功能活动，并使之相互协调，人们的聪明智慧都是从心产生出来的，并指出心主宰人的精神意识和思维活动，故古人所说的心，是指心脏和心的思维或者人脑的思维功能。在正常情况下，心的气血旺盛，心主神明的功能正常，则精力充沛，神志清晰，思维敏捷，对外界信息的反应灵敏；若心有病变，则可导致神志的异常，出现失眠、多梦、健忘、反应迟钝、精神萎靡等临床表现。孟子早就论述了这一观点，他说"心之官则思"，意思就是说心的功能就是思考。

养心是保持全身脏腑功能正常活动的基础，如果心的功能失去正常，就会影响到各个脏腑的功能，必将发生紊乱，气血运行的道路闭塞，脏腑之间失去协调，整体性遭到破坏，损伤形体，人的生命就遭到严重的危害。《素问·灵兰秘典论》云："主明则下安，以此养生则寿。""主明"就能心宁神安，因为精、气、神为人身之宝，精足、气充、神全，是养生延年益寿之根本。《古今卫生要旨》云："养生家当以养心为先，心不病则神不病，神不病则人自守。"说明以养心神为先，心神平和，情绪稳定，脏腑和调，气血通畅，可以增强人体的抗病能力，就能保持身体健康，这是养生长寿的关键。故养生必先养心。

注意调肝

中医理论认为："肝主疏泄"。李老主张养肝主要从情志、睡眠、饮食、劳作四个方面入手。养肝的第一要点就是要保持情绪稳定，平时尽量做到心平气和，可通过欣赏字画、养花种草、四处旅游等情趣活动，可以陶冶情操。人卧则血归于肝，定时休息既能保持良好的睡眠质量，又能养肝。还要做到饮食清淡，少吃或不吃辛辣、刺激性食物，不饮烈酒，不营养过剩以防损伤肝气。平常还应做到既不疲劳工作，也不疲劳运动，以防过度疲劳损肝。

肝受损有五大征兆：

征兆 1　容易喝醉

有些人，平时酒量很大，然而现在变得喝一点之后就感觉"醉了"，这种征兆提醒您肝脏功能下降，肝受损了，肝脏不能完全分解酒精代谢物乙醛。

征兆 2　粉刺增多

人体内黄体荷尔蒙起着促进分泌皮脂的作用，而肝脏则能破坏黄体荷尔蒙，调整荷尔蒙平衡，因此肝脏功能降低会使皮脂分泌增多，最终导致粉刺丛生。

征兆 3　伤口容易化脓感染

肝脏对人体代谢起着重要的作用，肝脏功能受损的话，皮肤再生就会受到阻碍。另外，肝脏的解毒功能下降容易引起伤口感染细菌。

征兆 4　鼻头发红

所谓"红鼻子"是由鼻头部分的毛细血管扩张形成的。虽然"红鼻子"并不一定是肝脏受损导致的，但女性在肝的功能降低、荷尔蒙紊乱时容易出现"红鼻子"。

征兆 5　脸色发黑

肝对铁的代谢起着重要作用，平时肝内积蓄有一定的铁。肝细胞遭到破坏的话，肝细胞内的铁会流入血管，使血液内铁含量增加，导致脸色发黑。这种症状最容易在男性和闭经后的女性身上发生。因此，当出现脸色发黑征兆时，一定要警惕是否肝受损，并要及时护肝。

肝具有"沉默的脏器"之称。如果平时不注意肝的护理，会给身体健康带来严重的隐患。当身体出现一些肝受损征兆时，应及时护肝以避免脂肪肝、肝炎等肝病的发生。日常生活中，人们不妨常按一些养肝、护肝的穴位进行养生。

中医认为，肝气郁结是由肝失疏泄或情绪抑郁不舒引起的，可表现为脾气大，脸部长斑，黑眼圈等症状。其中情绪问题大多来自工作和生活。要想保健养生，必须改掉脾气大的毛病，以避免伤肝。除了调节心情养生外，李老认为还可通过按摩身上的七大"撒气穴位"来护肝养肝。

角孙穴、风池穴和太阳穴三大穴位是头上的"撒气穴"。按压这些穴位能起到明目醒脑、舒缓疲劳、减少焦虑的养生保健作用，可治疗头痛、眩晕等病症。有些人在按摩完角孙穴后会打嗝，说明按摩养生起到了一定的作用，这个穴位对于着急、生气后两肋胀痛、乳房胀痛的人更有益。

膻中穴和肩井穴是胸肩部的两个"撒气穴"。前者（位于两乳之间）有宁心神、除闷的养生作用。按摩时用大拇指腹稍用力揉压穴位，每次揉压5秒，休息3秒。生气时往下捋100下，可以顺气，对岔气也有很好的养生作用。用拳头敲打肩井穴可缓解颈疲劳，使大脑供血充足，治疗头痛。按摩肩井穴位还可以改善乳房胀痛、乳腺增生、乳腺炎的症状。

太冲穴和足三里是下肢的两个"撒气穴"。按摩太冲穴对爱发火和忧郁的人都有舒缓作用，尤其对高血压、头痛、乳房胀痛、月经不调等患者具有良好的治疗养生功效。如果配合着按摩足三里，在疏肝理气的同时，还对便秘、腹泻和胃病等疾病有所改善。

重视养肺

中医学认为，"肺主气司呼吸"。李老劝导人们以积极乐观的态度对待事物，避免情绪因素而伤肺。晨起常做深呼吸，速度放慢，即一呼一吸尽量达到6秒钟。这种方法可以养肺。还有一种闭气法，经常采用闭气法，有助于增强肺功能。即先闭气，闭住以后停止，尽量停止到不能忍受的时候，再呼出来，如此反复18次。平时多吃有助于养肺的食物，如玉米、黄瓜、西红柿、梨及豆制品等。

肺是需要及时养护的。根据肺的生理特点，如果能从下面六方面对肺进行养护，你的肺一定会健康而充满活力。

以气养肺 肺主气，司呼吸。要想使您的肺保持清灵，首先要戒烟，并避免二手烟的危害，不要在空气污浊的地方长时间逗留。闻到有异常气味时，要迅速用手绢或纸巾把鼻子保护起来。有条件的朋友，可以经常到草木茂盛、空气新鲜的地方，做做运动、深呼吸，通过深长呼气，将体内的浊气排出。经常到森林、草地、海边，散散步，吹吹风，更有利于肺的调养。

以水养肺 中医认为，燥邪容易伤肺。因此，及时补充水分是肺保养的重要措施。一般而言，一个健康的成年人，每天至少要喝1500毫升的水，而在气候干燥季节，喝水2000毫升以上才能保证肺和呼吸道的润滑。因此，李老建议大家每天最好在清晨和晚上临睡之前各饮200毫升水，白天两餐之间再各饮水800毫升左右。肺润泽了，皮肤也会光鲜润滑。

以食养肺 李老建议多吃甘蔗、秋梨、百合、蜂蜜、萝卜、黑芝麻、豆浆、豆腐、核桃、松子等食物，有滋养润肺的功能，我们可以有选择地吃这些食物，通过食疗来养肺。口、鼻黏膜及皮肤干燥的朋友，秋季可以多吃上述食物，也可以根据喜好做成药膳使用。如百合蜂蜜汤，用新鲜百合50克泡洗干净，与蜂蜜30克一起煎汤，每日一次服用，可以润肺止咳，润肠通便；川贝炖秋梨，新鲜秋梨2个，川贝5克打粉，加水共同炖服，可以滋阴清热，化痰止咳；百合小米粥，百合5克，小米100克，煮粥食用，一日一次，可以温润补肺。

以药养肺 中药南沙参、北沙参、麦冬、五味子、冬虫夏草、燕窝都有养肺的功能，可以在医生指导下选用。肺阴虚的人，在秋冬季节用中药膏方进补，也是不错的选择。

以笑养肺 悲伤忧愁的情绪容易损伤肺，患有肺病的人容易悲伤忧愁。多笑一笑，就能减少悲伤忧愁。笑也是一种健身运动，它能使胸廓扩张，肺活量增大，胸肌伸展。这样有助于宣发肺气，有利于人体气机的升降。每日笑一笑，能够消除疲劳，解除抑郁，宽胸理气，恢复体力，增进食欲。

以动养肺 适当运动，可以增进肺的功能。可以根据自身条件，选择合适的有氧运动，如慢跑、爬山、踢毽子、跳绳、舞剑等，以激发锻炼人体的御寒能力，预防感冒的发生。但需注意，健身锻炼不能过量，以周身微热、尚未出汗或轻微出汗为度。

注重健脾

中医认为，脾胃为气血生化的来源，后天之本，健脾往往与养胃结合起来。在饮食方面，每次吃七八分饱，再做一些运动和按摩，以助"脾气"活动，增强运化功能。李老每天起床和睡前都各做36次摩腹功，即仰卧于床，以脐为中心，以顺、逆时针方向用掌各按摩36下，再用手拍打和按摩脐上膻中穴、脐下丹田穴各100下。平时多吃利脾胃、助消化的食物，如山楂、山药等。夏秋之际天还应常吃香菜、海带、冬瓜等养脾开胃之品，以顾护脾胃。

中医学认为，脾为后天之本。脾胃功能的强弱，决定了元气的盛衰，而内在元气是人体健康最重要的因素。因此在老人的养生防衰保健中，保护脾胃是非常重要的。李老认为主要体现在以下三点。

一是健脾胃有助于防病抗老。健脾扶助正气，既能抵御和清除外邪，也可调节和维持机体阴阳平衡以清除内邪。中医养生学认为，免疫功能降低和紊乱，是引起衰老和易染疾病的一个重要原因。通过健脾扶正，增强机体防御机能，便可纠正这一偏颇。人参、白术、茯苓等补益药物，能增强脾的运化，健壮身体，防病抗衰。

二是调理脾胃能促进代谢。脾胃是脏腑升降运动的枢纽。脾主升清，把水谷精微之气上输心肺，流布全身。养生学认为，人到老年，分解性代谢大于合成性代谢，有蛋白质代谢负平衡，故体力衰退，渐见衰老。老年人热量不足，可选用补气健脾药物，来恢复胃肠道消化吸收，调节自主神经功能紊乱，改善热量代谢。如中成药补中益气丸，以及灵芝、大枣、玉竹、苍术、枸杞子、柴胡等中药材均有此等功效。同时可选用增进身体分解性代谢的药物，加速病理产物的排泄。如用牵牛子通利二便，茯苓、白术能降低血糖，丹参能降胆固醇，加速分解代谢。

三是培养后天，弥补先天。肾为先天之本，脾胃为后天之本，所以人的生长、发育、成熟、衰老与脾、肾关系最密切。以后天弥补先天，补益脾胃，就能为肾脏精气的充盛打下坚实的基础，延缓人体衰老。

不忘补肾

肾藏精主纳气，主骨生髓为先天之本。经常用一只手在前按摩下丹田、关元穴，另一只手在后按摩命门穴、腰阳穴。因这几个穴位有助于养肾。常吃核桃、枸杞、黑豆、芝麻以保肾。经常叩齿吞津，排小便时尽量前脚趾用力着地并咬住牙齿，以助保肾气。

随着人们的保健意识不断增强，对肾的养护也越来越重视。但是，不少人都存在护肾误区。李老认为主要体现在以下四个方面。

误区一　治肾虚就是要壮阳

初春时节，万物复苏，阳气生发，这个时候比较适合补肾壮阳。但是，肾虚不等于要壮阳，补肾不一定就能壮阳。

从中医角度来说，补肾大致分为两个方面：补肾阴和补肾阳。现在大多数人把补肾理解为补肾阳，这无疑是片面的。肾阳又称命门之火，有温养腑脏的作用，是人体阳气的根本。有些人觉得自己肢寒怕冷、面色苍白、阳痿、早泄，这是肾虚，需要壮阳。但五心烦热、口干舌燥、睡眠不好、舌质红等症状却是另外一种肾虚，即肾阴虚。《景岳全书》中称，"五脏之阴气，非此不能滋"，有时候滋阴补肾也很重要。肾阳与肾阴相互依存，补肾的时候要仔细辨证才能对症下药，否则不但适得其反，而且危害身体健康。

误区二　阳痿是肾虚引起

很多夫妻把男性"重振雄风"的希望寄托于壮阳食物和药物，认为阳痿就是肾虚引起的，吃壮阳食物就能补肾治阳痿，这也是一个误区。

　　中医的壮阳与西医所指的早泄、阳痿等男性性功能障碍虽然有联系，但不能画等号。以虾为例。不少网帖中说吃虾能催情，实际上主要源于虾的功效。《本草纲目》中称虾有"补肾兴阳"之功效，但是这种食疗方法更多是一种辅助治疗，正常食用的量很难达到催情的作用，过多食用反而会造成热结便秘等弊端，不利于健康。

　　很多喜欢吃烧烤的男性往往爱多吃几个生蚝，因为网上有文章说吃生蚝也有助于催情。唐末五代时的中药著作《海药本草》中便记载生蚝（中药称为牡蛎）有"主男子遗精，虚劳乏损，补肾正气"等功效。这里是做药用，治疗遗精，这也是一些男性热捧它的原因之一：遗精都能治，还不能催情吗？这些人只知其一，不知其二。明代《本草经疏》中指出，牡蛎"凡病虚而多热者宜用，虚而有寒者忌之，肾虚无火，精寒自出者非宜"。由此可见，如果肾虚精寒者食用牡蛎，不但无助于催情，而且对身体不利。

　　阳痿相当于现代医学的性神经衰弱症。中医认为，其多因房室太过，以致精气大伤，命门火衰，即肾气大虚。但临床上也可以见到一些是由心脾气损或恐惧伤肾引起的，还有的是由湿热下注引起的。阳痿诱因众多，并非肾虚的代名词。

　　误区三　女人不存在肾虚

　　不少女性认为，补肾只是男人的事，其实不然。比如春天到了，气温回升，有的女性已经开始穿长裙，但有人还穿得像冬天似的，总是怕冷，常常一受凉就拉肚子，这可能就是肾阳虚的一种表现。因为肾阳为全身阳气的根本，生命活动全靠阳气鼓动，如肾阳不足，不能温煦身体，就会出现怕冷现象。

　　还有的女性尿频，而且量少次多。中医认为肾气出现虚亏，膀胱会表现出气化无力，膀胱平滑肌的肌纤维张力就会出现下降，使膀胱的伸缩性降低，肾关不固，便会出现尿频和尿失禁现象。另外，头发也能反映出肾气是否衰弱。"肾主水，其华在发"。头发柔韧有光泽，说明肾脏健康。肾虚的女人头发常常易断并且没有光泽，容易出现脱发现象。所以说，肾虚不只是男人的事。

误区四 耳鸣就是肾虚的表现

中医有"肾开窍于耳"之说。明代《景岳全书》指出，"肾气充足，则耳目聪明；若多劳伤血气，精脱肾惫，必致聋聩。故人于中年之后，每多耳鸣，如风雨，如蝉鸣，如潮声者，是皆阴衰肾亏而然"。这也使得许多人认为耳鸣是肾虚所致。

事实上，耳朵与其他脏腑、经络有着广泛的联系。五脏六腑、十二经脉之气血失调皆可导致耳鸣，比如风热侵袭、肝火上扰、痰火郁结、气滞血淤、气血亏虚等病因都可以引起耳鸣。肾虚性耳鸣是肾虚的一种常见症状。除了耳鸣，往往还会表现出记忆力下降、注意力不集中、尿频尿急等症状。肾虚型耳鸣又可分为肾阳虚型、肾阴虚型、肾虚水泛型、肾精不足型四大类型。所以，耳鸣不要盲目补肾，一定要到医院明确病因之后对症治疗。

对于很多忙于工作和希望得到简单护肾方法的朋友，不妨学学"护肾穴"养生方法，闲暇之余做做按摩保健。

涌泉穴 补肾固元的源泉

中医经络学认为："肾出于涌泉，涌泉者足心也。"经常按摩涌泉穴，可激发肾经的经气，疏通肾经的经络，调和肾脏的气血，调整和改善肾脏的功能和机能活动，使人肾精充足、耳聪目明、精力充沛、行走有力。操作方法是将拇指或食指的指端放于足心涌泉穴处按揉，每回按揉100次。

太溪穴 肾经之水的汇集点

太溪穴是肾经的原穴，有滋阴益肾、壮阳强腰的功效。可每天按摩此穴两次，每次10分钟。天气干燥的时候，按揉太溪穴的时间应该长一些，因为燥易伤阴，多揉一些时间，既可补阴，又可防燥伤阴。按摩太溪穴有滋补肾阴的作用，适用于阴虚体质偏于肾阴虚的人。

足三里穴 养护肾阳补中益气

《灵枢》中记载"阳气不足，阴气有余，则寒中肠鸣腹痛……调于足三里。"春季养护肾阳，补中益气比较适合按揉足三里穴。常用的方法是拇指按揉足三里，垂直用力，按而揉之，让刺激充分达到肌肉组织的深层，产生酸、麻、胀、痛和走窜等感觉，持续数秒后渐渐放松，如此反复操作数次即可。

肾俞穴　壮腰护肾提"性"致

肾俞穴是补肾要穴，取定穴位时，通常采用俯卧姿势。临睡前，坐于床边垂足解衣，闭气，舌抵上腭，双目微闭，两手摩擦双肾俞穴，每次10～15分钟。每日散步时，不妨双手握空拳，边走边轻轻击打肾俞穴，每次击打30～50次。也可以把双掌摩擦至热后，将掌心贴于肾俞穴，如此反复3～5分钟。或者直接用手指慢慢按揉肾俞穴，至出现酸胀感，且腰部微微发热。按揉肾俞穴对治疗腰膝酸软和性冷淡也有一定的效果。

涌泉穴位于脚底中线前三分之一交点处，即当脚屈趾时，脚底前凹陷处。

太溪穴位于足内侧，内踝后方与脚跟骨筋腱之间的凹陷处。

足三里穴取穴时，由外膝眼向下量4横指，在腓骨与胫骨之间，由胫骨旁量1横指处即是。

肾俞穴位于人体的腰部，在第二腰椎棘突下，左右二指宽处。

此外，还要注意六腑养生。平常多吃一些粗纤维的食物以刺激肠蠕动，养成定时排便的习惯。只有六腑功能正常，与脏腑互相作用，机体才能处于阴平阳秘的健康状态。

养心养德 吃补平衡

——国医大师邓铁涛的养生经

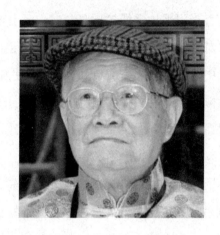

邓铁涛，1916年10月出生于广东，2019年1月10日6时因病去世，享年104岁。广州中医药大学终身教授，博士生导师，广州中医药大学邓铁涛研究所所长，香港浸会大学荣誉博士、荣誉教授，香港大学名誉教授，华南师范大学客座教授，广西中医学院名誉教授。为中国首届国医大师，全国名老中医，中华全国中医药学会终身理事。

养生最重要的是养心养德

邓老说，养生最重要的是养心，养心最重要的是养德，"一生淡泊养心机"，这是一个很高的精神境界。中医学讲，喜、怒、忧、思、悲、恐、惊是人的七种情志。七情是人体对外界客观事物的不同反映，是生命活动的正常现象，不会使人发病。但是情志过度，超过了正常的生理活动范围而又不能适应时，人体脏腑气血功能就会紊乱，就会导致疾病的发生，也就是中医所说的"内伤七情"或者"七情内伤"。邓老认为，人的欲望是无穷的，纵欲无度则损健康，甚至化生百病。凡事要看得开，不要患得患失，要有"退一步海阔天空"的良好心态，颐养浩然之正气。而积极、正确的欲望对养生同样是必不可少的。特别是为人类事业发展而生的欲望，乃为欲望之大者，为浩然正气，对养生具有莫大的好处。

"杂食"才能养生

作为国医大师，邓老自有自己的一套饮食养生秘诀。邓老的饮食养生秘诀只有两个字：杂食。杂食，顾名思义，就是不挑食，不养成饮食依赖，什么东西都吃。不挑食的同时也要注意不偏食，偏食会导致多种微量元素的缺乏，造成营养不良。杂食养生也要注意配合适量的运动，要让所有吸收的东西都消耗掉，营养充分吸收，不能只吸收不运动，这样就与杂食养生相背离。

养精蓄锐，做好房事养生

房事，是指夫妻性生活。房事养生，就是指性保健，性生活养生。

中医有"精气学说"，精气乃气中之精粹，是生命产生的本源。《管子·内业》说："人之生也，天出其精，地出其形，合此以为人。"邓老说，精是一种有形之物，在房事中，就是指男子排放的物质，精液的成分一部分是精子，绝大部分是前列腺液。中医有"精满自溢"之说，这属于正常的生理表现，对身体健康无影响。但是，过度的耗损，如手淫、性生活无度，会造成"精"的过分消耗。伤精耗气，是不利于健康和养生的。邓老提醒男性朋友，性生活要有节制，杜绝混乱性生活，维护好已有的夫妻感情和生活。

《洞玄子》《素女经》等也是研究"房中术"的书籍，房事要讲究阴阳和谐，并强调欲不可早，不可过度，又不可无。

饮食运动应平衡

邓老重视食与动平衡。他认为饮食要讲戒与度，过分的肥甘厚味，或过饥、过饱，食无定时，都会伤及脾胃，脾胃一伤，则诸病丛生。邓老在一周之中，有两餐吃粥、馒头，一餐吃南瓜、番茄，既清淡有润肠，可谓一举两得。药食同源，对于阴阳轻度失衡的亚健康状态，邓老主张用药食之性味来纠正人体之衡。所以，他偶尔也会炖服中药来养生，如用白参 10 克、陈皮 1 克，补而不腻，这是岭南地区很好的保健品。邓老还在上方中加田七片 5 ~ 10 克，起到活血通脉功效。邓老喜欢喝茶，因为患有高血压病，常用少量玫瑰花或菊花与龙井茶搭配，共奏活血平肝之功效。

在动的方面，邓老一直坚持每天做八段锦。每天午饭前，邓老都会围绕所住的楼房悠闲散步 10 圈，大约 30 分钟。邓老认为，运动不单是体力的，也包括脑力"运动"，读书、看报，使头脑"运动"；思考问题、写文章，也可以使脑部"运动"。老年人不妨坚持写写日记，可以起到延缓健忘的作用，对预防阿尔茨海默病有一定的好处。

平淡而规律的生活可养生长寿

——国医大师唐由之的养生之道

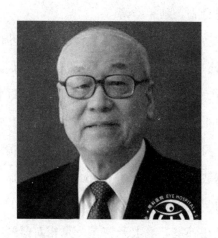

唐由之，字昆吾，1926年7月1日生于杭州，毕业于江苏无锡国学专修馆上海分校。2009年他被评为中国首届国医大师。曾任中国中医科学院名誉院长、主任医师、研究员，中西医结合眼科专家。发明了白内障针拔套出术。曾任中华中医眼科学会主任委员。

唐教授的养生之道，主旨是要有一颗平常心以及保持较规律的生活。

睡眠务必规律

唐教授把睡眠当作精力的"加油站"，每天要保证7个小时以上的睡眠。

有时半夜有患者求诊，他起床去处理后也要抽空把觉补回来。上了年纪后，他每天会午休半小时至一小时，以保证下午的精力。唐老从来不要求自己早睡晚起或晚睡早起，一是他没有这个条件，二是那样会打乱自己的睡眠规律和人体的生物钟。

很多老年人觉得年龄越大，睡眠越差。美国国家睡眠障碍协会认为，在65岁以上人群中，以失眠为主的睡眠障碍占半数以上。日常养生应记住这睡前14字诀：散步、开窗、漱漱嘴、搓脚、梳头、喝点水，持之以恒不仅能改善睡眠，还有益身心，延年益寿。

散步放松促睡眠。美国国家睡眠基金会指出，散步时体温升高，大脑会得到降低体温的信号，体温降低使人放松，因而可以促进睡眠。但是，如果散步离入睡时间太近，不足以使身体降温。因此，最好将晚上散步时间提前到睡前三小时。比如晚上10时睡觉，晚7时左右可以外出散步。这个时间段散步有利于促进全身的气血循环，还可以借此舒缓情绪。如果室外风大，或气温较低，可以把散步的地点改在室内。

开窗提高免疫力。很多人都有清晨起床开窗通风的习惯，其实，晚上也应开窗通风，尤其是在卧室。晚上开窗，一是相对避开了日间汽车尾气、工厂产生的空气污染；二是晚上室外湿度相对较低，引入室内有利睡眠。每晚睡前，卧室要开窗通风15分钟左右，最好能保持空气对流，必要的室内空气交换可以提高机体免疫力，减少患病机会。

唾液漱嘴能抗癌。睡前刷牙之后，不妨用自己口中的唾液漱漱嘴。因为唾液里面的腮腺激素能增加肌肉、血管、结缔组织、骨骼软骨和牙齿的活力，尤其能强化血管的弹性，提高结缔组织的生命力。唾液还能中和、消除食物中的致癌物质。

搓脚暖足老人安。俗话说："若要老人安，涌泉常温暖。"老人每日坚持推搓涌泉穴，可使老人精力旺盛，体质增强，防病能力增强。涌泉穴位于足底部，在足前部凹陷处，怕冷、肾虚、没力气、精神不振的老年朋友尤其适用。

手指梳头气血畅。晨起用梳子梳头，睡前则可以用手指梳头。中医推拿功法里有一招叫作"拿五经"，即用五指分别点按头部中间的督脉，两旁的膀胱经、胆经，左右相加共 5 条经脉，每次梳头就是在梳五经，有疏通头皮经络、改善血液循环、促进新陈代谢的作用。要想起到保健的作用，每次梳头应不少于 3 分钟。

喝点温开水防血栓。养成睡前饮水的习惯可以降低血黏度，维持血流通畅，在一定程度上防止脑血栓的形成。

用些妙招促睡眠。晚上睡不着，半夜醒来难再入眠时，与其躺在床上干着急，不如起床，用一些小方法促进睡眠。一般人睡觉时，理想室温为 20 ~ 23℃，20℃以下人就感到寒冷，超过 23℃会感到热。体温下降后，人们更容易入睡。在环境温度为 23℃时，人的额部皮肤温度一般为 33 ~ 34℃，手为 30℃，脚为 27℃。如果体内有"郁火"，皮肤温度便会升高，推迟大脑释放出"睡眠激素"。所以，越烦躁越感觉热，越是难以入睡。建议睡不着的时候，不妨用自来水打湿毛巾擦擦四肢，让皮肤温回到正常水平，有利于尽快入睡。但是，有些人体质偏虚寒或属于气滞血瘀型，比如往往需要很长时间才能捂热被褥。这类人体表经受寒冷刺激后，大脑皮层会更兴奋，应该用温热的水擦，有利于疏通气血，促进睡眠，一般 37 ~ 39℃的水温对身体刺激较小，放松身心帮助睡眠的作用也最好。为了避免入睡困难，建议大家睡前避免看刺激性的书籍、电影、电视，如恐怖片等，可以放一些舒缓的轻音乐。饮食要尽量清淡，少吃油腻、腥膻的食物，以免增加肠胃负担。如果半夜醒来，最好不要去看时间，否则会增添心理压力，反而不利于睡眠。

需要提醒大家的是，必须对半夜醒来等不适引起足够的警惕。当人们躺下时，呼吸道更容易聚集黏液，增加肺部压力，导致呼吸不畅。如果入睡后两个小时就被憋醒，可能是心脏病甚至心衰的信号。出现类似这种情况，应积极就医。

规划自己的运动

唐教授给患者做手术，一站就是几个小时，他把这当作锻炼身体的好机会。后来，他的心脏出了问题，就开始每天坚持做扩胸运动，每天 1 ～ 2 次，每次 20 分钟左右，以保持血液运行通畅。同时，还经常转动颈部，因为颈部以上包括大脑在内是人的生命中枢，而颈部则是这一中枢的关键部位。唐老心脏不好之后，主要的运动是散步，从不快步走或跑步，也不爬楼梯或登山。唐老认为运动一定要因人而异，量力而行。

颈椎病是人们常见的一种疾病，颈部也是人们非常关注的一个地方，那么对于这方面有哪些保健呢？

颈椎上承头颅，下接躯干，既是脊椎中活动最多的部位，也是神经中枢最重要部位，更是心脑血管的必经之路，一旦发生故障，后果严重。亡羊补牢永远比不上未雨绸缪，与其等到颈椎受伤，再去接受长期烦琐的治疗，还不如先发制人，主动出击，让颈椎受到我们的精心照顾，不发生"事故"。保养好颈椎，一天要注意以下八个时间点。

7：00　早晨主动调温

古人喜欢穿长衣服，一方面是为了礼仪，其实另一方面也是养生之需。无论冬夏，都要给自己的颈椎以舒适的温度。即使是为了美丽，也要在办公室准备一件披肩，以保护好颈背部。偶尔受寒，给自己煎一碗驱寒汤：红糖 2 汤匙、生姜 7 片，水煎 10 分钟，饮用 1 ～ 2 次就可以驱走寒气。

10：00　5 分钟的颈椎操

即使身处人多的办公室，人们也可以很好地保养颈椎，比如利用工间休息练习一下颈椎操：端坐，全身不动，单做头部运动，分别做低头、抬头、左转、右转、前伸、后缩；顺、逆时针环绕动作。每次坚持 5 分钟，动作要轻缓、柔和。

14：00　两种按摩的方法

经过一个上午的工作，到了下午两点钟，可能脖子早已疲惫不堪，精力有些不支，这里有两个最简单的缓解方法。

一是，脖子后面，从头颅底端到躯干上部这一段分布着百劳穴的 3 个点。在不遗余力工作时，不妨抽出短短几分钟来按摩这 3 个反应点，即刻缓解颈椎疲劳，放松全身。

二是，两手手指互相交叉，放在颈部后方，来回摩擦颈部，力度要轻柔，连续摩擦 50 次，颈部发热后，会有很放松和舒适的感觉。

18：00　做户外运动

软骨组织的营养可不是通过血液供给的，而是通过压力的变化来进行营养交换。如果缺乏活动的话，软骨就会遭遇营养不良，进而导致退化，增加户外活动是养护颈椎的方法之一，如游泳、打球、练瑜伽等运动。

20：00　晚餐补肾加分

忙碌的白领可能没有足够时间准备健康营养的早餐和午餐，那么晚餐时可以吃一些营养骨髓的食物。中医认为，胡桃、山茱萸肉、生地、黑芝麻、牛骨等具有补肾髓功能，可以把这些材料加到晚餐中，以达到强壮筋骨、推迟肾与脊柱蜕变的效果。

21：00　学学大鹏展翅

看电视的时候，你可以学一学大鹏展翅：轻轻弯腰至 90 度，两个手臂模仿大鹏飞行一样伸展开，但可不要将头抬起来，越高越好，坚持 5 分钟。这个动作有助于增加颈椎部肌肉的韧性。

22：00　享受中药热敷

将小茴香少许、盐 500 克一起炒热，装入布袋，放在颈背部热敷 30 分钟。每日 1 次。可改善颈背部血循环，缓解肌肉痉挛。注意别让温度过高或时间过久。

23：00　选择健康枕头

枕头和床对于颈椎至关重要，枕头过高或者过低，床垫过于柔软都会影响颈椎。枕头宽度应达肩部，中间低两端高的元宝形保健枕头对颈椎有很好的支撑作用；对于颈椎不好的人来说，木板床、棕绷床是上选，而那种过分柔软的床肯定不利于颈椎。

饮食要搭配合理

唐教授对饮食没有特殊要求，从不挑食，从不偏食，也不贪食，荤素均可，但要求搭配合理。上了年纪后他因为出现了一些老年斑开始控制饮食，平常吃素食偏多。他对一日三餐的要求是：早餐吃饱，中餐吃好，晚餐吃少。

"吃饭要吃素，穿衣要穿布，上班要走路……"现在有很多人为了健康而改变自己的生活习惯和生活方式。但吃素食并不意味着就能健康，选择不好会导致营养缺乏。那么，素食应该怎么吃？

少吃加工食品

虽然不少加工食品都是以植物性原料制成，但是其中大多是用精白米和精白面粉制成的，并添加了大量的油、糖或盐。这些加工食品缺少新鲜天然食物的健康作用，因此要少吃。由于素食本身较为清淡，有些人会添加大量的油脂、糖、盐或其他调味品来烹调。这会给素食带来过多的热量，食用过多一样可引起肥胖。

多吃水果要减少主食

水果中含有 8% 以上的糖分，其热量是不可忽视的。如果每天吃 250 克以上的水果，就应当相应减少正餐的数量，以达到一天中的能量平衡。

蔬菜并非生吃才有营养

蔬菜中很多营养成分需要添加油脂才能被很好地吸收，而且加热后细胞壁的完整性被破坏，可以大大提高吸收率。那些爱吃蔬菜水果色拉的人应该注意，沙拉酱的脂肪含量高达 60% 以上，用于凉拌，并不比放油脂的烹调热量更低。

多吃奶类、豆制品

素食者需要从奶类制品中获得钙质，还要从豆类食品中获得蛋白质和 B 族维生素。很多女士在开始吃素食时热衷于水果和蔬菜，却往往忽视了蛋白质的摄取。

蔬菜营养不一样

素食者要从蔬菜中摄取维生素 C、维生素 B_2、胡萝卜素，铁、钙、叶酸等多种营养素，所以应当尽量选择富含这些营养素的蔬菜品种。为了增加蛋白质的供应，菇类和鲜豆类都是上佳选择。

素食风潮在世界上越刮越盛，各国营养学家也声明，搭配合理的素食是健康的，可以提供充足的营养素，而且对一些疾病的预防和治疗有益。然而，如果想成为一个素食者，一定要充分了解素食的营养搭配知识，才能越来越健康。

人体营养素，素食巧发现

蛋白质。构成人体组织，合成各种酶、激素和抗体。豆腐、豆浆、黄豆、豌豆、蚕豆、红豆、绿豆、面筋、芝麻、大米等食物中含量高。

脂肪。构成细胞膜及脑髓核神经组织，提供热量。植物油、豆类及豆制品等食物中含量高。

淀粉。提供热量。谷物、薯类、豆类等食物中含量高。

纤维素。辅助消化，预防疾病。蔬菜、豆类、水果等食物中含量高。

维生素 A 或胡萝卜素。促进皮肤、骨骼、牙齿的生长和健康，维持视力健康，促进伤口愈合。豌豆苗、菠菜、茴香、茼蒿、芥菜、香菜、韭菜、空心菜、苋菜、南瓜、番茄、杜果等食物中含量高。

维生素 D。促进钙和磷的吸收利用，促进骨骼和牙齿的生长与健康。植物中的麦角醇为维生素 D_2 原，经紫外线照射后可转变维生素 D_2，又名麦角钙化醇；人和动物皮下含的 7- 脱氢胆固醇为维生素 D_3 原，在紫外线照射后转变成维生素 D_3，又名胆钙化醇。维生素 D 每日的摄取量为 0.01 ～ 0.02 毫克，所以这种微小的营养元素我们可以选择吃户外蔬菜和晒太阳来满足。

维生素 E。保护血红细胞，防止维生素 A 及维生素 C 的氧化。存在于植物油、带皮谷物、豆类及豆制品、绿叶蔬菜、芝麻油、菜籽油、葵花子油、花生油、荞麦、玉米、小米、菠菜、香菜、黄花菜、芝麻酱中含量丰富。

维生素 B。协助碳水化合物的代谢，维持神经系统的健康。带皮谷物、豆类及豆制品、全麦粉、高粱、燕麦片、玉米、小米、鲜蚕豆、葵花子、花生、芝麻等食物中含量高。

维生素 B_2。协助蛋白质、脂肪和碳水化合物的代谢，制造机体组织，促进面部皮肤和眼睛的健康。绿叶蔬菜、带皮谷物、豆类及豆制品、扁豆、豇豆、菠菜、荠菜、茴香、香菜、韭菜、油菜、蘑菇、栗子、花生、芝麻中含量高。

维生素 B_6。协助蛋白质代谢，促进铜和铁的利用及身体的正常生长。带皮谷物、豆类及豆制品、荞麦、燕麦片、全麦粉、玉米、菠菜、胡萝卜、土豆、芹菜、蘑菇中含量高。

维生素 B_{12}。协助制造红细胞，维持神经系统的正常功能，是素食者最容易缺乏的维生素，也是红细胞生成不可缺少的重要元素。存在于发酵豆制品（豆豉、豆酱、酱油、豆腐乳）之中。另外，紫菜和海藻类食物中均含有维生素 B_{12}。人体对维生素 B_{12} 需要量极少，每日摄取维生素 B_{12} 量为 2 微克。只要注意搭配，就不会缺乏。

维生素 C。保持血管健康，促进铁的吸收，帮助抵抗感染。存在于水果、蔬菜之中。

钙。形成骨骼和牙齿，维持神经和肌肉的正常活动。豆类及豆制品、雪里蕻、苋菜、油菜、小白菜、莴笋、空心菜、黄花菜、萝卜缨、木耳菜、海带、芝麻中含量丰富。

铁。形成血红蛋白，预防贫血。豆类及豆制品、果仁、荠菜、菠菜以及坚果中含量丰富。

铜。制造血红蛋白，维持血管健康。带皮谷物、豆类及豆制品、甘薯、核桃、花生、葵花子、芝麻、葡萄干中含量丰富。

锌。维持正常的生长发育，促进伤口愈合。带皮谷物、绿叶蔬菜、豆类及豆制品、坚果、玉米、糯米、小米中含量丰富。

碘。维持正常的生长发育，调节身体的能量代谢，预防甲状腺肿大。碘化食盐、蔬菜、海藻、海带、发菜、紫菜中含量丰富。

食素也讲究

很多人以为只要是吃素就不会犯错，因而不讲究食物搭配禁忌、食物相克，只要把食材弄熟，吃了绝对正确。其实不然，即使是单纯素食，做起来也是很有讲究的。

大火炒菜。维生素 C、维生素 B_1 都怕高温，因此炒菜避免用小火焖，应该用旺火炒。加少许醋有利于维生素保存；有些蔬菜更适于凉拌着吃，比如黄瓜、番茄等。

蔬菜不能久存。有的人一周做一次大采购，把采购回来的蔬菜存在家里慢慢吃，这样虽然节省时间、方便，但是蔬菜每多放置一天就会损失大量的营养素。例如，菠菜，在环境中 20℃每放置一天，维生素 C 损失便高达84%。因此，应该尽量减少蔬菜的储藏时间。即便储藏也应该选择干燥、通风、避光的地方。可以买耐存放的蔬菜，如洋葱、土豆、胡萝卜等。

不要丢掉含维生素最多的部分。人们的一些习惯性蔬菜加工方式也会影响蔬菜中营养素的含量。例如，有人为了吃豆芽的芽而将豆瓣丢掉，实际上豆瓣的维生素 C 含量比豆芽多 2 ~ 3 倍。再比如，做饺子馅的时候把菜汁挤掉，维生素也会损失 70% 以上。为了减少维生素的流失，切好菜后用油拌好，再加盐和调料，用这种油包菜的方法，饺子馅就没那么多汤了。

菜做好了要马上吃。饭菜做好后最好及时就餐，否则等上一段时间再吃会损失大量的营养物质。

先洗菜后切菜。洗菜前不要把蔬菜切开，以免大量维生素流失到了水中。

做人要有平常心

唐教授说，他生在旧社会经历过旧社会的动荡和生活的窘迫，所以是一个对生活非常容易满足的人。虽然他曾经为许多领导看过病，但他从来没有因此沾沾自喜，或认为高人一等，而是时刻把自己当成一名普通医生。唐老认为，无论给谁看病，都要尽到一个医生的职责，都应该全心全意为患者着想，做到"病人第一"，一视同仁。他无论遇到什么情况都会心平气和地应对，比别人多了很多愉快，心胸也开阔很多。唐老一直都怀着一颗"平常心"。

勤学习 多动脑

唐教授认为，人的大脑就像机器的轮子一样，需要不时地转动，虽然运动会使轮子或者其他一些零件出现磨损，但一旦停运时间过长就容易"死机"，就会"上锈"。唐老在 80 岁之后，依然坚持每周出两次门诊，每次要处理十多个疑难患者。他身体仍很硬朗，头脑仍旧很灵活，精力仍很充沛。他坚持每天学习，一边总结自己的经验，一边吸取现代新知识、新成果，不断充实自己，同时还主持三个国家级科研课题，医疗、教育、科研工作工作一直在有序地进行着。他说这样可以永葆青春。

每天三片醋泡姜　养生切忌三大"过"

——中央保健小组特聘专家路志正的养生秘方

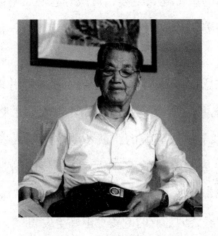

　　路志正，男，汉族，1920年出生于河北藁城。中国中医科学院主任中医师、教授、博士生导师、北京中医药大学名誉教授。1939年2月起从事中医临床工作，为全国老中药专家学术经验继承工作指导老师。"首都国医名师"、中国首届国医大师。中央保健小组特聘专家，国家级非物质文化遗产传统医药项目代表性传承人。路老幼承家学，行医70多年，虽已年过九旬，依然坚持出诊，擅长诊治脾胃病、心血管及内科疑难病。

　　路老虽然年过九旬，却有着40岁般健康的心脏。每年体检，检查结果都是一样，所有数值都在正常范围之内。

每天三片醋泡姜

路老吃了 40 多年的姜，每天进餐时吃两三片醋泡姜。姜含有姜辣素，有健胃作用，能促进胆汁分泌，有助于消化。姜性辛、微温，味辛能散，温能祛寒。姜皮能治水肿，干姜治胃寒，泡姜能治妇科病等。自古便有"男子不可一日无姜"的谚语，路老认为，姜还可加快新陈代谢、通经络、抗衰老，天气转冷时吃生姜能通阳御寒、温暖脾胃、预防感冒；饮食不香时吃生姜可促进食欲，胃肠疾病的患者吃点生姜，可减轻恶心、呕吐症状。

醋泡姜做法：将姜切片或切丝，然后用醋泡着吃。醋有活血的作用，还能祛除姜的辣味。

吃姜有几点要注意：一是"不多食"，一次吃几片就够，有和胃降气、增加食欲的作用，吃太多则会导致胃热。老年人如果咯有泡沫的白痰，可以吃姜，但是痰黄、干咳或无痰的，就不要吃。与人参、鹿茸等名贵中药材相比，生姜是一种廉价有效的滋补品。需要提醒的是，用作日常保健的醋泡姜，一定要在早饭时吃，所谓"早吃姜，补药汤"。早晨 7 ~ 9 时正是人体气血流注阳明胃经之时，此时吃姜，正好生发胃气，促进消化。二是"夜不食"，俗语有"早上吃姜，胜过参汤；晚上吃姜，赛过砒霜"的说法，路老认为，养生要顺应四时，与大自然日出一样，早晨人体阳气回升，所以早晨吃生姜，其温性可以帮助人体阳气升发，此时吃生姜最好。晚上自然界的阳气收敛，人体阳气亦收敛，随意晚上过量吃生姜会影响阳气内敛，不利于一天疲劳的消除，对健康不利。但路老认为，凡事不绝对，比如晚上散步时出汗着了凉，喝点姜汤，微微出点汗，小感冒可治愈。三是"秋不食"，俗语说"冬吃萝卜咬生姜，不劳医生开药方"，冬天吃生姜最佳，这是顺应天时之养生之道，冬天若能巧吃生姜，可收到冬病治疗之功效。路老说："秋天万物萧条，是阳气收敛的季节，人体在此时不宜升华，秋天若过食生姜可能会加剧人体失水、干燥、上火，对健康不利。"路老认为生姜乃调养脾胃、养生防病的必备之品，坚持吃生姜 40 多年，在临床开中药处方时也经常用生姜作为药引。

每天必喝三杯茶

路志正国医大师有每天必喝三杯茶的习惯，而且早、中、晚不同时间所喝的品种也不一样，其中除蕴含"天人合一"的顺时养生观念，还总结了路志正脾胃的养生理念。现根据其学生和家人提供的路老饮茶养生资料介绍如下：

早晨绿茶　阳气升发，心神俱旺。"一日之计在于晨"，上午阳强阴弱，阳气趋于表，气机上升，是人体功能最旺盛的时期。绿茶又称不发酵茶，较多地保留了鲜叶的天然物质，其中茶多酚、咖啡因保留鲜叶的 85% 以上，叶绿素保留 50% 左右，维生素损失也较少，属茶中之阳。早晨饮绿茶，有助于脾胃消化，养护心气，运化水谷精微，保持精力旺盛，提神醒脑。

下午乌龙茶　健脾消食，助消化。午后阳气渐弱，阴气渐升，脾胃功能较上午有所减弱。人们常会在午餐时吃一些油腻食物，妨碍脾胃运化。《本草拾遗》记载，饮茶可以"去人脂，久食令人瘦"，可见饮茶去肥腻功效自古受人推崇。乌龙茶是中国茶的代表，如铁观音等，属于半发酵茶，主要成分为单宁酸，能够刺激胰脏脂肪分解酵素的活性，减少糖类和脂肪类吸收，促进脂肪燃烧，降低血液中的胆固醇含量，尤其能减少腹部脂肪的堆积。因此下午喝乌龙茶，具有健脾消食、促进运化、减脂降糖的作用。

晚上普洱茶　护胃、养胃、安睡。夜里阴强阳弱，阳气趋于里，气机下降。中医认为"胃不和则卧不安"。经过人工速成发酵后再加工而成的普洱茶（熟普洱），甘滑、醇厚，进入人体后附着在胃的表层，形成保护膜，长期饮用可起到护胃、养胃的作用。其中的咖啡因经多年陈放发酵，作用减弱，所以喝后不会兴奋，使人能够安睡。普洱茶还有补气固精作用，热饮肠胃舒适，还可治疗尿频。

路老特别提醒，喝茶一定不要浓，且泡了两三次后，没有香味就要换了。浓茶中有大量的鞣酸，对大便有收敛作用，尤其不适合老年人喝。

饮食不能过，甘能让人满

"生活条件好了，再加上中国传统的尊长敬老的传统，给老人安排的饭食是越来越好。"路老说，美食面前，人们往往控制不住食欲，一不留神就容易吃过头。饮食要把握一个原则"粗细好坏"都要吃，但都不能过量。路老说的粗细好坏中的"坏"，其实就是指的是"肥甘厚味"的饮食。他认为，这些大鱼大肉会增加老年人的消化负担。路老尤为主张尽量少吃甜食。"甘能让人满。"甜的东西吸收很快，所以开始吃饭时不要吃甜的。

爱吃甜食的人要注意的十个事项：

1. 学会选择甜食的种类

想吃甜食的时候，可以优先选择天然的甜味，比如石榴、苹果等水果。不但能满足你对甜食的欲望，其所含的低聚果糖等糖类，还能促进体内益生菌的生长，抑制肠道致病菌和腐败菌繁殖。

可适当选择一些糖醇类甜味剂加工的食品，比如含有木糖醇的食物。它们的热量更低，引起餐后血糖反应也更低。但注意不要过量，否则会引起腹泻。

粗加工的糖类更好，比如红糖。

2. 空腹时不要吃甜食

空腹时糖类基本不经消化就会被立即吸收，会导致血糖水平短时快速升高。暂时性的高血糖会与体内许多重要组织中的蛋白质产生反应，使其受到损害，增加患慢性疾病的危险。

吃甜最好在运动前、呕吐或腹泻时及糖尿病患者低血糖时。

3.吃甜食的最佳时间

营养学家认为，上午10时左右和下午4时左右是食用甜食的最佳时间。此时段适当品尝一点甜食，可以消除疲劳、调整心情、减轻压力，但只能是"点"到为止，不可多食。

4.吃甜食的禁忌时间

晚上睡觉前吃甜食很危险，因为我们吃的甜食中的糖必须得通过运动来代谢，所以晚上吃甜食后立刻睡觉，糖得不到消耗。

5.高热量甜点饭后吃

高热量食物如芝士蛋糕放在饭后吃比较好，因为与用餐中的膳食纤维一起消化，热量吸收会比较少，且不容易吃太多。

6.看好甜食成分表

拿到一份甜食的时候，你知道它的含糖量有多大吗？你可能会说，是甜食含糖一定不少，事实上并不是这样。

有些食物的成分表中写着甜菊糖或者甜蜜素，其他原料中也没有高脂肪的，这种甜点可以适当食用。有些食物成分表中写着葡萄糖或者果糖，这种食品也很不错。写着蔗糖的，我们可以有选择、定量地吃。写着高果糖糖浆的，就很不容易饱，而且甜味对人的吸引力大，容易吃多。成分表中，多数食物都是以100克为单位的，标示的也是每100克的含糖量。这容易给人错觉，以为整包食物的含糖量就这么多，于是人们吃光了一包食物，摄取了成分表中说明的几倍到十倍的糖。

7.选好甜食搭档

平日，我们吃甜食可以吃些热量较低的，像果冻、酸奶、水果或苏打饼干。更主要的是，我们必须学会合理食用甜食，比如我们吃全麦面包加水果就是好选择，全麦纤维和水果纤维都是能保持好身材的，微量的糖不会导致发胖，况且吃面包后喝水也影响了胃部的消化，避免脂肪的沉积。当然也可以配一些普洱茶或者薄荷水，普洱茶本身有减肥去脂的作用，薄荷水也能起到这个作用，或者发泡的苏打水，它能增加饱腹感，让人能够少吃些。吃饼干的时候，可以搭配一些蔬菜或者酸味水果，这些蔬菜和水果能降低甜度，使人减少食用量。无论如何搭配，最好把每天摄入糖的总量控制在50克以下。

8.吃多了就要多运动

活动少的时候，甜食也要少吃，但通常是放假时间成为许多人吃甜食的高峰期。放假在家时，因为心情放松，一不小心就会吃很多甜食，况且窝在家里不想运动，肥胖自然会找上门来。如果每天糖的食用总量超出了50克，那么每多吃50克，可以尝试多运动45分钟。按此划分，如果我们不小心吃了半个9寸蛋糕，那么我们就需要去打一场网球或者爬山2个多小时。并不是只要运动我们就可以多吃，运动只是一种补救的方法，好身材关键还是要从管住嘴开始。

9.经常过多吃糖能使人发生营养不良和贫血

每克糖在体内经过氧化可产生16.5千焦耳热量，所以能代替一部分饭菜，以减少食量。这样做，身体所需要的总热量虽然够了，但身体所需要的其他营养素，如蛋白质、脂肪、矿物质、维生素、膳食纤维等就不够了，会引起营养失调，长此以往，就会发生营养不良和贫血。

10.经常吃糖可为口腔的细菌提供生长繁殖的良好条件

这些细菌和残糖在一起，能使牙齿、牙缝和口腔里的酸性增加。牙齿经常受酸性侵蚀，就容易引起龋齿和口腔溃疡。

穿衣不能过，过紧易招病

天冷时，中老年人常常裹得严严实实。其实，穿衣过厚也对健康不利。"不能怕麻烦，衣服要随时增减。"路老认为，穿衣过多，身体易出汗，阳气不能泄越，便干扰了人体阴阳平衡。但中老年人穿衣也不能过紧。"穿衣太紧，不透气，病就爱上身。"路志正中医技术传承人长子路喜善认为，温热不透气，中老年女性就容易感染尿道炎，尤其是糖尿病患者，更易发病。而对于男性来说，前列腺也是最怕温热的，又紧又厚的冬衣，也可能引发前列腺炎。

老年人穿衣忌"三紧"，虽然是日常生活中的细节，但对养生保健来说，也是非常重要的。

领口紧　有些老年人爱穿高领衣服或领口较紧的羊毛衫、毛衣，还有些人把领带扎得紧紧的。这样不仅影响心脏向头颈部输送血液，而且容易发生颈动脉窦综合征。老年人随着年龄的增长，心脏跳动的力量逐渐减弱，血管硬化而失去弹性，心脏向脑部供血较为费力。如果再加上领口的束缚，心脏的负担就更重了。另外，过紧的领口压迫了颈部的颈动脉窦中压力感受器，通过神经反射，引起血压下降和心跳减慢，使脑部发生供血不足，进而出现头痛、头晕、恶心、眼冒金花等症状，尤其是患有高血压、动脉硬化、冠心病、糖尿病的人，很容易晕倒和休克。

腰口紧　现在市场上卖的许多裤子，为了减少系腰带的麻烦，多是用松紧带做成的松紧口裤子，穿上后把腰部勒得很紧而没有放松的时候。这样紧紧束着腰部，年轻人还可承受，老年人就不同了，老年人的腰部通常比较肥胖，腰围较粗。再加上有些老年人有腰肌劳损和腰椎间盘突出以及骨质增生的问题，腰部本来就经常疼痛和不舒服，如果再穿上腰口过紧的裤子，对身体健康的影响就更大了。腰部是身体的支柱，过紧的腰口束缚着腰部的骨骼和肌肉，不仅影响血液流通与营养供应，而且往往使腰痛加重。另外，还把腹腔里的肠束得紧紧的，使肠不能正常通过蠕动来消化食物。腰部有病和肠胃有病的人，长期穿腰口紧的裤子，往往会使症状加重。

袜口紧　过紧的袜口对脚部的保健非常不利。脚是人的"第二心脏"，又是"人的根本"，"养树护根，养人护脚"就是这个道理。脚是全身重要的运动器官，全身共有206块骨头，双脚就占了52块，双脚还有66个关节、

40条肌肉、200多条韧带，共同支撑着身体的重量。过紧的袜口，常把脚的腕踝部勒得紧紧的，好像打上了一堵墙，使心脏有营养的血液不能顺利往脚上流，不利于脚上含废物的血液往心脏流，时间长了，便会引起脚胀、腿肿、脚凉、脚痛、腿脚麻木无力，使人从腿脚衰老到生命衰老的过程增快。

运动不能过，天冷尤忌静

"要多动"。这是路老给多个患者开方时不忘叮嘱的一句话。越是天冷，越不能躲在屋里不运动。路老说："多运动，可以保持大便通畅。"老年人常常会有便秘的困扰，多动能够在很大程度上解决这个麻烦。而路老自己也是将运动贯穿到日常之中。"出门诊时动不了，他就在车上运动。做做头部运动，活动活动手。在楼下等的时候，他就把腿脚运动了。"多出去活动，以外动四极，内养脏气，保持充沛的精力。

老人应该如何运动才能健康呢？

人到老年，腿脚往往容易出毛病，若能注意保养，就可免于跨入步履蹒跚者的行列。

1.甩腿 一手扶树或扶墙，先向前甩动小腿，使脚尖向上翘起，然后向后甩动，将脚尖用力向后，脚面绷直，腿亦伸直。两条腿轮换甩动，每次甩动以80～100下为宜。此法可防下肢肌肉萎缩、软弱无力，或麻木、下腿抽筋等症。

2.干洗腿 用双手紧抱一侧大腿根，稍用力从大腿根向下按摩直至脚踝，再从脚踝往回按摩至大腿根；用同样的方法再按摩另一条腿。重复10～20遍，可使关节灵活，步行能力增强。每天坚持做此项运动，还可预防下肢静脉曲张、下肢水肿及肌肉萎缩等。

3.揉腿肚 以双手紧挟小腿肚子，旋转揉动，每侧揉动20～30次，两腿交换6次。此法能疏通血脉，加强腿部力量，防止腿脚乏力和酸痛。

4. 扳脚　端坐，两腿伸直，低头，身体向前弯，以两手扳双脚的脚趾 20 ~ 30 次。此法能练腰腿，增脚力，防止腿部乏力。

5. 蹬脚　晚上入睡前，可平躺在床上，双手紧抱住后脑勺，一条腿弯曲成 90 度，另一条腿由缓到急向空中进行蹬脚运动。每次 3 分钟，然后再换另一条腿，反复 8 次即可。这样，可使腿部血液流畅，有助于尽快入睡。

6. 扭膝　两脚平行靠拢，屈膝微向下蹲，双手放在膝盖上，顺时针扭动数十次，然后再逆时针扭动。此法能疏通血脉，治下乏力、膝关节疼痛。

7. 搓脚　将两手掌搓热，然后用两手掌搓两脚心各 100 次。此法具有滋肾、降虚火、舒肝明目等作用，还可防止脚部酸痛、麻木、水肿等症。

老年人预防骨质疏松更要多运动。提高骨密度，防止骨疏松，一方面需补充钙质，另一方面必须在负重状态下才能使钙质有效地吸收于骨组织中。也就是说，缺钙者多参加适量的运动锻炼，使骨骼承重，才能有助于防止骨质疏松，提高补钙的效果。

负重和运动对防止缺钙的确至关重要。一项研究调查表明：某高校 200 名平均年龄为 68 岁的老教授中，男性的骨质疏松发病率为 9%，远高于对照组的 2.3%，提示脑力劳动者的骨质疏松发病因素中，缺乏运动、神经肌肉锻炼不足等机械性因素起了重要作用。

另一项试验也表明，绝对卧床 1 周后，尿钙明显增加，2 周即可出现全身骨痛症状。对这些卧床休息的患者测定骨矿物质含量，发现平均每周减少 0.9%。因为适量负重和运动不仅直接对骨骼有强健作用，而且运动使肌肉收缩，会不断地对骨的生长和重建产生积极效应，骨细胞对这种机械性刺激的反应是激活、自我增生，并促进骨细胞的有丝分裂，同时刺激骨组织对摄入体内的钙及其他矿物质的充分吸收和利用，从而达到防止骨质疏松的目的。

补钙结合适当的负重运动是防止骨质疏松最有效的方法。中老年人可结合自身情况，参加一些运动锻炼：慢跑、骑车、跳绳、登高、俯卧撑、举杠铃、网球、园艺劳动等，每周做5次，每次保证30分钟的运动（分两次完成也行）。

即使长年卧床的老年人，也应每天尽可能离床1小时，使骨组织承受体重的负荷，使肌肉多收缩活动，对延迟骨质疏松大有好处。整天在办公室伏案工作的人如果能坚持每天多走一段路，对其骨骼的健康也是有益的。此外，平时应多喝牛奶，少吸烟，适当晒太阳，饮食做到荤素搭配，这些对预防或延缓骨质疏松也是有帮助的。

合五味 吃暖食

——国医大师程莘农的养生之道

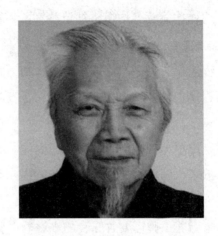

程莘农，男，汉族，安徽绩溪人，1921年8月出生于江苏淮阴，2015年5月病逝。1956年毕业于江苏省中医进修学校本科班。历任江苏省中医进修学校针灸教研室组长、中国研究院针灸研究所经络临床研究所主任、北京国际针灸培训中心副主任。中国中医科学院主任医师、教授，中国工程院院士。他1939年2月起从事中医临床工作，长期从事针灸临床、教学科研工作，为全国老中医药专家学术经验继承工作指导老师、"首都国医名师"、中国首届国医大师。有《中国针灸学概要》等著作。

程莘农的养生之道，总结起来为八个字，即"豁达生活、认真吃饭"。在生活上，要求很简单：一床一桌一电视，两椅两窗两字画，三面书墙三把针。这就是全部了。

《素问·藏气法时论》中有"毒药攻邪，五谷为养，五果为助，五畜为益，五菜为充，气味合而服之，以补精益气。"

合五味

平时饮食不要过于单一，不要过于偏好，要五谷、五果、五畜、五菜等多种食物混而食之，这样才能营养均衡，补精益气，为脾胃提供充足的能量来源。

在日常饮食中，程老没有特别嗜好或忌吃的食物，日常餐桌上的蔬菜、肉食，他都悉数笑纳，这正符合中医饮食调养中"合五味"的原则，即食不可偏，杂合而食。

"合五味"并不是简单地五味杂食。《黄帝内经·素问·五脏生成篇》中有"故心欲苦，肺欲辛，肝欲酸，脾欲甘，肾欲咸，此五味之所合也"的论述。意思是说，五脏之中，心需要苦味食物来滋养，肺需要辛味食物来滋养，肝需要酸味食物来滋养，脾需要甘味食物来滋养，肾需要咸味食物来滋养，这是由于苦、辛、酸、甘、咸五味分别与心、肺、肝、脾、肾五脏彼此相宜的缘故。而要想做到五味与五脏相宜，还需要考虑五脏的虚实、五行生克补泻以及时令节气变化诸多因素。

中医理论中有五行的说法，其中就有五味对应保养五脏的说法，中医学认为，不同的味道对应的脏器是不一样的。五味归属于五脏，都是因它不同的属性而各有所归。五脏与筋、气、血、骨、肉五体有直接联系，五味随之归属五体。《黄帝内经·灵枢·九针论》说："酸走筋，辛走气，苦走血，咸走骨，甘走肉，是谓五走也"。五脏又与鼻、舌、目、口、耳五官有直接联系，五味也随之归属五官。《黄帝内经·灵枢·营气》说："肺气通于鼻，肺和则鼻能知臭香矣；心气通于舌，心和则舌能知五味矣；肝气通于目，肝和则目能辨五色矣；脾气通于口，脾和则口能知五谷矣；肾气通于耳，肾和则耳能闻五音矣。"

由于五脏与形体各部位之间具有特定的联系，所以五味也与人体的各个部位相应存在亲和关系。因此，所有入口的食物，以其辛、酸、甘、苦、咸的五味分别养护五脏，并分别循行于经脉养护相应的形体部位，使人健康。

五味的构成及作用

甜味

科学研究证实，糖类是人体热量的主要来源。中医学认为甜味入脾，吃甜食具有补养气血、补充热量、解除肌肉疲劳、调和脾胃、缓解疼痛、解除毒素等作用。但是过食甜腻的食物则会壅塞、泄气，不仅会使血糖升高、胆固醇增加，还会引起身体缺钙及维生素 B_1 不足。

酸味

酸味是由有机酸产生的，如醋酸、乳酸、柠檬酸等。中医学认为酸味入肝。在日常生活中适当吃些酸味食物可促进食欲，有健脾开胃之功，还有增强肝脏功能的作用，并能提高钙、磷等元素的吸收。醋酸还具有消毒之功效。但过量服食可引起胃肠道痉挛及消化功能紊乱，故脾胃弱者宜少食。

辣味

辣味由辣味素构成。中医学认为，辣入肺，可发散、行气、活血。辣味能刺激胃肠蠕动，增加消化液的分泌，还能促进血液循环和机体代谢，可祛风散寒，解表止痛。但食辣过量会刺激胃黏膜，并可使肺气过盛。故患有痔疮、肛裂、消化道溃疡、便秘以及神经衰弱的人，以不食或少食为好。

咸味

咸味由氯化钠等成分组成。中医学认为咸味入肾。咸味有调节人体细胞和血液的渗透压平衡及正常的水钠钾代谢功能。在呕吐、腹泻及大汗后，适当喝点淡盐水可防止体内微量元素的缺乏。科学研究证实，成年人每天吃盐6克左右即可满足自身之需，过量摄入氯化钠可导致多种疾病。

"民以食为天"，在养生保健中，饮食营养位居第一。古人对饮食养生提出了一个总的原则，就是"谨和五味"。这里的"五味"既指食物品的"酸、苦、甘、辛、咸"之味，又指食物的营养成分。其意在告诫人们，既要谨慎地选择食物，又要谨慎地调和各种味道，达到饮食养生的目的。

营养均衡，谨和五味

人体新陈代谢必需的脂肪、蛋白质、糖、维生素、无机盐和水，富含于谷物类、豆类、蔬菜类、鱼肉类、禽蛋类等各种食物之中。各类食物的营养成分各有侧重，谷物类糖分多，鱼肉类脂肪多，禽蛋类蛋白质多，蔬菜类维生素多，所以中医提倡"五谷为养，五果为助，五畜为益，五菜为充"的食养原则。人是杂食性动物，食物品种多样，谨和五味，营养成分就均衡就全面。

咸淡适宜，中和五味

不偏不倚谓之中和，古人所说的"五味中和"是指各种食物的酸、苦、甘、辛、咸之味要浓淡适度，宁淡勿浓。《吕氏春秋·尽数》说："大甘、大酸、大苦、大辛、大咸，五者充形，则生害矣。"五味过浓要损伤机体，五味过淡则不能激发食欲，因而要五味适度，即吃的时候口中舒服，吃了以后心中舒服，排泄时肠中通畅。如果只贪图吃的时候口中够味，吃后引发心中难受、排泄困难，则对身体有害。《养生论》"滋味煎其脏腑，醴醪煮其胃肠"，说的就是这个道理。

饥饱调匀，适量五味

《黄帝内经》认为，"饮食自倍，肠胃乃伤"。暴饮暴食除损伤肠胃，增加消化器官的负担而外，营养过剩也并非好事。从生理学观点看，营养成分越多，在新陈代谢过程中有毒的代谢产物就越多，代谢功能越旺盛，细胞的成熟和死亡也相应加快。有人曾用两组小鼠做实验，一组给予全量食物，由其任意摄取，另一组只给全量的80%。观察结果，全量食物组的平均寿命为36个月，而食量80%的平均寿命为55个月。"节食可以长寿"的观点是有科学依据的。

定时进餐，适时五味

古代医家告诫人们，"先饥而食，食勿令饱；先渴而饮，饮勿太过。"《吕氏春秋·尽数》中也说"凡食之道，无饥无饱"这和《黄帝内经》中所说的"饮食有节"一样包含了适时、适量两层含义。现代医学已经证实，一些常见的胃肠疾病，如胃溃疡、十二指肠溃疡、慢性胃炎的形成，饥饱不调、不能按时进食是致病的首要原因。

冷热有度，温和五味

《黄帝内经》说，饮食要"热勿灼灼，寒勿沧沧。"意思是，热食不能过于灼热，过于灼热的食物，易烫伤口腔、食管和胃肠黏膜。长期反复的烫伤刺激，是导致口腔和食道消化道溃疡、肿瘤的病因之一。吃凉食时不能过于寒冷，过于寒冷的食物，易损伤脾胃阳气，现代医学认为寒冷食物能抑制消化液的分泌，使胃功能减弱，久而久之可导致食欲下降，消化不良。

细嚼慢咽，体念五味

饮食时集中思想，端正体态，《吕氏春秋·尽数》说："口必甘味，和精端容，将之以神气，百节虞欢，咸进受气，饮必小咽，端直无戾。"意思是，进食时一要体态端正，二要调和精神，有足够的注意力，饮食在口中才能感到甘美，整个身体感到欢愉，饮食营养才能全部输送到身体各部。现代医学也认为细嚼慢咽，可以使食物在口腔中初步消化，增进食欲，促进消化液的分泌，为进一步消化分解，打下良好基础。

任何事物都有利害的两面性，食物也一样，五味如果调摄不当，也会导致疾病。如临床常见的糖尿病、高脂血症等，饮食失调就是其中的主要病因之一。饮食养生，就要"谨和五味"，以求营养均衡。

宜清淡

清，对应着油腻；淡，对应着咸和重，过食油腻或口味过咸、过重，都会损伤脾胃。

程老的口味素为清淡，老年后更不喜欢肥甘厚味之品，日常以粗茶淡饭为主。

此外，他非常注重情志的"清淡"。中医重视七情致病这类内因，在情志上，清与淡分别代表着清心寡欲和淡泊名利，换句话说就是欲望不要太多，不要将挫折看得过重，正所谓"心清水现月，意定天无云"，养心为重。

吃暖食

脾胃容易被寒气、湿气所伤，因此常吃暖食可温暖脾胃，增强其消化食物、吸收营养的能力。所谓暖食，即热不灼唇、冷不冰齿。在日常饮食中，程老从不吃生冷食物（不仅包括大家所熟悉的冰激凌、冰棍儿，还包括未煮熟的食物、凉拌的菜肴和寒凉食物）。

此外，程老还喜欢喝热茶，甚至用于夏季消暑解渴，也是以"热"制"热"。

饮食的温度应以"不烫不凉"为度。过烫饮食是导致食管癌等消化道肿瘤发生的重要原因。饮食过热，会损伤、刺激食管黏膜上皮，长期刺激下将诱导组织恶变。中国人的消化道肿瘤明显高于西方人，就是与中国人多喜热食，一日三餐均喜配以热汤，如菜汤、热面等有关；相对于中国人，西方人的饮食较为简单，平时少见热汤。

平日喜欢喝茶的人，也应忌饮烫茶。太烫的茶水对人的咽喉、食管和胃刺激较强。如果长期饮用太烫的茶水，可能引起这些器官的病变。另据国外科学家研究，经常饮温度超过62℃以上茶水者，胃壁较容易受损，易出现胃病的病症。所以，茶水宜饮用的温度在56℃以下。

不知从何时开始流传：早晨一杯凉白开，可以调节内分泌，还有润肠通便的作用。一时间人们纷纷效仿，晨起饮用凉白开者甚众。但早晨长期喝凉开水的人，会逐渐出现阳虚的诸多病症。女孩子会出现痛经、月经后延，甚至闭经；男性则出现胃病、关节疼痛、性功能降低等。有些人还会患上过敏性鼻炎等病症。因为，晨起空腹时，直接饮用凉开水，会大伤人体下焦阳气，并不益于健康，早晨还是喝温开水更适宜。

每一种食物都在一个特定的温度时口味最佳。同时，食物的营养与其温度有关，下面是我们平时饮食的适宜温度。

泡茶 泡茶的最佳水温是 70 ~ 80℃，这样泡出来的茶水色香味俱佳，且茶叶中所含的营养物质，如维生素 C、咖啡碱、鞣酸等不遭破坏。茶泡好后应茶温保持在 65℃。

饮水 平时饮水、漱口的水，最佳温度是 35 ~ 38℃，这样的水温对口腔、牙齿刺激最小。开水冷却到 12 ~ 17℃时，喝起来最爽口。

喝汤 汤类在 60 ~ 65℃时味道最好。这时，汤内的"实料"和水分才能交融，调料才能充分发挥其味道，口感比较好。

煮牛奶 牛奶不宜高温久煮，一般 60 ~ 70℃时，就能达到杀菌消毒的目的，且味道鲜美。这是因为牛奶中富含的蛋白质在加热的情况下会发生较大的变化。

吃蔬菜 从保留营养素的角度来看，生食、快炒、蒸、炖、微波等烹调法较佳，相对的煎、煮、碳烤、油炸等则不适宜。蔬菜在 60 ~ 80℃时易引起部分维生素破坏。煲汤时，汤中蔬菜不宜烫太久，避免维生素 C 遭到更多破坏。食用蔬菜以 50 ~ 60℃最佳，口感最好。

吃肉类 肉类食品要炒煮熟透才安全。

冲蜂蜜 冲蜂蜜水的最佳温度为 50 ~ 60℃。如果用沸水来冲蜂蜜，不仅会改变蜂蜜的甜美味道，使之变酸，还会使蜂蜜中的酶变性。

炸海鲜 炸海鲜的出锅温度应在 90℃左右，食用温度应为 70℃，这样既不太烫，味道又最鲜美。煎炸海鲜的油温过低时，未熟的海鲜不卫生，易引起腹泻。但温度过高时，会凝固海鲜类所含的蛋白质，使其变得不易消化。

吃西瓜 吃西瓜以 8 ~ 10℃为宜，低于此温度，就尝不出真正的又甜又沙的味道和口感；高于这个温度，不仅易变质，还不能解渴。

冷饮 冰棒等冷饮在 0 ~ 6℃ 之间品味最佳，而冰激凌则在 6℃ 时入口最爽；汽水在 3 ~ 5℃ 时喝起来舒心怡神；喝果汁的最佳温度为 8 ~ 10℃。果汁加冰虽然时尚，但容易刺激肠胃；加热则不仅破坏原有的口感，还容易使果汁中的维生素成分破坏。

品酒 红葡萄酒最适合的饮用温度是 18℃ 左右，当然依季节的变换，适合饮用的温度也会改变，但是差别应在 2℃ 左右。啤酒在夏天饮用以 6 ~ 8℃ 最为清口宜人，冬天 10 ~ 12℃ 时最醇美。

放味精 一般应在菜肴快熟时或者刚出锅时加入，因为这时菜温在 70 ~ 90℃ 左右，是味精溶解最好的温度，鲜味也最浓。相反，当温度超过 120℃ 时，味精中的谷氨酸钠就会焦化，既没有鲜味，还具有一定的毒性。

饿了才吃

养成饮食规律固然重要，但没有食欲时，勉强进食，或过分强食，会使脾胃受损伤。我们要分清楚到底是哪里饿，眼睛"饿"了看一看，舌头"饿"了舔一舔，肚子饿了，才是人最基本的需求。而现实生活中，吃饭这件再普通不过的事情却被赋予了越来越多的内容。仔细想一想，我们现在有哪一顿饭是真正为了肚子而去吃的呢？不是眼睛"饿"了就是舌头"饿"了，聚会、应酬、商务会谈、工作餐等接连不断。正确的做法是吃下一餐时，摸摸自己的肚子，问问它：你真的饿了吗？

在工作忙、用脑过度时，两餐之间有时会感觉到有些饿，这时可吃一两块豆腐干或小点心垫一垫。注意了！不是大吃一顿，而是垫一垫，强调的还是以三餐为主餐，加餐只是垫餐，既然胃发出了要进食的信号，就吃一点儿，不能对此不闻不问，不能因为规矩、场合，甚至某些精神因素（比如减肥）的影响而拒绝回应身体的要求，这正符合中医饮食调节中的"食饮有节"的原则。

专心用餐

用心去体会，简单的食物也会给人们带来美味、营养和享受。在用餐过程中需要注意"食不言"，吃饭专心、心平气和，脾胃才能不受过怒、过喜、过思、过悲、过恐的负面情绪影响，而专心发挥它消化食物、运化精微、化生气血的作用。

说到吃饭时生气致病，不能不提到一次生气事件。程莘农一生治学严谨，对学术问题更是较真儿，非要争出个子丑寅卯来，即使上了年纪，这个脾气也始终没改。记得一次在大学里举行一个项目论证会，邀请他和几位专家组成论证专家组，会上与另外一位资深专家在一个学术问题上出现了分歧，各执一词，争执不下，到了午餐时间也不罢休。于是，从会场一路争执辩论到餐厅，谁知一进餐厅坐下吃饭，他就一言不发了。大家觉得很奇怪，就问原因，他说道："食物有食物的灵性，它们不喜欢我吃饭时不专心；我的脾胃也有灵性，它们也不喜欢吃下带情绪的饭菜！哈哈！"一句话，逗乐了大家，也让学术争鸣不伤朋友和气，也许这就是他坚持的"不生气的大智慧"吧！

七分饱

有句俗语说得好，"欲得小儿安，需得三分饥与寒"，其实成人也是一样，太饱伤胃，太饥伤脾，吃饭以七分饱为宜，不仅为了体形的美，更为了健康。程老在进餐时虽然对各种食物都不挑剔，但每类食物都适量而止，绝不多吃，每餐只吃七分饱。如果一不小心吃多了，就按摩腹部，以促进运化。

腹部按摩能保健养生，早在《黄帝内经》中就有记载。唐代名医、药王孙思邈也曾经写道："腹宜常摩，可祛百病。"摩腹可使胃肠等脏器的分泌功能增强，从而加强对食物的消化、吸收和排泄，明显改善大（小）肠的蠕动功能，防止和消除便秘。睡觉前按揉腹部，有利于人体保持精神愉悦，有助于入睡，防止失眠。对于患有动脉硬化、高血压、脑血管疾病的患者，按揉腹部能平熄肝火，促进血脉流通。

除了吃什么、怎么吃、什么时候吃、吃到什么程度外，程老在饮食养生方面还强调要注意节气的规律。

按照节气选择食物

在不同的节气，应注重不同的饮食养生原则和饮食搭配方法，如"春生"之时多甜少酸，以呵护肝气；"夏长"之时多进粥汤，以清凉解暑、呵护脾胃；"秋收"之时多食酸味果蔬，以收敛肺气、养阴润肺；"冬藏"之时少食生冷，以养藏阳气等。

像陀螺般的作息规律，他几十年如一日地坚持着，不轻易改变原有的生活习惯。

所有长寿老年人的生活习惯没有一样的，有人爱吃素，有人爱吃肉，最重要的就是不轻易改变这些已经形成的习惯。

鉴于以上原则，程老的一日三餐很简单。早餐通常是一碗白薯粥、萝卜丝咸菜1碟，或是喝杯牛奶、豆浆，外加两块点心；午餐少不了炒青菜、鸡蛋羹，米饭1小碗，有时以芋头、山药作为主食；晚餐主要是稀饭或白菜汤饭，做法是用白菜做成菜汤，再加入米饭。

养生养德　贵在坚持

——国医大师郭子光的养生方式

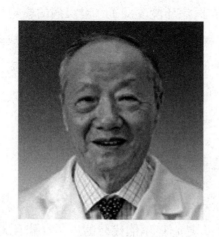

　　郭子光，男，1932年出生，2015年5月病逝。我国首届国医大师，成都中医药大学教授、主任中医师。1951年开始从事中医医疗、教学、科研工作，为全国老中医药专家学术经验继承工作指导老师。国内外公认的伤寒和各家学说专家、中医康复学科开创者。耄耋之年时，他在首届"深港中医药论坛"上，就中成药治病、保健养生等话题提出自己的观点。

滥用中成药要不得

　　发烧了喝点小柴胡冲剂，夜尿频繁了吃点金匮肾气丸……现在由"经方"配制的中成药很方便就能在药店买到，所以有不少人有点不舒服了就会自己给自己"抓药"。

据介绍，经方为汉朝张仲景所著的《伤寒杂病论》（后世分为《伤寒论》和《金匮要略》二书）所记载的方剂，被誉为"医方之祖"，是我国古代医学家临床经验的结晶。郭子光指出，经方是经历了数千年亿万次实践得来的，临床效果非常好，但是必须对症下药，患者自己不能随意用经方治病。这主要是因为不同人在不同时间、不同地点即便患上同一种疾病，也可能有不同的表现，呈现出不同的病情，因此最好在医生指导下使用经方和中成药。

郭子光说："现在医疗环境改变了，对疾病的影响很大。"古代医书说的都是疾病的自然过程，但现在很多人是自己先用中成药，治不好了再找西医，断不了病根再找中医。"用了很多药，改变了疾病的过程，给中医判断带来很多'假象'。"

合理的生活方式是最好的养生

现在不少人迷信中医养生，过于讲究食疗、进补。郭老认为，合理的生活方式是最好的养生，是吃药不能代替的。"21世纪对人类的最大威胁是什么？是瘟疫？是癌症？是核扩散？都不是！是生活方式病！"WHO严峻地"广而告之"："大约在2015年，发达国家和发展中国家的死亡原因大致相同，都是生活方式病。"由此可见，生活方式是一把"双刃剑"，具有两面性；好的生活方式不但可以促进健康、长寿，而且可促进民族、国家的繁荣昌盛；坏的生活方式对健康，对民族、对社会都是不利的。郭老合理的生活方式就是清淡饮食、适当锻炼、不沾烟酒和劳逸结合。郭老坦言，这也是他的养生"秘方"。如果成都天气好，他早上6:10出门去公园运动，练练八段锦和太极拳，还有关节运动。郭老说，天气不好，他就在家里的阳台上锻炼。很多年轻人说自己腰疼、颈椎不好，他年纪这么大，还不知道什么是腰疼呢。郭老说，只要坚持锻炼，肯定会有成效。郭老赞同"过咸伤肾"

的说法，特别是中老年人，一定要口味清淡，无论酸甜苦辣都应淡一些。养生重在养神。郭老说，他经常告诫患者和朋友们，凡事要看开一点，遇事则要慢半拍，有理也要让人。心情平和是身体健康的前提之一。

郭老提醒，以上多方面结合的养生方式贵在坚持，只有长期坚持，才会有成效，才能改善整个体质。最后，他送出3个"八"字养生口诀：只吃八分饱，每天八千步，每天八杯水。

美国《赫芬顿邮报》报道，永葆青春是大多数人的愿望，但衰老是种自然现象，不是哪种保健品或化妆品能够解决的。虽然衰老不可避免，但我们却可以延缓老化的速度，更重要的是要保持年轻的心态。想要延缓衰老，其实很简单，先从科学的生活方式开始。

经常锻炼

2014年5月，一项历时最长、针对体力活动与老化关系的临床试验指出，随着年龄的增长，人体的灵活性会慢慢衰减，而运动是防止人体灵活性丧失的最佳方法之一。准确地说，锻炼能增加骨量，减少髋骨折或其他身体疾病发生。锻炼能强化心脏。当我们锻炼时，心率会增加，这样体内会有更多的氧气参与循环。锻炼也能增加血液流动，有益大脑健康，帮助大脑释放血清胺，血清胺是种抑制性神经递质，有助于减轻人的沮丧情绪。

充足睡眠

"健康来自睡眠"不是什么新观点。中国老百姓早就有"不寻仙方觅睡方"的说法。良好的睡眠可以增强机体的免疫功能，提高抗病能力。人在熟睡时体内细胞会制造出一种叫作胞壁酸的化学物质，该物质能提高机体免疫功能。睡眠对于儿童来说更重要，婴幼儿的睡眠时间与其生长和大脑发育是分不开的。早有研究发现，睡眠不足会引起认知发育方面的问题。近期的研究也发现，睡眠不足会加速皮肤衰老。研究者发现，睡眠不好会导致面部出现更多细纹，引起皮肤色素不均，降低皮肤弹性。当皮肤遭遇外界压力后，如日晒及环境毒素，睡眠好的人有较强的恢复力。每人所需的睡眠时间长短与年龄有关。专家建议，成人每晚需保证 7 ~ 8 小时的睡眠时间。

保持乐观生活态度

郭老认为生活在社会中，免不了受外界客观事物的刺激，引起各种多样的情绪反应。我们应该采取适当的方法进行调解和疏泄不良情绪，使其恢复正常，这样才能维护身心健康。能正确看待衰老的人更加活跃，更能合群，容易成功。乐观的人平均寿命会长 7.5 年。研究长寿的专家还发现，有人生追求及人生目标的人寿命更长。郭老建议，我们应保持乐观的生活态度，让自己的生活充满友爱、笑声及同情心，经常帮助他人，对事及对自己不要太苛刻。把衰老看作种经历，享受这一刻，让自己的内心保持年轻，不断学习，尝试新事物。不要虚度人生的每一时刻。

保持正确的饮食习惯

日本人的平均寿命较高，很多专家认为这与他们的饮食有关。正确的饮食习惯有助于身体健康。例如，绿茶，每天喝几杯绿茶，可降低 26% 的死亡率。另有研究发现，每天吃坚果能够延长寿命。富含 $\Omega-3$ 脂肪酸的饮食，有助于保护染色体端粒，延缓衰老。染色体端粒是染色体的末端部分，随着年龄的增长会逐渐缩短。总而言之，正确良好的饮食能降低慢性病风险，如癌症、糖尿病及心脏疾病。

和谐的夫妻生活

研究显示，夫妻生活规律，至少能让人看起来更年轻，让身体更健康。研究发现，有夫妻生活的人血压相对低。夫妻生活也能增加免疫系统，可将男性患心脏病的风险降低一半。性生活中释放的内啡肽能让人放松，有助于睡眠。

顺应自然，仁者得寿

郭老认为，中医养生的原则是顺应自然，天人合一，人与自然和谐统一，人体应顺应天地万物变化的规律来进行养生，趋利避害，以求健康长寿。《抱朴子》提出"我命在我不在天"的养生观念，强调了生命之存亡，寿命之长短不是决定于天命，而是决定于人体自身。我们每个人努力适应春夏秋冬的四时交替，太阳升落，月廓盈亏的有序变化。运用中医的调气、导引、食养、药养、推拿按摩、房事保健等种种养生术来安排起居劳逸，练形调神，合理膳食及修德正形，适应社会。以上都是郭老顺应自然、天人相当的养生观念。

郭老还强调，养生之道，修德为先，他认为只是中医养生学中的特色与亮点。孔子《中庸》云"大德必得其寿"，故"仁者寿"。《黄帝内经·素问·上古天真论》亦云："淳德全道……此盖益其寿命而强者也。"可见养生当从修德入手，养德养生无二术，是历代养生家遵循的准则。

乐观养生　坚持锻炼

——国医大师张琪的养生之道

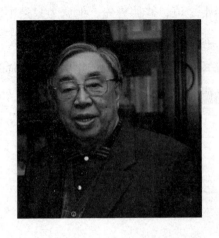

　　张琪，1922 年 11 月出生于河北省乐亭县。1944 年，在哈尔滨市天育堂附麟诊所行医。中国首届国医大师，黑龙江省中医研究院主任医师、教授、博士研究生导师，全国中医肾病首席专家，黑龙江省中医学会名誉会长、广东省中医院客座教授。首批享受国务院特殊津贴、全国老中医药学术经验继承人指导老师。国家中医药管理局"十五"中医肾病重点学科学术带头人。曾多次获得部省级重大科技进步奖，被载入"英国皇家世界名人录"。

　　如今，年过九旬的张琪教授身体硬朗，精神矍铄，思维敏捷，仍坚持每周出诊、查房。谈到如何养生，张老有自己独到的体会。

精神乐观，遇事不烦

张老认为，首先，精神愉悦、心情舒畅是长寿的秘诀。对不如意事或闲言碎语要从客观上分析，一笑了之，绝不让其扰乱乐观气氛，经常为自己营造温馨的生活氛围。精神因素对人体身心健康有着极为重要的密切关系。大脑与免疫功能存在着密切的联系，不少危害人体健康的疾病，如心血管、脑血管病、糖尿病都与七情紊乱有密切关系，有不少冠心病患者因情绪困扰、精神紧张而导致心肌梗死，也有不少人因暴怒或精神过度兴奋而出现脑血管病。另外，写作可以锻炼思维、促进脑细胞活跃，对延缓大脑退化大有裨益。

饮食有节，荤素搭配

张老的饮食习惯是日常不吃零食，不吸烟，不喝酒，按时进餐，每食不过饱。饮食营养顺其自然，既不暴饮暴食，也不过于素食清淡。他主张膳食均衡，认为应荤素搭配。一味吃素，一味粗茶淡饭或者通过饥饿减轻体重都不可取。食谱的安排要科学，任何偏食、嗜食、贪食对人体健康是有害的，不仅易损害胃肠消化系统，而且为人体提供的营养物质也不均衡，长期下去必然有害健康，所以膳食均衡、荤素搭配是合乎科学养生要求的。久而久之养成了这样一种习惯，对身体健康大有裨益。

许多人都知道吃饭要荤素搭配，可却不清楚具体怎么搭才好。这里，给大家介绍一个非常简单的方法：一口肉配三口菜。

鸡鸭鱼肉等荤菜味道鲜美，含有丰富的蛋白质，但超量摄入会增加肝肾负担。素食则能弥补荤食缺乏膳食纤维和某些水溶性维生素的缺陷，其中丰富的膳食纤维能帮助荤菜中的胆固醇排出体外。素菜，比如蔬菜、水果、食用菌等，富含维生素和膳食纤维，但缺乏优质蛋白质和某些矿物质，而荤菜正好能补充这些缺陷，同时还能帮助素菜中的脂溶性维生素更好吸收。

荤菜和素菜的最佳比例在 1 ：3 至 1 ：4。但是，如果按照这个比例点菜的话，桌上的菜看起来又未免太素了。最好可以一个荤菜配一个素菜，再搭配一个半荤半素的菜。比如一个清蒸鱼配一个木须肉，再搭配一个白灼菜心，选择多样，桌面上又不至于太单调。在吃的时候，吃一口肉，再吃三口素菜。

坚持适度体育锻炼

张老认为，经常坚持进行各种形式的体育锻炼，会使人精力充沛体力增强，如慢跑、散步、游泳。中老年人随着年龄的增长，四肢肌肉的力量逐渐减弱特别是先从下肢开始大腿无力不愿起步，而经常运动可使肌纤维变粗而坚韧有力，血管变丰富，血液循环及新陈代谢改善，动作灵活性耐力增强。一般情况下，心脏每分钟输出的血液在运动时可增加数倍。不爱运动的中老年人稍加活动就心跳加快、气促、胸闷、头昏。长期坚持体育锻炼，会使心肌纤维逐渐变粗大变得强壮有力，还能增强消化系统功能，使食欲、胃肠蠕动消化液的分泌都增强，特别是对治疗老年人的便秘更为有益。另外，体育锻炼对神经系统更有明显作用，不少睡眠不好的患者长期用药不能根除，经过一段时间的体育锻炼可以恢复正常睡眠。尤其是脑力劳动者除脑和手外，身体其他部分很少活动给健康带来不利影响，更需要增强体力锻炼。

养调情志才养生

——最年轻的首届国医大师张学文的情志养生法

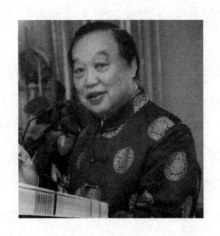

张学文，男，汉族，陕西省汉中人。1935年10月出生，1949年开始随父学医，1953年开始行医，1956年至1959年，先后在"汉中中医进修班"、陕西省中医进修学校（陕西中医学院前身）中医师资班学习，毕业后留校任教。后进入"全国首届温病师资班"学习，师从孟江教授；1963年至1987年，先后担任陕西中医学校附属医院内科主任、陕西中医学院医疗系主任、副院长、院长。出版专著十多部，培养研究生百余名。陕西中医学院主任医师、教授，为全国老中医药专家学术经验继承工作指导老师。在首届国医大师中，张学文年龄最小，被称为"年轻的国医大师"，他是西北五省唯一的国医大师。

国医大师张学文教授是国内外享有盛誉的中医药专家。为推动中医药事业发展，他常不辞辛劳外出讲学，足迹遍布国内外。他仁厚淳朴，医德高尚，学验俱丰，年过八旬高龄仍每周坚持五天门诊，对病人和蔼可亲，养生之道侧重调和七情。

心态养生乃养生之首

现代社会生活节奏紧张，工作竞争激烈，人们受外界干扰，难免浮躁紧张，对健康造成不利影响。张老说，保持心态平衡和乐观情绪对人体健康非常重要。快乐是健康的良药，乐观豁达，开朗豪放，知足常乐，遇事多思其有利一端，对人多念其友好一面，多闻乐事，多交性格开朗之人，可消除不良情绪。常言道："笑一笑，少一少；恼一恼，老一老。"每天不离欢笑，但不得狂笑，以免耗神伤心；怒最伤人心神，损人寿命，当以忍让戒怒，容则能恕人，忍则能耐事，对事物超然脱俗。

中医讲究"恬淡虚无，精神内守"，张老将心胸宽广、心态平衡放在养生之首。张老指出，一个人如果精神愉快，性格开朗，对人生充满乐观情绪，就会阴阳平和，气血通畅，五脏六腑协调，机体自然会处于健康状态。反之，不良的精神状态，可以直接影响到人体的脏腑功能，使得脏腑功能失调，气血运行阻滞，抗病能力下降，正气虚弱，从而导致各种疾病。

张老对自己的要求：刚直而温和，不过于苛求。凡事听其自然，遇事处之泰然，得意之时淡然，失意之时坦然，这是维持心态平衡的四味良药。保持心态平衡，就要注意调节情志以养生。

"耿直为人，认真做事，实事求是，是我做人的原则；治病救人，培养学生，是我日常工作；继承发扬，整理创新祖国医学，是我终生奋斗的目标。"张学文以此为座右铭，始终保持心境平和，淡泊名利，真正做到了"不以物喜，不以己悲"。家中墙上悬挂的"恬淡"二字，就体现了他的处世思想和不懈追求。

要善于调控情志变化

情志养生，就是要善于调控自己的情志变化，以避害倾利，促进身心健康。七情六欲，人皆有之，情志活动属于人类正常生理心理现象，是对外界刺激和体内刺激的保护性反应，有益于身心健康。但若七情过极、过激超越了人体的自我调控能力，则会导致疾病的发生。中医学认为：喜则气缓，怒则气上，思（忧）则气结，悲则气消，惊则气乱，恐则气下。人体的气机逆乱进一步可损害脏腑：狂喜伤心，暴怒伤肝，忧思伤脾，悲痛伤肺，惊恐伤肾。在日常生活中，要着重调控如下所述的过激情绪，以维持心身健康。

慎狂喜 狂喜指喜悦情绪过度激发。人们熟知的"范进中举"说的就是这种突然的狂喜，可导致"气缓"，即心气涣散，血运无力而瘀滞，便出现心悸、心痛、失眠、健忘等一类病症，甚则精神失常或暴亡。所以暴喜、大喜、狂喜同样不利于健康。

戒暴怒 暴怒指情绪骤然激愤或久怨怒气太盛。它是由于某种目的和愿望不能达到，心生不满累积而爆发。暴怒轻者事后会肝气郁滞，头晕头痛，胸胁胀满，心中闷疼；重者便会即时面色青紫、四肢发抖，甚至昏厥死亡。尤其是中老年人在患有高血压病、冠心病时，更易诱发脑出血或心肌梗死。《三国演义》中周瑜是一位"文武筹略、雄姿英发"的将才，但心胸狭窄，好生气发怒，被诸葛亮"三气"之下，大怒不止暴厥而亡。当然，若是轻度的发怒，有利于压抑情绪的抒发，有益于健康。关键在于适当发怒，善于自我调控，莫使怒气"一发不可收拾"。

解忧思　忧思是指忧愁深沉，思虑过度，深陷苦闷不能自拔。表现在情绪上，则为忧郁寡欢，悲伤恸哭，神弱气怯。轻者，愁眉苦脸，闷闷不乐，少言少语，意志消沉，独坐叹息；重者，辗转难眠、精神恍惚，心中烦躁，惶惶不可终日。由于忧思过度可导致脏腑功能失调，气机逆乱，继而会发生咳喘、呃逆、呕吐、纳差、失眠、便秘、阳痿、癫痫等症，甚至诱发癌症或其他疑难重症。俗话说："忧愁烦恼，使人易老。""愁一愁，白了头。"事实正如此，东周伍子胥，因无计闯过昭关，一夜之间愁白头。现代社会中，由于生存竞争激烈，生活工作压力巨大，有些人忧思沉重，易患上抑郁症，甚则轻生自残。此已引起医学界和社会学家的高度重视。

中医有"思虑伤脾"之说。思维善钻牛角尖的人思虑缠绵，易导致气机壅滞，脾胃运化失职，则食欲大减，勉强进食则饮食不化而积食内停，日久则神疲乏力，形体消瘦，精神萎靡，脘腹痞胀或疼痛。现代医学研究证实，长期从事脑力劳动，大脑高度紧张的知识分子，易患心脑血管疾病和消化道溃疡病，这和中医学"思虑损伤心脾"的理论是一致的。

化解忧思，一则要保持积极向上的乐观情绪，开阔心胸；二则要善于换位思考，必要时可用"阿Q精神"聊以自慰。

化悲痛　悲痛是指悲伤哀痛。人为悲伤之事，都会感到难过和伤心，伤心到极点便会变成沮丧和绝望。若遇悲哀太甚可致肺气耗散，意志消沉。正如《黄帝内经》所说："悲则气消。"容易悲伤的人，比其他人更容易得癌症或其他疑难重症。

悲痛也是人们情志宣泄的形式之一，适当的悲痛哭啼有利于情感毒素的排出，对身心健康也是有益的。若是强忍悲痛，悲不哭声，反易使气机壅闭，憋出毛病来。如果悲哀过甚，深陷悲痛之中日久难于自拔，必然耗气伤神，变生他症。防止悲痛过度，平时就要树立正确的人生观，看透世事变化，明白生老病死是自然规律，不顺心事十有八九，要化悲痛为力量，以积极进取的心态处置悲哀厄运，方可促进心神健康。

避惊恐　惊恐是指突然遇到意外、非常事变，心理上骤然紧张或恐惧不安的情志变化。惊恐细分是有区别的：同样令人害怕的一件事情，事前不知谓之惊，事前知之谓之恐。过度惊恐，导致人体的生理病理变化也是迥异的。

中医学认为，惊则气乱，恐则气下。受惊后可表现为精神紧张，目瞪口呆，心慌心悸，冷汗渗出，肢体僵硬，或手中持物失落，甚则惊叫，神昏跌仆，不省人事，这都是受惊后导致人体气机逆乱的表现。轻者事过可恢复常态，重者则心身受损，遗患日久。

过度恐吓则使人恐惧不安，心中害怕，魂飞魄荡。轻者颜面失色，如临深渊，如履薄冰，战栗腿软，心慌意乱，冷汗淋淋。严重者亦可导致神昏厥逆，四肢冰冷，二便失禁。中医认为，恐惧过度则消耗肾气，使精气下陷不能上升，升降失调而出现大小便失禁、遗精、滑泄等症，严重的会发生精神错乱、癫病或厥亡。恐与惊密切相关，略有不同，多先有惊而继则生恐，故常惊恐并提。

避免惊恐伤身，关键平时要做到锻炼心智，正气内存，遇事不惊，大义凛然，泰然处事。《黄帝内经》说道"勇者气行则已，怯者则着而为病也"，说明心智健康，气血旺盛之人，遭遇惊恐是不易致病的。

七情过激过极皆可致病。情志致病的机理主要是影响人体内环境的稳定，如气机运行障碍、脏腑功能失常，以及损伤机体阴阳、精血等。情志养生，除上述适时适当调控自己的情志适应情绪变化之外，若遇遗患致病，还需及时投医问药，综合调理，以促使心身健康早日康复。

生活马虎，重视食疗

张老认为，自己是一个生活上马马虎虎的人。在家里，大事、小事都是老伴操心，自己则全身心地扑在热爱的中医事业上。尽管工作繁忙，张学文却能张弛有度，劳逸结合。能较好地调节生活节奏。他认为，过度劳累或过度休闲都是养生的大忌。因此，从家到诊室两点一线的活动以及合理的饮食习惯，成为他几十年不变的生活轨迹。

谈及如何合理营养科学饮食，张老认为，饮食疗法是一种行之有效且方便易行的治病方案。他认为，自然界的不少食物，既可作为食物以养人体，又可作为药物治疗疾病，如大枣、山药、蜂蜜、海藻、海带、石花菜等。张老介绍说，食物药物一样，都有寒热温凉四气和辛甘酸苦咸五味。药物通过一定方法的炮制，可以改变其气味属性；食物经过烹调，也同样可以改变其性质和滋味。饮食与脾胃还有着必然的生理和病理联系。饮食调和，脾胃健旺，人体则元气充沛，生机蓬勃；饮食不当，脾胃损伤则元气衰颓，生机减退。不少药用食物都具有调和脾胃、充养脾胃的作用，如大枣补脾气，梨汁滋养肺胃津液等。由此可见，调节饮食，注意食疗，可以顾脾胃，养元气，便可达到养生的目的。

"一拍三揉"保健操创制者

——国医大师郭诚杰的拍揉养生法

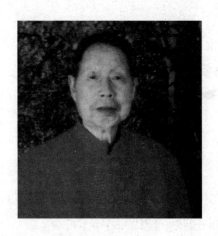

郭诚杰，男，生于1921年。陕西中医学院教授、研究生导师、主任医师，名针灸专家和中医乳腺病专家。曾任陕西针灸学会副会长、陕西卫生厅高级职称评审委员会委员，现任中国针灸学会荣誉常务理事、全国首批名老中医学术指导老师。2014年10月30日，在北京人民大会堂举行的第二届国医大师表彰大会上，陕西中医学院郭诚杰教授，被授予代表我国中医药界最高水平的"国医大师"称号。郭诚杰教授是继陕西中医学院国医大师张学文教授之后，陕西省第二位国医大师。

"一拍三揉"保健操创制者郭诚杰大师练习此操已40多年，也运用此操治好了众多的患者。

一拍膻中穴，治疗心悸、咳嗽

膻中穴是会穴，是好几条经脉交会的地方，一拍有利于疏通气血，保持肺的呼吸畅通。

取穴：膻中穴位于胸部，在前正中线上，平第4肋间，两乳头连线的中点。

郭诚杰教授指导：左右手掌心轮流拍，拍38下或60下，双手搓热来拍。拍时要有节奏，可以说点话什么的，直到感觉里头有点发热。拍和针灸作用差不多。

一揉耳朵，调全身疾病

耳为诸脉之会，人的气血最终要上到耳朵，如果有什么病，揉耳可以辅助治疗，没有病的话，长期揉耳绝对养生保健。

郭诚杰教授指导一般的方法是上下来回揉，这样揉的力度感觉不够。郭老用的揉法是两个手掌心捂住双耳，前后揉。为了保持一定的力度，建议每天揉38下，如果时间充足也可以揉60下。

二揉腹部，治腰痛、延寿

中医里的长寿穴有几个，一个是命门（肚脐的对面）、第二个是神阙（肚脐）。

取穴：神阙（肚脐）。而命门在腰后与肚脐是前后对应的位置，不用特别精确，按揉周围也有效。

郭诚杰教授指导：揉法是双手掌心一前一后同时按揉80～100下，甚至200下。揉到感觉腹部发热、腰部发热。方法简单作用大。

医理：腹部是人体的命门。腰常摆，腹常揉，命门不能丢。命门穴是人体督脉上的要穴，位于后背两肾之间，与肚脐相对，是强腰补肾壮阳之大穴。谈到这个命门穴，郭诚杰教授说："有位患者，患有糖尿病并发肾病，伴随便秘、失眠。日常注射胰岛素，所以糖尿病控制得还可以，困扰他的就是失眠和便秘，后来通过揉命门穴，饭也能吃了，血糖也降下来了，胰岛素也减了一半了。这说明了，灸命门绝对是升发阳气、补阳气的好办法，能起到全身保健效果。"

三揉膝盖，关节疼

郭诚杰教授提醒的这个动作非常重要。年龄大了以后，膝关节得病的人特别多，中医讲人老腿先老。

郭诚杰教授指导：找到髌骨，掌心按在上面，先从外往里揉，揉38下；再从里往外揉38下。然后，再用双手将髌骨抓起来，向上提38下；将腿曲起来，在膝关节髌骨下面有两个穴位，外膝眼、内膝眼，用双手指按揉这两个穴位38下。这样揉膝盖才有用，对于膝关节疼痛起很大作用。郭诚杰教授说："每天早上起床时，坐在床上屈膝揉1次，晚上睡觉前揉1次。坚持二三个月就会感觉到明显的效果。20年前，我下楼的时候，膝关节感觉软，有些疼，当时感觉就是膝关节增生，西医也叫髌骨软化。于是，我开始揉膝盖，揉了三四个月后，关节再没有疼过。"

定时吃饭喝牛奶　生气画竹解烦忧
——年过九旬的国医大师李玉奇的养生之道

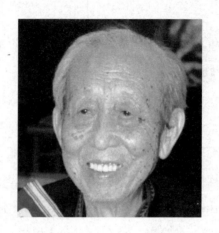

李琦，男，1917年8月出生于辽北银川城，2011年2月8日逝世。辽宁中医药大学附属医院主任医师、教授、博士生导师，曾任辽宁省中医学会会长。首批获得国务院政府特殊津贴。1939年3月起从事中医临床工作，为全国老中医药专家学术经验继承工作指导老师，为中国首届国医大师。

李玉奇年过九旬高龄依然耳聪目明，言谈利落，还能给学生授课，各项身体指标均完全正常。李玉奇大师有哪些鲜为人知的养生之道呢？

6 时—12 时—18 时吃饭　每天早晚都喝牛奶

李玉奇大师的用餐时间非常准时，在他工作期间，早饭时间为 6 时，午饭时间为 12 时，晚饭时间为下午 6 时，分秒不差，数十年如一日。离开工作岗位后，李老将早饭时间延迟了一小时，同样严格遵守，长期不变。

李老吃饭讲究少而杂。他早上爱吃稀粥和黄花鱼；午餐喜吃肉食，顿顿不落，高兴时能吃两块红烧肉；晚上喜欢喝汤，吃青菜，每逢白菜汤、菠菜汤、西红柿汤都如获至宝。同时，李老用餐讲究适可而止，再好的东西也不会多吃。由于经常外出讲学，李玉奇接受的宴请较多。但面对鲜美的鲍鱼、燕窝，他也不会吃过量，恪守浅尝辄止的原则。因为患有胆结石，李玉奇特别重视在饮食上控制病情，从来不吃鸡蛋。此外，李玉奇每天早晚都喝牛奶，40 多年未曾中断。

牛奶是人们日常生活中喜爱的饮食之一，喝牛奶的好处如今已越来越为大众所认知。牛奶中含有丰富的钙、维生素 D 等，包括人体生长发育所需的全部氨基酸，消化率可高达 98%，是其他食物无法比拟的。牛奶除不含纤维素外，几乎含有人体所需各种营养物质，蛋白质的含量为 3.5%～4%。蛋白质的组成以酪蛋白为主，其次为乳蛋白、乳球蛋白、人血白蛋白、免疫球蛋白和酶等，能有效地供应人体之必需。牛奶蛋白质的生物价值可与蛋类相媲美，是赖氨酸、蛋氨酸含量较高的优质蛋白，补充了各类蛋白质氨基酸组成的不足。牛奶中胆固醇含量并不高，其中含有的乳清酸还可降低血清胆固醇。因而，高血脂、心脑血管病患者适量喝奶大可不必担心会加重病情。

牛奶的养生功效有很多，比如牛奶中的钾可使动脉血管在血压升高时保持稳定，减少卒中风险。牛奶可助阻止人体吸收食物中有毒的金属铅和镉。牛奶中的酪氨酸能促进血清素大量增长。牛奶中的铁铜和卵磷脂能大大提高大脑的工作效率。牛奶中的钙能增强骨骼和牙齿，减少骨骼萎缩病的发生。

牛奶中的镁能使心脏耐疲劳。牛奶中的锌能使伤口更快愈合。牛奶中的维生素B能提高视力。常喝牛奶能预防动脉硬化。牛奶含钙量高，吸收好。睡前喝牛奶能帮助睡眠。牛奶中的纯蛋白含量高，常喝牛奶可美容。牛奶含有钙、维生素、乳铁蛋白和共轭亚油酸等多种抗癌因子，有抗癌、防癌的作用。牛奶中富含维生素A，可以防止皮肤干燥及暗沉，使皮肤白皙，有光泽。牛奶中含有大量的维生素B_2，可以促进皮肤的新陈代谢。牛奶中的乳清对黑色素有消除作用，可防治多种色素沉着引起的斑痕。牛奶能为皮肤提供封闭性油脂，形成薄膜以防皮肤水分蒸发，还能暂时提供水分，可保证皮肤的光滑润泽。牛奶中的一些物质对中老年男子有保护作用，喝牛奶的男子身材往往比较好，体力充沛，高血压的患病率也较低，脑血管病的发生率也较少。牛奶中的钙最容易被吸收，而且磷、钾、镁等多种矿物搭配也十分合理，孕妇应多喝牛奶，绝经期前后的中年妇女常喝牛奶可减缓骨质流失。牛奶中含有丰富的钙、维生素D等，包括人体生长发育所需的全部氨基酸，消化率可高达98%，是其他食物无法比拟的。

爱喝水　常吃富含维生素C的食物

李老非常爱喝水。他认为，多喝水可以带走人体内很多的毒素。李老最爱喝温的白开水。他认为，现在市面上出售的各种瓶装矿泉水对人体无益。人若常喝凉水则易损伤脾胃的功能，降低机体的免疫力。

李老经常吃橘子等富含维生素C的水果。他说，很多人（尤其是男性）都没有吃水果的习惯，仅在生病时才想起服用一些维生素C片。实际上，在平时补充充足的维生素C可有效地提高机体的免疫力，从而能预防多种疾病。在各种水果中，橘子所含的维生素C较多，而且橘肉不易受农药污染，吃起来比较放心。

维生素C又叫抗坏血酸，是一种水溶性维生素，容易从体内流失。中国营养学会推荐每日维生素 C 的摄入量是 4 ~ 6 岁 60 毫克，7 ~ 10 岁 80 毫克，11 ~ 13 岁 90 毫克，14 岁以上人群 100 毫克，孕妇和乳母 130 毫克。新鲜的蔬菜和水果是维生素 C 的重要食物来源，但由于维生素 C 性质极不稳定且会溶于水，我们在清洗、加工或储存时，都会造成维生素 C 的大量流失。因此在日常膳食以外补充适量的维生素 C，对满足机体需要、增强抗病能力是有意义的。维生素 C 主要有以下四个本领：

提高人体的免疫力

维生素 C 可增强中性粒细胞的趋化性和变形能动力，提高杀菌能力；促进淋巴母细胞的生成，提高机体对外来和恶变细胞的识别和杀灭。

参与胶原蛋白的合成

维生素 C 在合成胶原蛋白的过程中起到重要的作用。如维生素 C 缺乏，会导致细胞连接障碍，微血管容易破裂，血液流到邻近组织。这种情况发生在皮肤，则产生瘀血、紫癜；在体内发生则引起疼痛和关节胀痛；严重情况时，在胃、肠道、鼻、肾脏及骨膜下面均可有出血现象，甚至会导致死亡，故被称为坏血病。

抗氧化作用

机体氧化损伤产生的自由基可侵犯人的各种细胞，侵犯脱氧核糖核酸（DNA）导致癌症；侵犯血管就会加速动脉硬化；侵犯眼睛晶状体就会引起白内障等。因此，抗氧化是一个重要的养生防病措施。维生素 C 是强有力的抗氧化剂，可以保护其他抗氧化剂，如维生素 A、维生素 E 免受氧化破坏；

可抑制脂质过氧化自由基生成，阻断脂质过氧化，防止自由基对人体的伤害。

参与胆固醇的代谢

维生素 C 可促进胆固醇的羟化和排泄，防止胆固醇在动脉内壁沉积，发挥预防动脉硬化的作用。促进铁、钙和叶酸的吸收：食物中的铁分为血红素铁和非血红素铁。血红素铁是二价铁，吸收率较高。非血红素铁是三价铁，需在体内转化成二价铁才可被人体吸收。维生素 C 可将三价铁还原成二价铁，促进铁的吸收。血红素铁在动物肉类中占 40%，吸收率可达 20% ~ 25%；而在植物性食物中的是非血红素铁，吸收率较低，1% ~ 3%。我国居民以植物性食物为主，因此多吃含维生素 C 丰富的食物对铁的吸收很重要，也是防治缺铁性贫血的一个好办法。

生气时画竹子　始终保持心情舒畅

心胸豁达也是李玉奇大师长寿的法宝。他告诫身边的人："过去的事不要追究，追究起来对身体无益。"而作为辽宁中医药大学附属医院的院长，李老也会遇到一些心烦的事。每逢此时，李玉奇都会当场发表意见，绝不把话憋在心里。而一个人生闷气时，李老就会叫身边人拿来笔墨纸砚，画一幅随风飘摆的竹子以宣泄情绪，画完欣赏一番后，他就会把画撕掉，似乎已将烦恼抛却一空。

由于年岁较大，李玉奇时刻注意运用丰富的临床经验来调和自己的身体。他给自己配置了很多药方，身体一不舒服便自我调养，用二三副多能自愈。李玉奇对呼吸道疾病十分警惕，认为老年人一旦患病会危及生命。因此，他注重随温度增减衣服，还将中药放在鼻烟壶内，外出开会或出诊之前嗅一下来保护自己。

不养之养　不练之练

——清宫太医传人姚树锦的养生之术

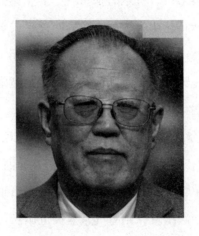

　　姚树锦，1936年出生，系姚兴华先生三子。九三学社成员，国家级名老中医药专家，西安市中医院内科主任中医师，为清太医、太和医室第4代传人中最负盛名之代表。擅长诊治肾病、肿瘤、红斑狼疮、再生障碍性贫血、咳嗽及疑难杂病。

　　姚树锦先生自言养生之术得益于《黄帝内经·素问·上古天真论篇》者良多。尤其文中所言人能长寿的三大因素"天寿过度，气脉常通，而肾气有余也"为真知灼见。他据此推演出其养生理论并实践多年而获益。今以此文阐释以飨同道。

饮食适宜　按时作息

文中所谓天寿者，乃自然寿命之谓也。种族及个体差异，生后已定，人类暂时无所作为。以现代生物学常识所言，个体寿命，天然者约生长周期五倍左右，应之于人类，则约二十五乘五大约百二十岁者也。然能至"度百年乃去"者又有几何？戕生害命者，多以不善或不能得养生之道之故。而保养肾气及气脉畅通者，方为人类养生所可着手处。

所谓"肾气有余者寿"，提示着保肾气是养生第一方法。肾气可鼓动一身脏腑精气血津液的运行化生过程。人生省事之后，劳身费心之事，均需消耗肾气以应对。其来处，一在先天化生，二在后天充养。充养之法，一在开源，二在节流。开源者，先天不足，后天为补，唯饮食睡眠而已。饮食之道，重在合宜，量自身脾胃之所能，充养周身精微之化源。故饮食种类搭配、食量、饮食时间均有讲究之处。睡眠之法，则重在宁心为主，侧重在个人修养，如《大学》中"知止而后有定，定而后能静，静而后能安，安而后能虑，虑而后能得。物有本末，事有终始，知所先后，则近道矣"之类便是。斯为难能者也。至于节流之法得宜，则肾气常盈而健康长寿可期也。因此生活规律的调整，尤其减少劳心是养生第一大法。由于内心的各种冲突最为消耗人体功能，《易经》中以"七上八下"来描述面对难以抉择之时的心理冲突，而为不祥不利之卦位。因此调整心态，平和面对生活各种变化，不以物喜不以己悲，最为有利养生。所以饮食适宜，按时作息，心态平和是保持肾气的基本法则。

至于气脉常通一条，人所共知，但所奉之法，常有失宜。人之劳力或锻炼如果适当，则是保持气脉常通的有效办法。但锻炼方法不当，"力不足强举之"，反倒有害养生。养生锻炼以通过疏通经脉气血的手段达到增强五脏六腑功能的协调平衡为目的，而不以锻炼筋骨皮为标准。以此推断，各种竞技体育手段多数不利于养生。

不养之养　不练之练

姚老生于名门望族、中医世家，胸襟宽广，不以外物挂怀，不以小事劳心，能以恬淡自娱乐生为务，宽厚待人忠恕为怀，故心中很少有烦恼；又因他天资过人，博闻强记，敏而能文，虽然终生穷究业务，但以其上上之才而事中人之事，所以无劳神费力之感；工作之余，按时作息，饮食以自身脾胃体质需要为度，闲时以读书远游为乐。虽不以锻炼为目的，实有陶冶情操、疏通气脉之功效。因而，他以此"不养之养，不练之练"为其养生之道而获益匪浅。

学生辈旁观姚老日常生活，虽喜饮酒，从未过度；虽爱美食，绝不过量；虽好读书，从无过劳；诊务繁忙，张弛有度；琐事繁忙，但雁过无影……如此身心两宜，自然合乎长寿之道。

以醋入茶也养生

——国医大师何任的茶疗养生之道

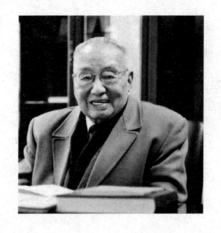

何任，浙江杭州人，1921 年 1 月出生，2012 年 2 月 23 日病故。1940 年毕业于上海新中国医学院，后随其父江南名医何公旦学习中医，1941 年 1 月起从事中医临床工作，浙江中医药大学主任医师、教授，为全国老中医药专家学术经验继承工作指导老师、浙江省名中医。中国首届国医大师。为国内外研究《金匮要略》的领军人物。

何任教授行医 60 多年，在养生保健方面，有一套自己独特的方法。除了注重滋补方药之外，他对饮食疗养也很有研究，尤其对于茶疗有着独到而深刻的见解。

雨前茶尤宜老年人

何老认为，老年人体质多偏于阴虚内热，当注意养阴清热。比如，老年人常见的高血压、卒中风、失眠等病症，多为真阴亏虚、虚火内炽所致。即使是慢性支气管炎、冠心病，属阴虚内热的也为数不少。而茶叶正是清热之品，常喝自然有帮助。

雨前茶（如龙井）对老年人尤为适宜，因为它甘寒无毒，香味鲜醇，"得先春之气，寒而不烈，消而不峻"。故若有规律地适量饮之，不少虚热病症就能在品茗谈笑中消失，对祛病延年将会起到一定的作用。各种茶疗养生方，不同的人可以根据各自的需求进行选择。

以醋入茶疗效多

醋茶　茶叶 5 克，水冲泡 5 分钟，滴入陈醋 1 毫升。可和胃止痢、活血化瘀，治牙痛、伤痛等症。

糖茶　茶叶 2 克、红糖 10 克，用开水冲泡 5 分钟，饭后饮。有补中益气、和胃消食之功效，也治大便不通、小腹冷痛、痛经等。

盐茶　茶叶 3 克、食盐 1 克，开水冲泡 7 分钟后饮。有明目消炎、化痰降火、利咽功效，可治伤风微咳、咽喉肿痛、牙龈发炎、双目红肿等。

蜜茶　茶叶 3 克、水冲泡 5 分钟，微温时冲、蜂蜜 5 毫升，饭后饮。具有止渴养血、润肺益肾之功效，也可治虚弱、精神差、脾胃功能差及便秘等。

奶茶　在煮沸的牛奶中加入少许白糖，按 1 勺牛奶、2 勺茶汁比例饮用。能健脾和胃、明目提神，适宜体弱、消化不良、大病久病者食用。

菊茶　茶叶、杭菊各 2 克，以沸水冲泡。具有清肝明目、清热解毒之功效，久服聪耳明目、抗衰老，能治干咳、咽痛。

枣茶　茶叶 5 克、沸水冲泡 7 分钟后，加入 10 枚红枣捣烂的枣泥。有健脾补虚的作用，尤其适用于小儿夜尿、不思饮食。

银花茶　茶叶2克、金银花1克，沸水冲泡后饮。可清热解毒、防暑止渴，对暑天发热、疔肿、肠炎有效。

橘红茶　橘红3～6克、绿茶5克，用开水冲泡再放锅内隔水蒸20分钟后服用，每日1剂，随时饮用。有润肺消痰、理气止咳之功，适用于咳嗽痰多之症。

过量食醋影响健康

醋又称苦酒，既是常用的烹调佐料，又是一味常用中药。近些年，食醋的医药保健作用日益受到人们的重视。很多人认为，多吃醋可以促进新陈代谢、消除疲劳、降血压、防止血管硬化、调整血液酸碱值，以预防疾病、帮助消化、甚至减肥等。其实这种说法缺乏科学依据，如果盲目地大量食用醋的话，还会对人体造成伤害。倒是要提醒注意吃醋的时机和分量，吃得不恰当，反而伤身。

很多人每天喝醋养生，认为醋能调整血液的酸碱值，让人不容易生病。但是，很多营养学者认为，人体自有机制维持血液的酸碱值平衡，这牵涉复杂的酵素作用，恐怕不是只靠吃某些食物就能改变的。

日本曾经流行过将黄豆泡在醋里腌渍成的醋豆，声称每天早晚吃10～20颗，就能达到减肥效果。有人认为，醋能提高身体的新陈代谢作用，防止脂肪堆积，但是并没有确切的研究支持这种说法。即使这种说法正确，也无法持久，因为长期下来会造成营养缺乏、不均衡，大大耗损健康。营养学家认为，当大量的醋进入人体后，会改变胃液的pH值使胃环境中酸性加强，对胃黏膜可能会造成损伤。即使是身体健康的人大量食醋也会引起胃痛、恶心、呕吐，甚至引发急性胃炎，而胃炎患者大量食醋会使胃病症状加重，有溃疡的人还会诱使溃疡发作。醋酸的大量吸收还会影响整个人体的酸碱平衡。

人体内呈酸性，短时间内会感觉不适、疲劳、精神不振等，如果长期处于这种多酸状态，势必会引起体内电解质紊乱，容易诱发神经衰弱、动脉硬化、高血压和冠心病等疾病。

学会"吃醋"才养生

但是，适量食醋对人体是有益的。有人总结醋有四大保健功效：一是降血压，防止动脉硬化；二是杀菌；三是防止和消除疲劳；四是滋润皮肤。另外，夏天的闷热让人胃口尽失，用醋调味的食品，如用醋腌渍小黄瓜、莲藕、苦瓜等都可以作为夏日餐前的开胃小菜。营养师建议，让胃口不好的慢性病患者和味觉退化的老年人适量吃些醋，可以调节食欲，改善进食情况。适量吃醋能刺激胃酸分泌、帮助消化，对一些原本胃酸分泌较少的人会有所帮助。在盐摄取量超标的今天，如果能善用醋来增加菜肴风味，以减少用盐，能降低罹患高血压、动脉硬化、冠状动脉心脏病、卒中等疾病的风险。在烹调排骨汤时，可以加入少量的醋，有助于骨头里的钙质释出，更利于人体吸收钙质。

简单生活　燮调阴阳

——国医大师方和谦的养生秘诀

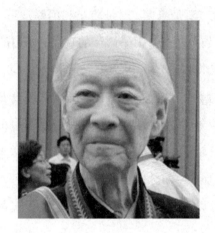

方和谦，1923 年 12 月出生，2009 年 12 月 23 日去世，享年 87 岁。首都医科大学附属北京朝阳医院主任中医师、教授。1948 年 8 月起从事中医临床工作，从医 60 多年。全国老中医药专家学术经验继承工作指导老师、首都国医名师。擅治多种疑难杂病，对呼吸系统、心脑血管及肝胆疾病有丰富的治疗经验。

方老认为，中医学为哲理医学，重视人和自然的统一，形成"燮调阴阳，以平为期"的生理观。遵循治病求本的思想，强调正气为本，扶正以祛邪的治疗观。他熟读精研《伤寒论》，深刻理解仲景学说，不仅掌握其基本要领，而且学以致用，有所发挥，正确指导临床实践。他重视先后天之本的理论，长于运用补法，尤其善于调理脾胃。他提出"和为扶正，解为散邪"的独到见解，大大拓宽了和解法的应用范围。在长期的临床实践中，他总结和创制了"和肝汤""滋补汤"等有效方剂，广泛应用于临床诊治内、外、妇等各科杂病，取得了显著疗效。

简单生活乐在其中

中医养生之道中，最讲究的就是"养心调神"。《黄帝内经》云："恬淡虚无，真气从之，精神内守，病安从来？"意思是说，一个人只要保持恬淡宁静的心态，使真气顺应规律的变化，精气和神气不要外泄，就什么病都不会生了。方老所倡导的"简单生活"养生术与此可谓一脉相承。

方老对京剧、象棋、美食均有爱好，还喜欢中国书法，能写一首漂亮的毛笔字。方老认为，中国传统文化博大精深，其中蕴藏着不少养生智慧，如《论语》中所说"一箪食，一瓢饮，乐在其中"的生活理念，就是一种很好的养生法则。这种简单的生活，能够让人平心静气，不为过多的欲望所累，真正使自己的人生过得健康、有品质。只有简单着，才能从容着、快乐着。不奢求华屋美厦，不垂涎山珍海味，不追时髦，不扮贵人相，过简单自然的生活，外在的财富也许不如人，但内心可以享受充实富有。当然，简单生活不是吝啬，不是"苦行僧"，而是最自然的生活，有劳有逸，有工作的乐趣，也有与家人共享天伦的温馨及自由活动的闲暇。

燮调阴阳，以平为期

方老受哲理医学的影响，对阴阳学说有着深刻的理解和认识。"阴阳者，天地之道也"，方老认为阴阳既是天地变化的共同规律，也是人体内在的基本规律。方老认为治病的根本目的，是调整人体阴阳的偏盛偏衰，促成"阴平阳秘"，以恢复和保持阴阳的相对平衡。先生在临证施治时，特别注重以

"调和阴阳""以平为期"为基本法则来指导临床实践，形成了自己的治疗思想。如他提出了和解法，即"和为扶正，解为散邪"的观点，就是通过和解、调和，使表里寒热虚实的复杂证候、脏腑阴阳的偏盛偏衰归于平复，以达到祛除病邪、恢复健康的目的。他创制的"和肝汤""滋补汤"等经验方，均是在《黄帝内经》"谨察阴阳所在而调之，以平为期"思想指导下，重在调整阴阳的有效方剂。

益气血重在补脾胃

方老认为，补益气血必须从补脾和胃、培补后天之本入手，故临证总以"调补脾胃之气"为准则，达到补益气血，扶助正气的目的。研究伤寒之治，其制方用药概括起来以"保胃气，存津液"为特点。因此，先生治病用药极为重视"顾护胃气"，提出"大病体虚，重在培中""大病必顾脾胃"的观点。在他治病的方剂中经常见有炒谷芽、香稻芽、焦神曲、炒莱菔子、砂仁、鸡内金、百合、麦冬、玉竹、石斛、大枣、甘草等和中养阴益气之品。对于久病虚证及老年人感受外邪的治疗，方老更强调"虚人病表建其中"，顾护胃气即可扶正祛邪。但用药需循序渐进，药性平和，用量宜轻，不温不燥，不滞不腻，不攻不泻。他认为通过保胃气，可使脾胃健运，肺气调畅，肝气和解，肾气充盈，五脏安康。方老治热病，遵吴氏"存得一分津液，便有一分生机"的思想，视养阴保津为其重要原则。他提出"治伤寒注意存津，治温病重在养阴"，在解表透热或清热解毒剂中，常加入花粉、玉竹、麦冬、百合、石斛等药以顾护津液，皆是重视脾胃的具体体现。

补阴阳应当益肾

治疗阴阳虚衰之证，方老认为应当注意益肾。凡阳虚之证，无论卫阳、心阳、脾阳，均与肾阳有关，治疗均应适当温肾之阳；凡阴虚之证，无论心、肺、肝、胃之阴，均易涉及肾阴，治疗中当据证滋肾之阴。且应注意阴阳互根的关系，所谓"善补阳者，必于阴中求阳，则阳得阴助而生化无穷；善补阴者，必于阳中求阴，则阴得阳升而泉源不竭。"对于五脏虚衰之证，方老自制"滋补汤"，乃以四君、四物加肉桂等，脾肾两补，而经过加减用于各种虚证治疗，这些都反映了先生重视脾肾的学术见解。

补脏腑注意五行相生

方老认为，在各脏腑的相互滋生中，最重要的莫过于先后天之本的作用。因为脏腑之生机在肾，补养在脾，故先生临证诊病，必先察脾胃是否健旺，继思气化是否正常。脾胃不和则先调脾胃，方能为进一步治疗创造条件，在后期则多考虑益肾。一般脏腑失调，脾肾俱虚时，方老先补脾以资化源，后益肾以固根本。基于以上认识，他遵扶正培本之大法，将脾肾阴阳气血融为一体，创制"滋补汤"，以益气养血，补益脾肾，顾护阴阳为宗旨，临证中为补法之基本方剂，广泛应用于气血两虚，阴阳失调的病证，治疗各种疾患，屡见奇效。

经络导引健身体　八卦掌切勿太过和不及

——非物质文化遗产传统医药项目传承人贺普仁养生术

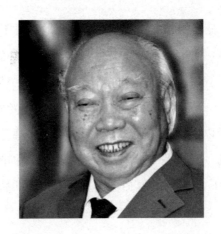

贺普仁，1926 年 5 月出生。1948 年起从事中医临床工作。首都医科大学附属北京中医医院主任医师、教授，全国老中医药专家学术经验继承工作指导老师、"首都国医名师"、国家级非物质文化遗产传统医药项目代表性传承人。

经络导引 养生健体

贺老坚持练习自创的经络导引养生功和做眼睛保健操，长期保持耳聪目明，精力充沛。贺普仁的经络导引养生功是他根据气功原理，在经络循行的基础上自创的一套祛病健身的功法，坚持锻炼能起到通经活络、通畅气血、引气归元的作用，使元精、元气、元神充沛，达到有病祛病、无病健身延年的目的。经络导引养生功法共分为六步。

第一步：练功前准备采取端坐式，项挺直，目向前平视，闭口，舌舐上腭，全身放松，思想安静、洒脱，自然呼吸，气要均匀。

第二步：以意领气，先由会阴开始上入毛际，沿任脉的关元、神阙、膻中、天突、廉泉到头顶；沿督脉由头顶下行至风府、大椎、至阳、命门至尾闾骨归会阴再上入小腹。

第三步：由小腹向左行至气冲、髀关，沿足阳明经直下到内庭，走足心涌泉穴，再从足三阴由下向上行经阴廉到气冲穴，右侧循行路线与左侧运行方向相同。

第四步：由气冲穴到任脉的曲骨穴经关元、气海、神阙、中脘、膻中到天突。

第五步：由天突向右经中府、俞府到肩井、巨髎、肩髃穴，再沿手阳明向下到阳池，再分别下行至拇指、食指、中指、无名指、小指之后，从手三阴由下向上到极泉，经中府、俞府，到天突穴，再向右行与左侧运行路线相同。

第六步：由天突向上到廉泉穴，因舌舐上腭，使任督相通，经气到头顶，再向下到风府，沿督脉直下至尾闾，回归会阴，再上行至丹田而终止。

每天练习眼耳牙齿保健操

贺老于每天早晨起床时，用食指指腹按摩承泣穴（位于面部，瞳孔直下，当眼球与眶下缘之间）36次，使之有酸重感。按摩此穴能改善局部血液循环，减轻眼肌疲劳。可治疗近视、远视，防治多种眼疾。此外，日常生活中，应防止用眼过度，近距离用眼以一次不超过50分钟为宜，每个小时应休息10

分钟。不要在阳光直射下或暗处看书,不要在躺着、趴着或走动、乘车时看书。学习或工作时要经常眨眨眼睛,感到视疲劳时,应闭目半分钟,但不要揉眼睛。注意饮食营养,不要偏食挑食,多吃一些富含维生素 A 的食物,如羊肝、猪肝、鸡蛋、牛奶、蔬菜等,不要过多吃糖。注意个人用眼卫生,保持眼睛周围清洁。经常进行远眺,每日 3 ～ 4 次,每次至少 5 ～ 10 分钟。

贺老在每天早晨起床时,用两手掩耳,手指放于后脑部,用食指压中指,轻弹后脑风府穴 36 次,可听到"咚咚"的响声,力度要适中。此法能开窍聪耳,可治疗耳鸣、头痛、神经衰弱等症。于每天早晨起床时,叩齿 36 次,能使牙齿坚固。

形体锻炼切勿太过或不及

贺老认为,锻炼要从年轻时开始,切勿太过或不及。有些青年人对形体锻炼不在乎,平日里消耗太多,年轻时就出现未老先衰的表现。贺老从小就注意锻炼身体,热衷于八卦掌,每次总要练到浑身出汗为止,但不可大汗,大汗则耗气伤津。

八卦掌以走转为基本运动形式,各种掌法、身法、腿法和器械方法,都是在走转行进中完成的,突出了"走"的特点,其路线复杂,纵横交错,曲直交替,比单纯的直线步行更具有健身作用。国家武术管理中心的康戈武等13 位同志曾对 60 名男性老人(其中 30 名经常练习八卦掌,另 30 名无此运动者为对照组)进行了脊柱和髋关节的活动度、呼吸功能、循环功能、肌肉工作能力、视力、听力、平衡能力等多项生理指标的测试。结果表明,经常练习八卦掌的老人的各项指标明显高于对照组。有学者曾对昆明地区经常练习八卦掌的 20 名男性中老年人与 20 名无此运动者的对照组进行心率、血压、肺活量、体前屈、体侧屈、平衡、转体等多项指标测试,结果八卦掌组的各项指数都明显高于对照组。充分说明了经常练习八卦掌能增强体质、延缓衰老。八卦掌锻炼的健身价值及其机理主要有以下五点。

增强呼吸系统机能，增加血氧

增强心血管系统机能，促进血循

增强消化系统功能，摄取营养

疏通经脉，健脾强肾

改善神经系统机能，补脑养神

总之，长期坚持八卦常锻炼，能有效地提高身体各器官系统的功能，使人体保持阴阳平衡，促进人体健康，从而达到预防疾病，优化生命，延缓衰老的目的。

用则进　废则退

——"首都国医名师"李辅仁的养生四部曲

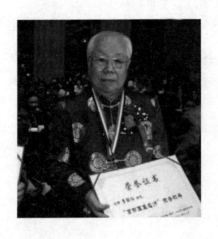

李辅仁，1919年6月25日出生于中医世家，北京医院主任医师。1941年起从事中医临床工作。为全国老中医药专家学术经验继承工作指导老师、"首都国医名师"、中国首届国医大师。

国医大师李辅仁95岁高龄的时候，依然精神焕发，身背不弯，行动敏捷，说话也底气十足。他健康的身体就是自己高超医术的最好证明。国医大师李辅仁说，随时随地坚持运动，不抽烟不喝酒，勤动脑勤动手，是他养生的主要心得。把中医药事业的接力棒传给后人，也是支持他战胜疾病、战胜自我的重要精神支柱。

食有度，人知足

国医大师李辅仁皮肤的皱纹非常少，甚至没有老年斑，牙齿齐全整洁。他自小家境不丰，故生活勤俭，常是粗茶淡饭，但知足常乐。随着年纪增长，饮食以素淡为主，少吃甜食，少吃脂肪类食物，多食水果及蔬菜，平时吃得简单，不吃什么特别贵重补品。他认为，中国人的传统饮食里带糖的食物比较多，像元宵、粽子、月饼，故他从青年开始就有意识地不吃糖，所以至今和高血压、糖尿病这类富贵病不沾边。

李辅仁还强调，生活有规律对养生保健至关重要。要做到膳食平衡，什么都吃些，什么都别多吃才好。

用则进，废则退

李老说，一个人的精神寄托很重要，若自己 60 岁退休就不锻炼，就没今天这样好的身体，身心健康均在于运动，"用则进，废则退"，每天保持适量的运动是延年益寿的灵丹妙药。他在担任中央保健医生期间，仍坚持每天上班，一周除了门诊，还要随时出诊、会诊。他认为看病出诊可以防止大脑老化，工作的繁忙非但没使他感觉累，反而让他越发感到生活充实。他常督促自己，不但要上班，而且要上好班。每天忙完工作，不管多累，还要读书看报。他每天保证睡眠 7 个小时，再午睡 1 小时，以保证精力充沛。

勤动脑，勤动手

除了勤动脑，还要勤动手，随时随地坚持运动，是国医大师李辅仁养生的主要心得。他经常走路，而且走得很快。别人都说，如果不是因那满头银发，看他的背影还以为是一位中年人。他笑说自己的运动包括：每天坚持去买菜；上班时舍电梯而选走楼梯；看电视人家坐着看，他则站着边看边活动关节；家里地板自己擦……每个人都可因自己的不同情况而选择不同的运动方式。他说："运动贵在坚持，持之以恒。"

行事真，得心安

李老把保持坦然心安、少留遗憾作为一条重要的养生原则。作为医生，他推崇"医者，仁者之术，人之痛，己之痛"之说。学生们说，李辅仁是个特别认真的人。他的认真体现在做人、做事上，体现在对患者的满腔热情上。让李辅仁最生气的就是，做医生的对患者漠不关心，麻木不仁，无视他们的疾苦。

作为中央领导人保健专家组成员，国医大师李辅仁的医术及学术水平不言而喻。当时，他每周要上两个半天门诊，慕名前来的患者很多，常常过了下班时间，还有很多患者在候诊。他总是忍着饥饿与疲劳，泰然为他们诊治，直到看完最后一个患者。他说："医乃仁术，为医者，医术固然应求一流，而医德更应高尚。医生应以病人为本，以仁者之心待人。"这是他的座右铭。从事老年保健医疗数十年，他始终本着"将心比心"的精神，为患者着想，他开出的药方以简单、方便、有效著称，对高价的药他用得非常谨慎，深得人们称赞。

吃东西不"忌讳" "腹式呼吸"吐故纳新

——国医大师王绵之的养生妙法

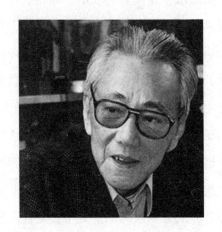

王绵之，男，汉族，1923年10月出生，2009年病故。北京中医药大学主任医师、教授，1942年1月起从事中医临床工作，为全国老中医药专家学术经验继承工作指导老师、"首都国医名师"，国家级非物质文化遗产传统医药项目代表性传承人，为我国首届国医大师。

每天保持愉悦的心情，是王绵之教授长寿的秘诀。和其他国医大师一样，他也有一些自己独特养生保健方法。

吃东西不"忌讳"

王绵之教授认为，只要在身体健康的情况下，吃东西不应该过度禁忌，而是应该每种食物都吃一些，这样营养才能均衡。

每种食物都吃一些的优越性就在于营养物质的齐全与互补。比如：谷类是 B 族维生素的来源，如果缺乏会影响生长发育，以及引起皮肤黏膜组织的病变。谷物中的蛋白质主要存在于谷粒的糊粉层，如果与薯类一起食用，可互相补充营养素的不足。蔬菜是营养物质的"绿色仓库"，如根菜、茎菜、叶菜、果菜等，含有钙、磷、铁、铜等多种无机元素，是组成骨骼、促进新陈代谢不可缺少的物质。蔬菜所含的膳食纤维，还能促进肠道蠕动，减少有害物质与肠黏膜接触的时间。肉、蛋、鱼、虾的主要营养成分是蛋白质、脂肪，肉类的蛋白质富含的赖氨酸、蛋氨酸、色氨酸更是人体中必需的氨基酸。而摄入食物单一，由于缺乏众多营养成分，必对身体造成许多不良影响。如牛奶和鸡蛋是含有丰富蛋白质、无机盐、维生素等营养物质的食物。若天天吃这两种食物而不吃其他菜肴，会造成机体缺铁或心脏病变。只有选配杂食，通过各自所含不同的营养成分相互调剂，对生长发育及脏器组织的功能才是有益的。

为了使摄入营养更加全面，除尽可能吃好一日三餐外，也应适当吃一些零食作为补充。水果营养丰富老幼咸宜，可依据经济实力适当调配。新疆的哈密瓜与海南岛的椰子果运进内地可能价格昂贵，那就偶尔买些尝尝。两餐中间确实已感到十分饥饿时，吃点锅巴或方便食品也未尝不可。花生、葵花子或西瓜子等富含蛋白质与油脂，边吃边唠，既招待了来客，又消磨了时光，还增加了营养。尽可能多方面摄取食物以确保营养全面，而挑食与偏食只能有害健康，减损寿命。

吃东西少些忌讳，不是去猎奇野味，有时不常见的野味往往会带来意想不到的危害。节日或宴会上即便菜肴丰富，也不能大吃狂喝，应该提倡荤素搭配的饮食观。不科学的"杂食",非但不能实现营养互补,还会相互抑制,妨碍胃肠道对营养成分的消化吸收。这种滥食的观点必须引以为戒。

吃冰激凌多在嘴里含一会儿

王绵之教授从小爱吃甜食,步入老年之后,他居然喜欢上了冰激凌,而且还吃得很有讲究。他吃冰激凌的时候,喜欢在嘴里多含一会儿。他说,这样吃就会使温度升高,对身体没有那么大的坏影响。

每年夏季都是各种胃肠道疾病的高发期,其主要原因多与贪凉有关。开空调,喝冷饮、冰啤酒,喜食刚从冰箱里拿出来的瓜果,都易引发肠胃道疾病。专家提醒,夏季在享受清凉的同时一定要注意适度,尤其是慢性病患者更要注意,以免夏季肠胃病找上门。

冰镇饮料、瓜果进入肠胃道后,冷的刺激使肠胃道血管骤然收缩,容易引起肠胃道痉挛性收缩而发生腹痛。同时,冷刺激还可导致消化系统功能失调,影响消化液的分泌,使免疫力下降。喝冰镇啤酒危害更大,大量饮用会使肠胃道的温度急速下降,血流量减少,从而造成肠胃生理功能失调,并影响消化,严重时甚至会引发痉挛性腹痛和腹泻、急性胰腺炎等急性病症。夏天过量喝冰镇啤酒,还会对心脏、肝脏及肾脏造成不良影响,甚至还有患痛风的危险。

有统计资料表明,夏季胃肠炎患者近三成是"冰箱病"。冰箱虽然保鲜但是并不"保健"。专家介绍说,家用冰箱的冷藏室温度大多为 4～10℃,这一温度下,绝大多数微生物的生长会变得缓慢,而对部分嗜冷菌来说,这个温度却再合适不过,比如大肠杆菌就会在湿冷的环境中滋生。如果放到冰箱里的食品受到了嗜冷细菌的污染,取出后即食用,细菌就会入侵胃肠,引起胃肠炎、腹痛、腹泻等疾病,因此应尽量购买适量的食物,即买即食,洗过的水果在从冰箱取出后要再次清洗,剩饭菜也要做好加热处理。

冬虫夏草每天半克

在日常饮食中，王老会吃些虫草来保持身体健康，用量很少，每天只需要 0.5 克，研成粉末，放入牛奶中溶化后服用。他说："这种在于持之以恒，你拿十天的量搁在一天吃了，浪费，还造病，对身体没好处。"

冬虫夏草既能补肺阴，又能补肾阳，是一种能平衡、调节阴阳的中药，药性温和，一年四季均可食用。

冬虫夏草的功效：

冬虫夏草是一种传统的名贵滋补中药材，与天然人参、鹿茸并列为三大滋补品。它药性温和，一年四季均可食用，老、少、病、弱、虚者皆宜。冬虫夏草并非冬为"虫"夏为"草"，其实质是一种真菌——麦角菌科冬虫夏草菌。冬虫夏草不但对人体各种脏器的功能具有调节作用，还有增强免疫力的功能。

冬虫夏草可以降低血液中的胆固醇和三酰甘油，提高对人体有利的高密度脂蛋白，降低动脉粥样硬化风险。冬虫夏草能增强骨髓生成血小板、红细胞和白细胞的能力。冬虫夏草能减轻慢性病的肾脏病变，改善肾功能，减轻毒性物质对肾脏的损害。冬虫夏草可提高心脏耐缺氧能力，降低心脏对氧的消耗，抗心律失常。冬虫夏草可减轻有毒物质对肝脏的损伤，对抗肝纤维化的发生。此外，通过调节免疫功能，增强机体抗病毒能力，对抗病毒性肝炎的作用。冬虫夏草具有扩张支气管、平喘、祛痰、防止肺气肿的作用。冬虫夏草能提高人体能量工厂——线粒体的能量，提高机体耐寒能力，减轻疲劳。冬虫夏草提取物在体外具有明确的抑制、杀伤肿瘤细胞作用。冬虫夏草中含有的虫草素，是其发挥抗肿瘤作用的主要成分。冬虫夏草还具有直接抗病毒、调节中枢神经系统功能、调节性功能等作用。冬虫夏草能对人体起到较好的保健作用，自古以来被人们誉为"仙草"。

免疫系统相当于人体中的军队，对内抵御肿瘤，清除老化、坏死的细胞组织，对外抗击病毒、细菌等微生物感染。人体时常可能出现突变的肿瘤细胞，免疫系统功能正常的人体可以逃脱肿瘤的厄运，免疫系统功能出现问题的人却可能发生肿瘤。冬虫夏草可调节免疫系统的状态。它既能增加免疫系统细胞、组织数量，促进抗体产生，增加吞噬、杀伤细胞数量，增强其功能，又可以调低某些免疫细胞的功能。

"腹式呼吸"吐故纳新

在王老眼中，对身体起到根本性作用的除了健康向上、从容不迫的心态，还有注意锻炼。练功时，他强调脑子里要空、要静，呼吸调匀，心率放慢，全身放松，意念集中。另外，他还有一个小窍门，那就是采用腹式呼吸，方法很简单：向外呼气时瘪肚子，向内吸气时鼓肚子，按照正常的呼吸频率即可。他说，这样可以将身体里的废气呼出去，然后再将新鲜的空气吸入体内，起到吐故纳新的作用。

腹式呼吸能够让腹部血流更加畅通。与心脏等脏器不同，肺肩负着人体呼吸的责任，海绵状的肺不能通过自身之力运动，只能与周围的肌肉一起运动，进而呼吸。在这其中担负重要功能的是圆顶状的肌肉——横膈膜的作用。呼吸时，吸入空气使横膈膜下沉，挤压内脏后腹部膨胀起来，呼出空气后内脏将横膈膜向上推，这种使腹部膨胀起来的呼吸方式就被称为腹式呼吸。相比胸部扩大的胸式呼吸，腹式呼吸的上下运动显得更加容易。日本横滨的医学专家认为："在腹式呼吸过程中要重视呼气的作用，这样能够使呼吸更加深入而缓慢，进而获得调整自主神经系统平衡的效果。"这样做能够使脑内分泌让人更加心神安定的物质，保持身心安定。自主神经系统中的副交感神经还能够促进淋巴的增加，对于抵抗病原体、保护人家健康具有良好的作用。

腹式呼吸的好处还不止这些，据称，腹式呼吸还对腹部血液的流动及排便有促进作用。快速呼吸容易导致体内氧气和二氧化碳平衡崩溃，导致肌肉僵硬，出现肌肉痉挛等现象。

腹式呼吸怎么练才对？平时用胸呼吸的人占大多数，想要做到正确地进行腹式呼吸，到底该怎么练习才对呢？首先，需要找一个安静的地方，坐在椅子上，从鼻子吸气直至腹部膨胀起来，此后用约 10 秒的时间缓缓用鼻子吐气，从口中呼气也可。实在掌握不好技巧，也可以坐在地上，将脚放置在椅子等比较高的地方，双手轻轻放于腹部。这样的姿势更有助于人感受到横膈膜与内脏一同在运动的感觉，更容易找到腹式呼吸的诀窍。这样每天进行练习，直至吐气时胸口周围的肌肉不再用力就合格了。当你感到紧张或者疲倦时，也可以用腹式呼吸的办法来进行缓解。日本昭和大学附属医院的大西司准教授建议人们在睡前或起床后，躺在床上进行腹式呼吸，以缓解一天的疲惫和调整精神状态迎接新的一天。

练习腹式呼吸需要注意什么？腹式呼吸并不是简单的呼吸方式，也有其注意事项。有人在呼气时想要将气吐得更完全，结果反而导致不舒服，另外，如果驼着背来进行呼吸，横膈膜将不能有效作用，最后可能变腹式呼吸为胸式呼吸。另外，注意吸气时从鼻子吸气而不是从嘴吸气也是很重要的。用嘴呼吸的话呼吸较浅，速度较快，咽喉黏膜干燥进而让细菌侵入的可能性更大。如果用鼻子呼吸，能够良好地预防空气中的细菌，良好地调节鼻腔的湿度和温度，有利于人体防病。腹式呼吸也是坐禅等的基本功，它与心灵的安定密不可分。专家认为，腹式呼吸与身体平衡之间存在密切的关系，多注意自己的呼吸方式，对健康会更有好处。

吃动平衡能养生

——国医大师陆广莘的生活养生经验

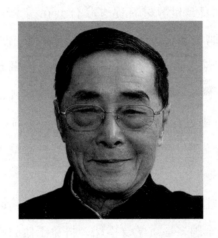

　　陆广莘，男，1927年1月出生于江苏松江区颛桥镇，2014年9月在北京去世。1945年在上海拜师学医，曾先后师从陆渊雷、章次公、徐衡之三位名家。1952年入北京医学院医疗系学习。现为中国中医科学院主任医师、教授。1940年起从事中医临床工作，为全国老中医药专家学术经验继承工作指导老师、博士后合作导师，享受国务院政府特殊津贴。获得首届国医大师称号。

笔者与大师的几次交往

　　笔者对中国中医科学院附属西苑医院的国医大师陆广莘教授仰慕已久，

他是当代泰斗级的中医大师，是德高望重、医术精湛的名医名家，但一直无缘相见。第一次幸会是在 2009 年 11 月初由南京中医药大学附院暨南京市中医院承办的"2009 中国首届中医膏方高峰论坛"大会期间。他年过八旬，精神矍铄，十分健谈，见到我们晚辈也一一微笑握手，平易近人，并欣然留下了墨迹："循生生之道，助生生之气，用生生之具，谋生生之效。"20 个充满养生哲理的刚劲有力的大字，是陆老对中医药学学术思想的总结和高度概括，给笔者留下了美好的回忆和深刻的印象。

2012 年 12 月 19 日，世界健康促进联合会在南京中医药大学召开成立大会，陆广莘先生被聘为联合会的专家顾问，笔者担任该会第一常务副会长，陆老应邀在会上做了学术报告。他当年已是 85 年的耄耋之人，不用讲稿，侃侃而谈，娓娓道来，生动风趣，围绕着养生健康的话题，足足讲了 40 分钟，看上去像是一位刚过花甲的人。会后在贵宾室内，他还精神矍铄、思维敏捷地与我们热情交谈，没有一丝倦意，应笔者邀请还与笔者合影留念，让笔者十分敬佩。

陆老老骥伏枥、壮心不已，黑发浓眉、声如洪钟，步履轻盈、动作灵活，耄耋之龄仍能应邀到全国多地讲学、授课，得益于他的养生之道。

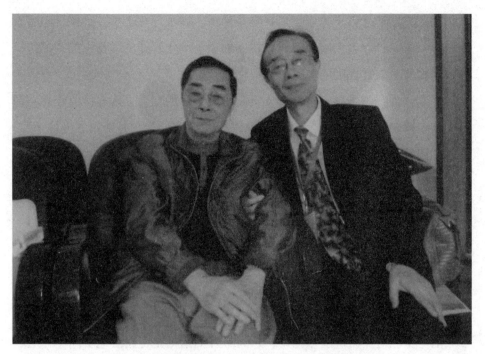

2012年谢英彪与国医大师陆广莘教授合影

吃出健康

陆老提倡老年人饮食应适量、限量，他认为古典医著中"饮食自倍，肠胃乃伤"的说法是十分有道理的。陆老早饭喝一大碗稠粥，五谷杂粮、核桃、花生都入粥，再吃两个茶叶蛋。午饭一小碗米饭或一个馒头，配点荤素搭配的菜。陆老认为早睡的老人（晚10时之前）晚餐量宜少，提倡青年人晚间入睡不宜超过晚上11时，更反对吃夜宵。

陆老主张一日三餐宜慢吃，应愉快进食，早餐最好15～20分钟吃完，中餐、晚餐最好吃上30分钟。陆老认为，吃饭是一种享受，只有慢才能品出其中滋味，不然美食也就失去了意义。一杯酒能喝半个钟头方知酒香，一个馒头需细细咀嚼方知麦香。做到生气不吃饭，吃饭不生气。

陆老提倡细嚼慢咽。他认为"吃饭贵在品尝"，学会用心咀嚼，细嚼慢咽。陆老的早餐粥里放了五谷杂粮，都大有"嚼头"。他认为老年人不能喝太稀的粥，即使牙齿不太好，也要吃些米饭、馒头等"干货"，要多咀嚼，通过多咀嚼，可以大大减轻胃的负担。细嚼也可化解部分食物中的有毒物质和致癌物质，狼吞虎咽的进餐习惯不利于养生。

陆老认为，鸡蛋是一种营养含量高、质量好的食物，营养价值较高。蛋黄中维生素含量丰富，钙、磷、铁等矿物质含量高。蛋黄是磷脂的极好来源，其中的卵磷脂不仅能降低血胆固醇，且能健脑，对抗大脑老化。只要血液中的胆固醇含量不是很高，老年人每天可以放心吃一个中等大小的鸡蛋。

陆老不提倡绝对禁酒，应酬时也会喝上一罐啤酒或两三杯葡萄酒，天气转凉后也会喝几小杯烫热的黄酒，但反对嗜酒酗酒，不赞成劝酒。

动能养生

陆老主张老年人应适量运动，认为最好的运动是走路。他赞同"人老腿未老""百练不如一走"的说法，认为散步是一种简便易行、行之有效的养生法。由于陆老坚持多走路，所以外出时一般不需别人搀扶，步履稳健，全无老态龙钟之象。

陆老还自编了一套简便的"关节活动操"。双手扶住桌子，身体前倾，踮起脚跟，然后回到地面。这样反复踮脚，让身体上下活动，简单易行。脚是离我们大脑最远的地方，下肢血液循环不好，通过踮脚可以让腿部的血液流动更加通畅。这个操看似简单，但非常适合老年人。

陆老每天早晨起床后，都把双手搓热，在面部耳后擦擦。晚上也活动10分钟，使身体微微发汗，这样身心舒服，有助睡眠。陆老认为老年人的体育锻炼应该控制运动量，"量力而行，循序渐进，持之以恒"十分重要。若运动量很大，时间过长则"欲速则不达"。反而会降低免疫力，不利于养生。

陆老还自编了一套头部按摩方法，用10根手指肚敲击整个头部，从前发际到后发际，反复敲击两分钟。然后用 10 根手指肚梳头两分钟，也是从前发际到后发际。头部有很多经络穴位，经常用手指敲击按摩，可起到养生保健之功效。另外，常用手指肚按摩头部，还可起到提神醒脑、解乏益智、乌发等功效。陆老高龄时仍满头黑发，除遗传因素外，他的头脑按摩法功不可没。陆老顺应自然的生活养生之道值得我们学习、仿效。

精神　运动　长寿

——著名中医肝病专家关幼波的养生方法

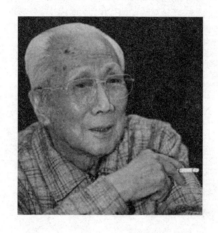

关幼波，1913年4月4日出生于北京，2005年5月病逝。1944年开始行医，1956年调入北京市中医医院，任主任中医师、教授。关老为我国国家级中医大师，全国著名的肝病专家。享年92岁。

精神内守，病安从来

"精神内守，病安从来。"这句话出自《黄帝内经》，是古代中医的一条中医养生原则，意思是说，只要精神内守于内，而不耗散于外，人怎么会得病呢？

人之死亡不外三种：一是无病而终（俗称老死）；二是意外事故（如遭受车祸）；三是因病而死。前二种占20%，后一种占80%。疾病，尤其是心脑血管疾病，为致人死亡的主要原因。怎样才能少得病，不得病呢？《黄帝内经》明确指出要"精神内守"。"精神内守"主要是指人对心理状态和思维活动进行自我调节、自我控制，使机体与自然、环境保持协调平衡而不出现紊乱的能力。这里的"内"针对"外"而言。这里的"守"是坚守、保持的意思。"精神内守，病安从来"强调了人的精神安定、和谐对维护健康的重要性。

关老认为，内守精神首先是不要随便过度消耗自己的精神，应保持充沛的精力。关老的日常生活十分规律，每天晚上12时睡觉，早晨8时起床，中午还要睡个午觉。即使睡醒了，一定要在床上闭目养神，养足精神了才起床。另外，内守精神要有"云水风度""松柏精神"，逆境中不要过悲消沉，得意时别大喜自傲。"文革"期间，关老被当作反动学术权威打倒了，但他并没有消沉，始终坚守一个信念：能治病救人，就是最大的满足。坚定的信念、坚强的精神帮他渡过了难关。

坚持床上健身操数十年

关老自创了"床上健身操"，每天晨起在床上练习一个多小时，坚持不懈数十载。以下将介绍具体做法。此操特别适合老年人锻炼。

准备：早晨醒来后，两腿盘坐床上。

闭目叩齿100次，并将产生的唾液咽下。以固齿，促进胃肠的消化。

双手掌搓热后，分别从两眼角向外搓到两耳际止，反复30次。可以明目。

双手继续搓热，分别放在鼻梁两侧。沿着鼻梁上下来回搓30次。可以预防感冒，也可改善感冒时的鼻塞症状。

闭目，双手捂耳做按压、放松运动30次，可以按摩耳膜。可以聪耳，防止耳聋、耳鸣发生。

双手搓热,从前额沿内眼角向下至口角,向外至耳际,再向上至额,反复转圈,揉擦面部30次。可以放松肌肉,促进面部血液流动,延缓面部的皮肤老化。

两手掌继续搓热后放于双膝之上,先由外向内揉擦膝盖30次,再由内向外揉擦30次;接着双手掌放在两大腿上,上下反复摩擦60次。可以促进双腿的血液循环,防止膝关节疼痛,并解除双腿的疲劳。

以尾骨为轴,先向左转圈晃腰30次,再向右转圈晃腰30次,接着前后晃腰30次。可调理督脉,防止腰椎骨质病变发生。

双手掌搓热,放在两肾处,上下来回揉擦30次。可以益肾,防治腰背酸痛。

两手向前伸平,然后两手弯曲向后振,做扩胸运动100次。可增强心肺功能。

双手自然抬起前伸,以两小臂为轴,内外快速翻转手掌100次。有利于增强大脑的协调性,防止老年手抖的发生。

修节止欲　顺气调神

——国医大师王玉川的养生之道

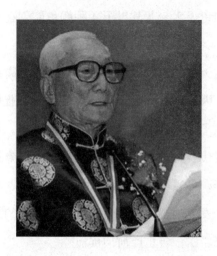

王玉川，男，汉族，1923年9月出生于上海奉贤区，2016年4月1日病逝。毕业于江苏省中医进修学校，1943年3月起从事中医临床工作。北京中医药大学主任医师、教授、北京中医药大学顾问，为"首都国医名师"。2009年，入选首届国医大师。主编有《黄帝内经素问译释》《内经讲义》《中医养生学》等专著。

其藏在心，静以养神

王老认为，在机体新陈代谢过程中，各种生理功能都需要"神"来调节。

故神极易耗伤而受损，养神尤为重要。《黄帝内经·素问·病机气宜保命集》中指出："神太用则劳，其藏在心，静以养之"。所谓"静以养之"，主要是指静神不思，养而不用，即便用神，也要防止用神太过。清静养神原则与运用归纳起来，不外有三：一是以清静为本，二是少思少虑，三是保持乐观，莫生气，无邪念妄想。

如果您觉得静心养生有点难，不妨试试4种颜色助静心。因为色彩不仅点缀世界，还能启迪心灵，缓解紧张情绪，改善抑郁。适当运用色彩还能帮我们在人际交往中如鱼得水，尤其以下4种颜色能创造放松的环境，置身其中可缓解焦虑。

蓝色：是大海与天空的颜色，给人平和、恬静、高远之感。在蓝色环境下工作能提高效率，因此许多办公桌隔板是蓝色的。蓝色还能改善记忆，安抚焦虑情绪。如果孩子在考试前太过紧张、难以入睡，不妨给他换上蓝色的床单和被子。蓝色还代表忠诚，面试时穿蓝色衣服是个不错的选择。

紫色：代表教养，可以平衡内心，放松灵魂。俄罗斯的一些学校把白色灯泡换成紫色，以开发学生智力。紫色还能稳定孕妇的情绪，所以怀孕的女性不妨选择紫色的家居服，防止产前抑郁。

粉色：有放松情绪的效果。粉色能减少肾上腺激素的分泌，有助于使发怒的人很快冷静下来。内心孤独和精神压抑的人不妨选用粉色的床单。产科和儿科护士一般穿粉色制服，给新生儿带来柔和、温暖的感觉，也能减轻住院儿童对白大褂本能的恐惧。喜欢穿粉衬衫的男员工一般更自信，人际交往更活跃，善于调节办公室气氛。

绿色：是生命的色彩，给人生机蓬勃之感。绿色环境能使皮肤温度下降$1\sim2$℃，心跳减少$4\sim8$次/分钟，呼吸均匀，益于休养康复。易烦躁的人宜用嫩绿色床单。手术室和重症监护室的墙壁与医护人员制服也多为浅绿色，以此减轻危重患者的恐惧心理，同时也代表了顽强的生命力。

修节止欲，顺气调神

王老说，历代养生家都非常重视七情调摄，归纳起来可分为四法。节制法，就是调和、节制情感，防止七情过极；疏泄法，是把积聚、抑郁在心中的不良情绪通过适当方式宣达、发泄，以尽快恢复心理平衡；转移法，即通过一定的方法和措施改变人的思想焦点或其周围环境，使其与不良刺激因素脱离接触，从而从情感纠葛中解放出来或转移到另外的事物上；情志制约法，用互相制约、互相克制的情志来转移和干扰原来对机体有害的情志，以达到协调情志的目的。

人们遇到令人烦恼、怨恨、悲伤和愤怒的事情，又强行压抑自己的情绪时，往往会影响健康，尤其是易使血压升高。国外的一项调查表明，87%血压正常的人偶尔有过哭泣，而高血压患者却极少流泪。出现这种症状，主要是因为他的心情过于压抑，导致血压升高。国内的临床观察也表明，性格内向、不善于发泄自己情绪的人群，除了易出现血压高以外，还会引发神经衰弱、抑郁症和消化性溃疡等疾病。因此，自己遇到烦恼、悲伤的事情时，在不危害社会和他人利益的情况下，适当发泄一下自己的情绪，如在空旷的草坪上大喊，写信、写日记和上网聊天等，都有助于自我排解，获得心理平衡，有益身心健康。如果出现一些身体不适应症状，应有针对性地到医院选择就医，切不可拖延时间，耽误病情。

立志健魄，大德增寿

王玉川说，正确的精神调养必须要有正确的人生观。养生首先要立志，要树立起生活的信念，对生活充满希望和乐趣。树立理想，坚定信念，充满信心，量力而行，保持健康的心理状态，是养生保健的重要一环。养生必须从整体出发，注意生命活动的各个环节，全面考虑，综合调养。要着眼于人与自然的关系，以及脏腑、经络、精神情志、气血等方面，要顺四时、慎起居、调饮食、戒色欲、调情志、动形体。从各个不同方面，对机体进行全面调理保养，达到人与自然、体内脏腑气血阴阳的平衡统一。

随季而食　情有独钟大白菜

——国医大师任继学的养生秘诀

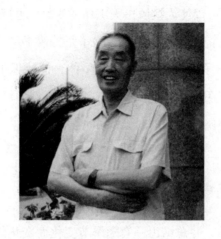

任继学，1926年1月出生于吉林省扶余县，2010年2月4日在长春逝世，享年85岁。1954年4月开始从事中医临床工作，长春中医药大学附属医院主任医师、终身教授。为全国首批、二批、三批老中医药专家学术经验继承工作指导老师、内科博士生导师，享受国务院政府特殊津贴，首届国医大师、吉林省名老中医。

读书定神，午休养气

任继学不仅外表年轻，而且晚年仍能过目成诵，记忆力极佳。一次学术会议，40分钟的发言他竟然一口气点出了150本古医书和作者，语惊四座。

会后一位与会者到图书馆一一查对核实，无半分差错。任继学享有"中医活字典"的美誉。

任继学说，看书一是要静下来，要讲究一心一意研究一个问题，二是看书时在书房把身体坐直了，有益于气血调和、大脑静养，这就是《黄帝内经》所说的"真气从之"，提高了机体的抗病能力。

任老认为读书写字能提高机体的抵抗能力，是因为人的七情六欲是许多疾病的致病因素，而读书写字可以洗涤缠绕在人们大脑之中的七情六欲。在宁静的书房中，读书可以使人摆脱白天工作的纷繁，也摆脱了情和欲的困扰。

他说起为何现在记忆力不减当年，除了坚持读书学习，勤于动脑之外，还得益于他一个延续了40年的习惯——午休。他每天午饭后都要睡午觉。他说，午休就是在"阴阳交换期间，子午线交换，督脉和任脉交换，阴阳相交，阴维阳维，阴跷阳跷相交的时候，养心养脑"。

因时而动，随季而食

任继学坚持运动，并总结出一套随季节变化而变化的漫步运动。比如，他年轻时爱登山，年年上长白山，而且还跟着药农一起采药，怡然自乐。长白山风景宜人，任继学从开满鲜花的山脚走到茂密的原始森林，从繁花似锦的夏季走到硕果累累的金秋，一路走出了好心境，也走出了他健康的体魄，更走出了他清醒的大脑。八年时间，他十上长白山。

春夏秋冬几番寒暑，任老也从漫步运动中体会到了漫步与四季的协调。任继学说，养生要分季节，比如春三月，此谓发陈，那些原来潜藏于地下的青草发芽了，树也发芽了，人体阳气也开始升发了。他说，此时自己不剧烈跑步，都是缓步慢慢走，以不过度劳累为宜，因为跑步劳神伤气。

晚年，任继学在他的生活中又新增加了一种养生运动，就是饮食运动，这个运动所指的是他食用的各种食物不是随菜市场的供应而用，而随着大自然四季的更替而变化。

酸能疏肝，茶可提神

国医大师任继学，不但医术高超，对于养生和保健更有他老人家独特的妙招。任老是东北人，早年参加革命，拥有朴素的生活习惯，平时很喜欢"土生土长"的东西，更是对白菜情有独钟。

大白菜含水量很高，而热量很低。冬季空气干燥，寒风对人的皮肤损害很大，白菜中含有丰盛的维生素C、维生素E，多吃白菜，可以起到很好的护肤和养颜效果。美国科学家发现，白菜中的一些微量元素能辅助分解同乳腺癌相关的雌激素。白菜中还含有微量的钼，可克制人体内亚硝酸胺的生成，起到一定的防癌作用。白菜富含膳食纤维，能起到润肠通便的作用。

任继学说，南方有南方的菜，北方有北方的菜。南北方适应蔬菜生长的环境、气候不同，故蔬菜吸收的营养不同。所以任继学认为，一方水土养一方人，东北的腌白菜他吃得最顺口。

任继学还有一个习惯，就是他喝茶从来都是在晚上8时前后，每天看书看到晚上8时他就会沏上一杯绿茶，一边阅读一边慢慢啜饮。他说，喝点茶主要是提提神，还有因为你坐的时间长了，一喝茶就得动弹动弹，这就叫动静结合。

养生不刻意　关键养元气

——首届国医大师李振华的养生之道

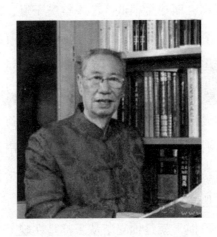

　　李振华，1924 年 11 月出生于河南省洛宁县。河南中医学院原院长、主任医师、教授。1943 年 3 月起从事中医临床工作。为全国老中医药专家学术经验继承工作指导老师，享受国务院政府特殊津贴，河南省中医学会名誉会长、首届国医大师。

　　国医大师李振华常说，养生不必刻意，但保养元气至关重要。元气先由父母所赐，还靠后天水谷精微滋养。中医养生的核心是保养元气，元气盛则体健少病，既病也易康复。李老说："保养元气不难，就是调四时，宁情志，活动静，节饮食，益肾精。"

心底无私气血畅

李老行医 70 多年，见过无数贫穷富贵、喜怒伤悲，所以看待世态炎凉、功名利禄自有一种超脱和淡定。他胸襟开阔，遇事从容，宽容大度，和蔼平易。

前几年在门诊，他不顾自己高龄和腰痛，认真为每个病人望舌切脉，精心开方，还耐心开导和鼓励患者，使许多重病、怪病的患者，放下心理负担。卧病在床后，每天还有许多人慕名而来，年事已高的李老从不拒绝，一天看四五个患者是常事。

李老骨折后高烧住在 ICU，有个患者家属问护士看李老能否开药，护士生气地想把这人赶走。李老听到后，喊住护士，听患者家属说了病情后开了处方。护士把此事发在微信上，感动了许多人。

在患者眼里，李老是救命恩人，而李老确实在患者需要的时候忘却了自己的病痛，无私地给他们排忧解难。他说："为人看病是他的职责，也是一种锻炼，既解除了患者病痛，也有益于健脑，一举多得。"李老对学生、徒弟毫无保留地传授经验，体现了心底无私天地宽、仁心仁术有大德的胸怀。

"生活中什么事都会遇到，都会有喜、怒、忧、思、悲、恐、惊。"李老说，只要加强修养，宽宏大量，不记恩怨，就能情志安宁，气血通畅，健康长寿。

爱好广泛手脑灵

李老年迈时曾在徒弟们的协助下，背靠着床，为国医大师张学文行医六十年、八十寿辰题字。端庄、大气、潇洒的字体，透出大师的书法功力。"仁心仁术造福万家，春风化雨桃李芬芳"，既是他对老友的评价，也是李老一生的追求。

李老能写一手漂亮的楷书，这与他常常练习书法有关系。写书法时凝神静气，排除杂念，一笔一画，手指、腕、肘、肩带动全身运动，将精、气、神全部倾注于笔端，意力并用，动静结合，既是一种艺术享受，也增强了手、脑的协调能力。"书法是一种健身活动，通过练习，能使人心静神安，陶冶情操，活动肢体，形神都受益。"

已至耄耋之年的李老，仍然坚持每天读报。李老说，读报不仅能及时了解国际国内大事，掌握医药卫生政策和中医药信息，还能锻炼脑力，也是养生的一种办法。看着学生和徒弟们热烈讨论读报心得，看到学生取得的成绩，李老常会开心地微笑。

生活饮食有三定

"四季有寒、热、温、凉，自然界有风、寒、暑、湿、燥、火，人要顺应自然气候变化规律。"李老说，中医讲天人合一，首先就要顺应自然之气。生活要规律，寒温要适度，"动作以避寒，隐居以避暑"。尤其年老体弱者，更应适宜寒暑，"早卧晚起，必待日光"。早晨活动不宜过早，以见到阳光为宜。冬季多在室内活动，以免寒气伤阳；夏季避暑要及时，但也不宜过凉。

现在许多人饮食太注重口味，而李老在饮食上有三原则：定时、定量、定性。

他平时定时三餐，饮食清淡，后来卧床养伤后活动少了，就少食多餐。定量是三餐不过饱，七八成饱为宜，尤其晚餐少吃。定性是粗细粮配合，蔬菜水果搭配，吃后以能消化吸收、腹部舒适为准。他爱吃面条，尤其爱吃稀软的汤面条，面条可用细粮也可用杂面，再放些青菜，既营养又易于消化。他常嘱咐患者注意食疗，如晚餐用红枣、薏苡仁、核桃仁、山药等熬粥以增强脾胃功能。饮食要常结合大便情况进行调整。

李老说他年轻时拼命工作，明白这些道理但没有遵循，导致身体常常发出警告。他劝告人们生活要规律，饮食要节制，不要通宵达旦地娱乐，不要吃过多的辛辣甜腻。

常揉经穴勤活动

过去李老习惯每天早晚各慢走一公里，年龄大了就改为每天在客厅中环绕 15 分钟左右。现在虽然不能下床活动了，但他在病床上还做力所能及的活动，如活动上肢和手脚。

他非常重视按摩经穴，常用手指揉按经穴以养生治病。如睡前和起床时，常用手指揉按头面部和百会穴，从而促进头面部的血液循环；揉按涌泉穴、膻中穴以补肾、强心、健脑；揉按听宫、耳门、颅息等穴以助听力；揉按童子髎、睛明穴以增强视力；揉按迎香、风池穴以防感冒；指压足三里、内关、中脘、气海等穴，以增强胃肠消化吸收功能。以上穴位每次揉按 50～100 下，四肢和腹部穴位揉压 150 下。

他说，通过几十年的穴位揉按，确实收到了行气血、调营卫、益心脑、防外邪、强耳目的效果。为了益肾强齿和促进消化液的分泌，他还时常叩叩牙齿。

生命在于运动，运动锻炼可强筋壮骨，促进气血流畅，增强机体功能，使人健壮。李老强调，老年人和患者要选择适合自己的锻炼方式，动静结合，形神合一，使元气充足，健康长寿。五禽戏、气功、太极拳、八段锦等，是比较能够体现这一要求的运动锻炼项目。

李老曾书写过一幅条幅"悬壶七旬尽天职，但愿世人寿而康"，这是一代大师的自我写照，也是他的宽广胸怀和衷心愿望。

一"花"四"叶"汤　识度守度才安康
——首届国医大师裘沛然的养生之法

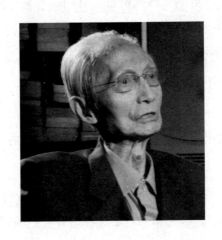

裘沛然，出生于 1916 年，逝世于 2010 年 5 月 3 日。上海中医药大学主任医师、终身教授，为中国特大型综合性词典《大辞典》的副主编。1934年 9 月起从事中医临床工作。为全国老中医药专家学术经验继承工作指导老师、上海市名中医、首届中国国医大师。裘沛然长期从事中医理论和临床研究。在中医基础理论、各家学说、经络、伤寒、温病、养生诸领域均有独特见解，对治疗内科疑难杂病治疗颇多心得。

裘老虽从医 70 多年，但不甚讲养生之道。通常人们推崇的养生方法，他都不甚感兴趣。那么，他的养生奥秘究竟在哪里呢？

一"花"四"叶"汤

古往今来，养生的方法甚多。裘老认为，养生最重要的是养心。中医学把心作为"君主之官"主宰"神明"（即精神心理活动），所以养生的关键在于调节精神和心态。传说唐代医家孙思邈寿至100多岁，他强调养生首要养性，主张"不违情性之观而俯仰可从，不弃耳目之好而顾眄可行"，告诫人们不要患得患失，一切听任自然。

先生提出养心要遵循"1+4"原则，并创造出一张精妙的养生方剂，名为"一花四叶汤"，对健康长寿具有很好效果，是他总结古今养生学家的精粹并通过现身实践而制定的名方。一花，即指身体健康长寿之花；四叶，即一为豁达，二为潇洒，三为宽容，四为厚道。

豁达

豁达就是胸襟开阔。《旧唐书·高祖本纪》云："倜傥豁达，任性真率。"法国作家雨果说："比海洋还广阔的是天空，比天空还广阔的是人的心灵。"裘老说："上下数千年，人生不过度几十寒暑，朝生暮死与存活百岁，不都是白驹过隙！东西数万里，而他只占七尺之地，'寄蜉蝣于天地，渺沧海之一粟。'置于宇宙，不就是蚂蚁一只？"他又说："荣华富贵有什么好稀罕的，即使你多活几十年，也只是一刹那间事，任其自然，何必强求。"早年他曾替画家唐云题过一首牡丹诗："乍看惊富贵，凝视即云烟。"寓有"富贵于他如浮云"之意。人生如白驹过隙，"生存华屋处，零落归山邱"，锦衣玉食能几时，只有"白云千载空悠悠"。襟怀何等坦荡！裘老说："人生短暂，能为社会做些有益的事，使之心安理得，亦已足矣。"裘老的心态何其平和！心态在一定程度决定了人的健康状态，心平则气和，气和则形神康泰，病安何来？裘老曾写一首诗："心无惭疚得安眠，他命由吾不在天。利欲百般驱客老，但看木石自延年。"

潇洒

潇洒原指清高洒脱，不同凡俗之意。裘老意为轻松、舒畅的意思。诚如李白《游水西简郑明府》诗："凉风日潇洒，幽客时憩泊。"

裘老年轻时就"不爱风月爱风云"，"读万卷书，行万里路"，及至老年，"浪迹书海一老翁"。读书是其一大乐事，他精熟文史，谈吐隽永，对《孟子》情有独钟，不少精彩的篇章至今尚能一字不差地吟诵，对古诗词的造诣也相当深厚。裘老工作之余暇，或登山临水，感悟自然，留下了不少脍炙人口的诗词。"影落清溪照眼明，云峰古木自浑成。老翁跋涉过千里，来听黄山瀑布声。云端谁把两峰安，奇景多从雾里看。天意为防浩气尽，故开磅礴倚高寒。"这是裘老游黄山时所作。当代书画大家陆俨少先生读后，爱不释手，欣然为诗配画，情景交融，一时传为佳话。嗣后裘老为谢陆翁又作诗曰："大好河山出手中，乾坤正气为谁雄。无端邂逅春江道，尚有高风是陆公。"高人相遇，诗往画来，其乐融融，好不潇洒。先生善诗能文，在学术、艺术界闻名遐迩，常有佳作见诸报端，一本《剑风楼诗文钞》，索要者众。无怪乎前上海中医学院院长程门雪先生用"千古文章葬罗绮，一时诗句动星辰"的诗句来赞美裘老卓越的文才。潇洒，就是充满生机，超越自我，活得洒脱，生活充实，身心愉悦，有利于健康。

宽容

宽容即宽恕，能包容他人。裘老认为，宽容待人是人生的一种美德，也是处理和改善人际关系的润滑剂。宽容就是以仁爱之心待人，这也是儒家伦理思想的体现。《论语·里仁》曰："夫子之道，忠恕而已。"朱熹注："尽己之谓忠，推己之谓恕，而已矣者，竭尽而无余之辞也。"宽恕不仅要求推己及人，更要"严于责己，薄于责人"。这是一种高尚的美德，使人心旷神怡。宽容不仅能使人心宽体胖，气血调和，而且对于群体的结合、社会的和谐也是很有意义的。对生活的小小利害或些微过失，要善于谅解他人。气量狭小，难以容物，对人疑忌，会使神气错乱，受伤害的是自己的心与身。

厚道

厚道就是为人处事之道要敦厚、仁厚。裘老经常强调："厚道对维护和培养人身元气有重要作用。与厚道相反的是薄德，薄德之人往往流于刻薄和凉薄，世风凉薄，人心不古，从而使人精气散漫和抵抗力减弱，就容易导致多种疾病的侵袭。"古哲有"水之积也不厚，则其浮大舟也无力"的论述，与《易经》"厚德载物"之说，都是很有深意的。

人是生活在社会之中的。所谓"鸟托巢于丛，人寄命于群"，人不能脱离群体，而居心厚道，乃是群体组合的凝聚力量。在科技发达的今天，虽然我们的经济在不断增长，生活也在日益改善，但更应注意厚德以保持身心健康。1948年世界卫生协会提出关于健康的概念是："健康应是躯体、心理、社会适应、品德的良好状态。"这里就与养生首先养心的理念，可谓古今一辙。

厚道最为重要的，就是做人要仁厚，正如孔子说的"己欲立而立人，己欲达而达人"。厚道就必须多为他人着想，要乐于助人和扶危救困，作为医者则要多为患者着想，还要常怀感恩与报恩之心，要常常想到"滴水之恩，涌泉相报"这句话，就不会去做忘恩负义的事。厚道还要不念旧恶，能多多帮助人，也是厚道的一种表现。裘老说"养生贵在全神"，就是努力使自己保持至善至美、恬淡宁静的心态。摒除邪恶和贪欲之心，不慕求浮荣，不损人利己，破除私心杂念，要有忠恕仁厚、纯一无伪的精神，这样，人体才能气血和畅，五脏安宁，精神内守，真气从之，达到应享年寿。

养生切莫贪生

裘老曾写一首诗："养生奥指莫贪生，生死夷然意自平。千古伟人尽黄土，死生小事不须惊。"裘老在临床实践中，观察到有不少危重患者或身患绝症者，凡能坦然自若、乐观开朗地面对病情、积极配合医生诊疗的，大多抗病力增强，元气逐渐恢复，病情渐入佳境，甚至完全康复。而越是忧愁、恐惧、怕死的患者，则精神崩溃，气血耗散，病情常加速恶化。所以，人不必刻意地去追求健康长寿。从容、淡定、坦然地面对生活，品味人生，乐天知命。

养生贵在识度与守度

度是衡量一切事物轻重、长短、多少的统称，它包括理度、法度、制度、气度、节度等，做人的一切，都得有个度，养生也不例外。裘老说，孙思邈提倡"饥中饱，饱中饥"，此为饮食之度；汉代华佗主张"人体欲得劳动，但不当使极耳"，此为劳逸之度；《黄帝内经》载，"起居有常，不竭不妄"，此为房事之度；《论语》载，"唯酒无量不及乱"，此为饮酒之度；"君子爱财，取之有道"，此为理财之度；"亲亲而仁民，仁民而爱物"，此为精神文明之度；"仰不愧于天，俯不怍于人"，此为做人之度。

儒家所倡导的"中庸之道"，是指无过无不及，处理事物要恰到好处，这是把握"度"的最高准则。《黄帝内经》曾提出"生病起于过用"的观点，如饮食过饱、情志过用、劳逸过度等均可成为致病之因。裘老提出的养生贵在识度与守度，就是"中庸之道"在养生理论中的具体应用。

动静结合　以静为主
——国医大师张镜人的养生法则

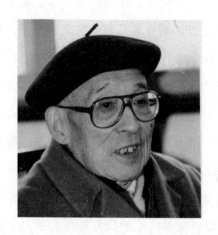

张镜人，1923 年 6 月出生，2009 年 6 月 14 日在上海病逝，享年 86 岁。上海市第一人民医院主任医师、教授，全国老中医药专家学术经验继承工作指导老师，曾任全国中医药学会副会长、上海中医药学会理事长等职。为上海市名中医，首届国医大师。1991 年起享受国务院政府特殊津贴。

全国著名老中医张镜人教授 81 岁时，仍然谈吐风雅，思路清晰，个性喜静而不好动。经过两场大病之后外貌清瘦了许多，但神情矍铄依旧。

动静结合以静为主

最多的运动只是每天上午和临睡之前在家里室内绕室而行，散散步，但上午的散步往往因故或接待来访或外出门诊或开会而中断。张老从长寿医家华佗、道家出身的医家孙思邈等人的道家养生理论和方法中汲取所长，结合自己的身体状况，自编了一套徒手体操：第一节，按摩洗脸，重点在鼻翼两边的迎香、眉梁、双脸颊。第二节，叩齿吞津。第三节，运动眼球，远近上下左右多方位都要到位。第四节，握拳振臂，双手握拳，左右臂轮换扩胸，挥拳抡出时要产生爆发力。第五节，双臂弧圈圆抡，起势为双手撮指虚握，在脐前相对，然后将双臂悬肘沿着胸线缓缓上提，直达眉心，然后左右分开，展臂再回到起点。重点在于运臂提肩上移都要屏气运劲。这动作有利于改善松解肩臂关节粘连，即老百姓俗称的"五十肩"。第六节，插手扭腰，要点是双手叉腰双脚合并，腰部摆浪抡圆，连同膝关节，幅度要大。第七节，弯腰俯仰，要点是双脚并拢，前俯时弯腰，双臂下垂，指尖触地；后仰时双臂上举，上身尽量朝后仰，腰部尽量往前挺。第八节，左右弹踢腿，要点是要有爆发力。张老说：这套体操运动的特点是自上至下，举手投足，熊经鸥顾，能运动全身各部关节。简单的八节动作，每天 7 时起床后坚持锻炼，使他受益很大。其实这也符合现代养生规律，动静结合的黄金分割法——动 6：静 4 或动 4：静 6。

不食大荤，不食海鲜和辛辣厚味

在应酬中盛情难却，不得不品尝海鲜时，也只是点到为止。他的饮食习惯也大致符合黄金分割法——荤 3：素 7 的养生规律。他告诉别人，在 1991 年和 2003 年分别患上一次胃部肿瘤、一次肠粘连梗死，险些危及生命，前者手术切除五分之四胃，后者虽然没有动手术，但是在患病期间饮食、呕吐时兜底翻,把黄疸、苦水全部吐出,下部大便排泄小便,剧痛难忍。后来都是吃了自开的处方,前者用大碗进服大剂绿豆甘草汤清热解毒,解除化疗引起的肝损害;后者用增水行舟法,使用《温病条辨》"增液汤",才得以缓解肠粘连引起的肠梗阻。这也属于张老自我调养延年益寿的一个重要手段。

入夏之后,天气渐渐变得燥热,尤其是户外工作和不爱喝水的人,体内很容易缺水,再加上饮食不规律、休息时间不足、疲劳过度等因素,很容易使肠胃浊气不能及时排出,内热伤津,最终导致热结便秘。怎么解决这个问题呢?古人的智慧是"增水行舟"。增水行舟属中医下法的范畴。有水的时候,船才能走;没有水,船就停下来了。中医增水行舟法正是利用这个道理,设计了"增液汤"以滋阴润燥通便,这是增水行舟的代表方。增液汤源于《温病条辨》,由清代著名的温病学家吴鞠通创立,主要用于因"津液不足,无水舟停"及"热结液干"所致的便秘,以玄参、麦冬、生地三味药重剂合方。

如果是症状比较轻的热结便秘患者,可以试试《本草纲目》中的粥疗方:玄参15克、大米100克,白糖适量。煮制方法:将玄参洗净,放入锅中,加清水适量,水煎取汁,再加大米煮粥,待熟时调入白糖,再煮沸两次即成,每日1剂。这个方子有凉血滋阴、解毒软坚的功效。煮粥服食,还能健脾滋肾、养阴益气,对温热病热入营血、肾阴亏虚、虚火上炎等,都有治疗作用。

肿瘤手术后,张老开始进补,主要的滋养品是两样:一是冬虫夏草,开始时每天一次,每次3~4枚,炖服,先饮汁,后将全草吃下,现在保养期间,每周三次;二是野山参,每天0.5克,研粉吞服,保养期间采取维持量。肿瘤手术后带病延年至2009年去世,说明张老的确医道精湛,养生有术。

笔墨情缘,游目骋怀

观赏和创作书画诗词能延年益寿早有定论。张老的延年益寿得益于多方面因素，其中书画诗词的笔墨情缘也是重要的方面。他亦医亦儒，既是书法家，也是具有诗人气质的医家，经常作诗填词览胜记游，游目骋怀，表述志向，寄托感情，排遣宣泄，既是高雅韵事，也是一种亦动亦静的养生妙法。

历来都道"仁者寿"。张老的述怀诗《题广州西樵山无叶井》："甘洌樵山第一泉，井栏欹侧树参天。难容落叶沾流洁，自守清廉不计年。"借物言志，从中可见其自奉甚严、清廉自守的高尚品格。

忙里偷闲来养生　调节衣着重保温

——首届国医大师张灿玾的养生之道

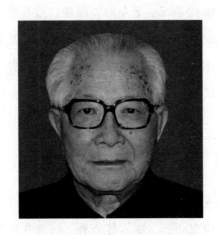

张灿玾，1928年7月出生于山东荣成县滕家镇，2017年9月去世。山东中医药大学主任医师、终身教授、博士生导师。1949年1月起从事中医临床工作，为山东省名中医药专家，首届国医大师。

读书赏乐调神宽心

根据张老多年的体会，读书不仅是知识的积累，也是智慧的源泉，还是养神的良策。对于人来说，欲解除诸般烦恼，莫过于求知，而读书则是求知的重要途径之一。有了知识，就可以提高解决实际问题的本领，能够妥善解决生活、工作、学习中的各种矛盾，减少思想上一些不必要的烦恼，精神上自能得到一定的放松和安慰，达到不养而养的目的，这也是养神的一个方面。

张老爱看戏，爱听音乐。生活、工作、学习虽然很紧张，但并不枯燥，亦不单调，精神上也很舒畅，这与多兴趣的调节作用不无关系。书法、绘画、诗词、篆刻等亦皆涉猎。利用这些爱好，可以使精神负担得到不同程度的缓解，减少疲劳，使脑力得到适当地休息。此亦养神之一法也。

"一身之戏在于脸，一脸之戏在于眼。"对于京剧演员来说，眼神是表演中不可或缺的部分。著名京剧表演艺术家梅葆玖先生认为，眼神是京剧演员的常规训练，他以前就是练上下左右转眼珠，或是在一间黑屋里看香头。其实大家都该多练练眼神，不仅能显得人有精神，也是保护视力的好办法。此外，京剧的其他基本功，如拳法、步法都是很好的养生功。所以，喜欢戏曲也是养生的一个方法。

调节衣着注意保温

人之生机，随春夏而生、长，随秋冬而收、藏，这种周期性活动，顺应着生命的规律，故必应之而行，则人体安和。张老在日常生活中十分注意气候变化，随时令调节衣着，尤其注意保暖。若不审慎，偶患感冒，立即服药，可致即矣。若迁延时日，一则拖延难愈，二则常可诱发他病。

另外，每出行带衣较多，可防天气突然变冷。《黄帝内经·素问·生气通天论》中特别强调阳气的重要意义，张老亦注意此事。因阳气一伤，则防卫无力，阳气一失，则生机立危；阳气竭尽，则孤阴难存。故需注意加以保护。

人体在环境温度为20℃左右时最感舒服，因为人是在这个环境温度中进化而来的。哺乳类动物身体所获得的能量，70%以上转变成了热量，过多的热必然要散发到环境中去。科学研究显示，200多万年前，人类刚出现在非洲时，白天的平均温度在25℃以下。在这样的环境温度中，人正常活动时身体的产热率和身体把热传递到环境中的散热率，在体温为37℃时大约相等，这样，我们的祖先，以及所有的恒温动物，在进化过程中，就选定了37℃为机体的恒定体温。因为在这个环境温度中，机体的新陈代谢、生理节奏和生理机能，均处于最佳状态。

以下几个温度节点大家要注意：

3℃：耐受低温

什么是耐受低温？通俗来说，就是在这个温度时，你开始觉得不太能忍耐了。虽然还没生病，可你已经不舒服了。在耐受温度上，成年人肯定要超过老人和孩子，特别是老年人，因为容易在酷暑、严寒天气出现重大疾病，所以最要小心这个。

一旦温度达到3℃左右，老年人就开始感觉不能耐受；随着温度继续下降，发病率、致死率都会快速上升，达到-5℃时就处于临界温度了，风险极高。

10℃：致病温差

这里的10℃不是指某一个温度，主要指的是温差。陡然降温时人们最容易生病，一般来说，24小时内的气温下降超过10℃就可算是骤降，这时人对温度的耐受能力赶不上温度变化，抵抗力下降，最容易发生感冒和心脑血管疾病。每年到气温骤降的季节，医院患者会有10%的上浮，如果降幅超过10℃，这个风险还会继续上升。

20℃：适宜室温

一般专家都认为，20℃左右的室温是令人感觉舒适的温度，尤其是卧室如果是这个温度，人们会感觉最容易入睡。如果室温超过25℃，那么人体就开始从外界吸收热量，你会开始感觉热、不舒服了。而在夜晚，过热、过冷都会影响人的入睡速度和睡眠状况。不过要注意，这个适宜室温还得随季节做点调整。一般来说，在炎热的夏季和寒冷的冬季，可以在这个基础上再微调几摄氏度。例如，夏季炎热可以开空调降温，但一般温度不建议低于26℃，否则过大的温差会增加患病的可能性；冬季寒冷，温度也不用开得过高，不然一出门准感冒，控制在 16 ~ 17℃就让人感觉很舒适了。

31℃：耐受高温

耐受高温和耐受低温一样，都是超过这个温度人就开始感到不舒服。我们同样是以耐受能力相对较差的老年人为对象，界定了这个温度。有的地区温度超过 34℃，老年人的患病率、死亡率就都会大幅度上升。出于健康的角度考虑，只要气温超过 31℃，人们就应该提高警惕了。

特别要注意的是，不同人群对于温度的耐受能力不同，感受和应对能力也不同。比如，小孩子很难意识到气温变化并做出及时调整，而老年人则感觉相对迟钝，可能还没觉得太冷、太热，身体已经受不了了，所以牢记住这个数值更靠谱一些。

35℃：饮食温度

35 ~ 38℃对于饮食来说，是比较适宜的温度。饮食温度过低，脾胃可能会消受不了，可能引起肠痉挛等问题；而温度过高，就可能伤害到消化道黏膜，增加食管癌这类疾病的风险。35 ~ 38℃比较接近人体体温，所以最易为人体所接受。当然，不同的食物在不同温度会产生不同的口感，比如蜂蜜在 50℃左右的水里最易化开，碳酸饮料在低温状态下则更过瘾。但不论怎么说，出于健康角度考虑，都不要大量进食这些温差过大的食物，否则就可能会带来疾病了。

37.4℃：正常体温

测量体温有多重方法，不同方法测得的体温标准也不太一样，37.4℃是针对口表而言。如果测量的是腋下温度，那么 37℃就差不多了；如果是肛温，那么会比这个高一些。如果体温升高，我们就要怀疑是发热。一般来说，37.5 ~ 38℃为低热，38.1 ~ 39℃为中等发热，39.1 ~ 41℃就是高热了。一般情况下，发热意味着人可能生病了，但要注意的是，发热的温度高低并不和疾病的严重程度成正比。

例如，小孩子一感冒就可能发高烧，但只要不发生惊厥，预后通常较好，病情也不重；有些老年人只是低热甚至不发热，可最后一查，竟是严重的肺部感染。还有一些恶性疾病，也是以慢性低热为症状的。所以，不要看热度不高，就以为一定没大事，这样反而会误事。

每个人的体温有差异。有人天生体温低些，体温升高后虽然不一定超过正常体温标准，但仍感觉不适，也一样要及时就医。有人天生体温高，正常情况下也在临界值，稍微一兴奋体温就上去了，这种情况并不等于发热。所以，体温标准还需要对照平时情况来确认。

39℃：洗浴泡脚

在 39 ~ 43℃的热水，和体温接近而略高于体温，用来洗浴是最好的。这种温度的水不至于破坏皮肤本身的保护层，而过高的水温会对皮肤保养不利。如果秋冬季过于寒冷，可以开启室内取暖器来提高室温，水温也可以稍微提高一些。

泡脚的水温可以比洗浴水温稍高一点，但最好不要超过43℃。要特别注意的是，虽然脚底怕冷，但脚底感觉也相对迟钝，特别是对于患有某些疾病（如糖尿病）的老年人来说尤其如此。如果下肢感觉异常，很容易被烫伤还不自知，由此引发感染、坏疽，甚至截肢等问题。所以，对于泡脚的水温，不仅要用手去试试，如果有糖尿病等疾病，最好不要信任自己的"感觉"，要使用温度计，确保安全可靠。

41℃：超高体温

41℃属于超高热，所以要单独把它从"发热"里提出来说一下。如果一个人的体温＞41℃，人体各器官就会受到影响，甚至危及生命。不过这种情况在临床上很罕见，一般感冒发烧很难达到这个体温，往往可能是一些严重疾病，或者一些药物反应所致。这种超高热因为可能危及生命，必须立刻由医生采取处理措施。

知足常乐不求奢华

所谓知足，并非不求上进，不求提高，不求发展。就是说对一般的现实生活条件，自当满足。张灿玾的一生，从不放弃奋斗目标，也不存有不必要的奢求，这就是张老在物质生活方面坚守的原则，因此也就不会有过多的烦恼。忧患与安乐，是人生不可避免的矛盾，问题在于认真对待和妥善处理。

能忍方能安。对于家庭琐事，张教授一贯采取"不痴不聋，不做家翁"的态度，不给自己徒增烦恼。在社会活动中，凡是非原则性的重大问题，他往往以谦让为上。所以，他从未有过人际关系过度紧张的情况。他认为，这样可以避免造成身心不快，也是一种养生之法。

俗话说："忍得一时气，免得百日忧。"忍让，自古被视为美德，也是修身养性的重要内容。据古籍记载，唐朝张公活到一百多岁，长寿的经验就是一个"忍"字。他的族人曾把张公一生中忍让的事迹记录下来，写了一部《张公百忍全书》。此书在明末清初广为流传，影响颇大。在现代百岁老人的共同特点里，其中就有一条——"忍"，即"对误解宽容，得饶人处且饶人，谅人之短，帮人之过"，故而活得潇洒、长寿。因此，人在生活中应当学会谦和、忍让。尤其是血气渐衰的老年人更应如此。忍让是老年人良好心理的一种表现；忍让是精神结构与心理素质完美结合的长者风度；忍让是一种痛苦，是一种考验，是从幼稚走向成熟的转变，是人格和品行的高尚境界；忍让更是一种理智，是感悟人生后的一种智慧，经历挫折后的一种持重。有志者欲成就自己的事业，必须锻炼、修炼、磨炼自己的忍耐力，否则将一事无成。

忙里偷闲合理安排

人之生也，瞬息而逝，欲有所为，忙亦必然，然而人的精力与体力，毕竟有限，所以只有进行合理的安排，才有可能既不伤体亦不劳神。张灿玾教授在青少年时期，农忙季节下田劳动，都带一本书在休息时阅读。工作忙碌时，休息时间可读提神的书；阅读专业书劳累时，可以改换专业外的书。兴趣交替，转移兴奋点，日久自成习惯，既不劳累，又可休息。

"唉，早餐一点胃口也没有！""哎哟，快迟到了！"……紧张而忙碌的生活，让很多人觉得身心疲惫。时间久了，种种疾病便会找上门来。其实，人们只要学会忙里"偷"闲，每天抽出5分钟时间，就能收获意想不到的健康。

5分钟温水澡有助增强早餐食欲。早餐是人们一天中补充能量和营养的第一餐，但很多上班族因为工作压力等原因，起床后常觉得毫无食欲。久而久之，便与胃病打上了交道。夜晚睡觉时，人体中的细胞处于"休眠"状态；早上起床时，由于惯性，体内细胞不会立即复苏，因此人们常觉得头脑昏沉，思维迟钝，不愿吃早餐。此时，不妨花上5~6分钟，冲一个温水澡，这样有助于提高食欲。洗澡的过程其实也是一个运动的过程，要消耗体力和体内营养物质。此外，冲澡时，温水接触到身体后，能较快地唤醒体内还未完全苏醒的细胞，增强血液循环，加快新陈代谢。这样一来，胃肠功能也开始启动，人们便有了进食的欲望。

喝5分钟早茶促消化。肠胃功能不太好的人，吃早餐前，可以用5~10分钟，吃一些诸如山楂等有助于健胃消食的食物，或喝点茶来增强食欲。经过一夜睡眠，血黏度较高，喝茶可以稀释体内的血液浓度，促进消化，增强食欲，还有利于通便。

5分钟打盹减轻疲劳。许多人常常觉得睡眠不够，身体疲乏，注意力不集中。长此以往，容易导致皮肤衰老、精神忧郁等，极大地损害身心健康。而睡眠是身体代谢合成的一个过程，除了夜晚的正常睡眠外，白天的空闲时间也可以用来补充睡眠的不足。人们可在坐公车或看电视时，用5分钟时间打个盹或闭目养神，这样能缓解身体疲劳。德国科学家的研究成果表明，打盹还是补充精力、提高工作效率的有效措施。

5分钟按摩避免颈椎病。长期面对电脑工作，使人们的颈椎病发病率不断升高。其中很大一部分原因是人们长期保持一种姿势，中间又不注意休息。对着电脑工作1小时左右，最好抽出5分钟时间，按摩一下颈椎；或做一些颈部活动，比如摇摇头，扭动几下脖子，或让脑袋靠在椅子上休息一会儿。按摩颈椎可以疏通经络，加快血液循环；颈部活动可起到放松神经的作用，从而可以有效避免颈椎病的发生。

从不吃保健品　坚持步行上下班

——国医大师班秀文的养生方法

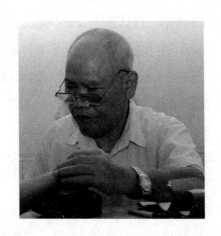

　　班秀文，1920年1月出生，2014年逝世，享年95岁。1940年毕业于广西省立医药研究所（本科），从医60多年。广西中医学院主任医师、教授。1940年9月起从事中医临床工作，为全国老中医药专家学术经验继承工作指导老师、中华中医药学会终身理事、首届国医大师。擅长诊治月经病、不孕症，为全国著名妇科专家。

　　班秀文一生从未生过大病，年过九旬仍脏腑功能调和，健康状况良好。视力还好，唯有轻度的老年白内障，记忆力尚可。健脑养神贵在按时作息，不妄作劳，不想入非非。他的养生格言是：顺其自然，劳逸结合，以素为主，适可而止。

不服保健品　药补不如食补

班秀文的养生格言和许多老中医都十分相似，但不同之处，也是最为突出之处是：平时不服保健品，不迷信广告上的"补药"宣传。补品用得恰当，对身体有益；相反，补而不当，人参、燕窝也能"杀人"。对于老年人、体弱者的补养，班老个人偏重于通过食物营养来调养，以避免药物的偏颇。前人"药补不如食补"确实是经验之谈。班老的观点以及他的养生之道，更印证了古人"救治于后不若摄养于先"的名言。

班老还十分注重调节情感。他认为，人非草木，也非处身于世外桃源，难免有"七情六欲"，要做到"恬淡虚无"，实非易事。在日常生活中常碰到这样或那样的事情，往往会引起"七情之极"而损害健康。古有"笑死程咬金""气死周瑜"之例。所以，如何对待外界的刺激，则是调节情感、保证健康的重要问题。他认为常言云"祸兮福之所倚"，重要的是在困难失败之中，要看到光明，要有克服困难的勇气和决心。班老在他近六七十年的学习、工作和生活中坚持这样的态度。

有的人觉得年纪大了，应该补补身体了，认为保健品吃得越多越好，结果造成过量服用，对身体造成很大的危害。其实，多吃保健品有益健康，把保健品当饭吃，不超量服用就没有危险，将保健品当药吃等，都是常见的保健误区，保健品不是药，不具备药物的疗效。同时，保健品多吃也会对身体造成一定的危害。下面我们一起来看看老年人对保健品的错误认识。

多吃保健品有益健康

认为保健品吃得越多越好，结果造成过量服用。人体对营养素的需求都有一个最高承受值，一旦过量，就会导致总体比例的失衡，所以服用保健品要适可而止，不可滥用。老年人要明确自身需要调补的脏腑和部位，人体的五脏六腑，一般调补宜以五脏为主，主要应根据各脏的生理功能进行调补。

把保健品当饭吃

这种做法对身体十分不利，因为营养素只有强化或改善某一种功能的效果，而蔬菜、水果等食物除了主要营养，还包含许多活性成分。单纯使用保健品，是不能保证营养均衡的。定量服用保健品，容易使人忽视从正常饮食中摄取营养及通过食补健体强身的重要性。从营养学角度来看，食物品种多样才能使人体获得全面的营养。所以，仅以保健品来代替身体各器官共同参与摄取营养的过程，从长远看对健康是不利的。

不超量服用就没有危险

其实，有的人可能已经患病而没被发现，也有的人有一些不良习惯，随便服用保健品都会产生很大影响。例如，长期酗酒，可能对肝脏已造成影响，若再服用深海鱼油，就可能导致肝功能受损。每个人的身体都有一个保持自我平衡的能力，不是所有的人都需要保健品。如果一个健康的人，在正常的生活条件下，完全可以保持健康，就不必要服用保健品。

将保健品当药吃

有的人认为保健品对疾病有直接疗效，混淆了保健品和药品的功效，甚至去看病还抱着一堆保健品。保健品只能预防和调节身体的亚健康状态，如果不经医生指导就盲目服用，很容易影响治疗，甚至加重病情。而且，将保健品以药品形式每天定量服用，一旦停用，往往会使服用者若有所失，造成心理的不适。

老年人要走出保健品的误区，正确使用保健品，拥有一个健康的心理，认清保健品只起一个辅助作用。

劳逸结合　步行上下班每次 30 分钟左右

班老每天早晨 6 点起床，在绿树成荫的公园散步，徜徉在大自然的怀抱里，呼吸新鲜空气，使血脉畅通，其乐无穷。他更喜欢登山。闲时操持家务，或抱孙娃，劳而不重，更享天伦之乐。如果整天留恋在俱乐部里，沉溺于"大王、小王""楚河、汉界"之中，可能会导致"久坐伤肉""久视伤血"，对健康不利。

适当的体育锻炼是增强体质防病治病的有效方法。太极拳、八段锦、老人保健操、慢跑、气功都是很好的锻炼方法，持之以恒会收到良好的效果。班秀文上下班步行，每次30分钟左右，也是一种锻炼方法。

步行究竟对骨关节具有哪些益处。

1. 锻炼下肢肌肉。俗话讲"人老先老腿"，相对强健的下肢肌肉对于维护髋、膝关节的稳定性至关重要。步行对于股四头肌、小腿三头肌和臀部肌肉的肌肉力量和协调能力的锻炼，是不可替代的。

2. 预防骨质疏松症。不少"零锻炼者"，本来年纪并不算大，可是骨质疏松得很厉害。其实人体内骨骼中的钙质到35岁左右就达到了高峰，此后便呈下降趋势。预防骨质疏松症除了多摄取含钙、磷、蛋白质丰富的食物外，运动是重要的方法，而最简单的运动就是步行。

3. 防治颈椎病。步行并伴以抬头挺胸、颈部后伸、肩背肌肉活动，有助于缓解长期伏案导致的颈肩背部肌肉、韧带、关节的疲劳，对于预防和治疗颈椎病具有明显的效果。

4. 预防下肢静脉血栓。缺乏下肢运动会导致血流速度减慢，如果遇上血液黏稠度增加，很容易发生下肢静脉血栓，严重的还会导致肺栓塞，甚至会有生命危险。步行的过程就是双下肢肌肉收缩、舒张，这就如同液体泵一样，使血液由肢体远端回流到心脏，而且足踝部充分活动，这对于预防下肢静脉血栓具有积极的意义。

人们每天都要走路，因此走路一般都被看成一件最简单不过的事情。其实这里面的学问却是很大的。走路的姿势不正确，会使人容易显老之外，还容易损害人体健康，影响到平时的日常生活。因此对于走路，我们还是要多注意自己的姿势是否存在问题。下面介绍一下正确的走路姿势。

1. 正确的走路姿势：头部跟地面是垂直，成90度的直角，眼睛不要盯着地面看，应该把视线保持在前方3~6米的位置。背部挺直，走直线路径，姿态要很自然，颈部与头部要配合默契。这样不仅可以舒缓颈部肌肉的压力，还可以使颈部的线条看起来更流畅。

2. 收腹挺胸： 平常大家都爱说，收腹挺胸提臀，走路亦是如此。走路一定不要含胸，要将胸部自然地挺起来，同时收紧小腹和臀部，这样可以身条显得更好，还有助于肺部呼吸。

3. 手臂摆放位置： 走路时不要耍酷扮酷把手放在兜里。应让手臂轻微弯曲，随着走路的步伐自然摆动。

4. 呼吸调整： 走路要会做好呼吸调整，以保持良好的体态。如果调整不好呼吸，很容易造成驼背和耸肩，建议走三步吸气一次，然后走三步呼气一次。

想要拥有一副健康的好身体，就从我们平时走路的姿势开始吧。

饮食宜素　不吸烟不饮酒

人老了要吃得好一些，改善生活条件，及时补充营养，但要根据自己的身体健康状况合理安排饮食。班老注意食物的多样化，讲究粗细结合、荤素搭配，以素为主。老年人应以少食或不食肉类、糖类为佳，因为这些食物容易使人肥胖，对心、脑血管都会产生不良影响。多样化是因为精细的食物容易消化吸收，粗糙的食物则能加强肠道蠕动，促进肠中残渣和有害物质排出。

班秀文平素不吸烟，不饮酒，无饮茶嗜好，很少吃蒜、姜、葱、辣椒等刺激性食物，所以他很少患胃肠病。

越来越多的国家在公共场所禁烟，"吸烟有害健康"得到广泛认同。英国、美国和丹麦科学家组成的国际研究小组又给吸烟增加了新的"罪证"：吸烟者上年纪后比正常人更容易衰老。研究人员在《美国生理学杂志》网络版上报告说，吸烟不仅会使癌症、心脏病、卒中等发病风险升高，而且烟民上年纪之后肌肉会快速减少，导致身体各项生理功能加速衰退。研究人员选取了两组各 8 名年龄 60 多岁的老年人，其中一组是老烟民，20 年内至少每天抽一包烟；对照组的老年人则不吸烟。研究人员给这些人静脉注射一种含有标记物的血液，以监测他们体内肌肉蛋白质的合成情况。肌肉蛋白质合成活动是人体维持肌肉量的关键。结果发现，吸烟组老人的肌肉蛋白质合成活动要远远弱于对照组的老年人。进一步分析还发现，吸烟组老年人体内的肌肉生长抑制素、分解肌肉蛋白质、与肌萎缩有关的酶的含量都要高于对照组。研究人员因此得出结论：吸烟会削弱人体肌肉的自我维护能力。

不少老年人晚上睡觉前有喝两杯白酒的习惯，以为这样有助于祛寒、催眠、解疲。近年来研究证明，这些是没有科学依据的。相反，如伴有心脑血管疾病，睡前饮酒可能会引发脑出血或心脏猝死，应引起高度重视。晚上睡前饮酒，腹内食物已经很少，几分钟后，酒精就会被血吸收，血液中酒精含量高，强烈刺激血管内壁，会使血压升高，喝得越多，血压越高。这会使已经硬化了的脑部血管破裂，导致脑出血。睡前饮酒的人，若出现打鼾（即呼吸性障碍），每次窒息十几秒钟，不但能使血压升高，还能引起冠状动脉痉挛、心绞痛、心肌梗死，甚至因心脏功能紊乱而猝死。因此，有晚上睡前饮两口酒习惯的老年人最好改掉这一习惯，以防不测。

中国人自古喜欢喝茶，很多老年人对茶饮情有独钟。老年人喝茶可以陶冶情操，防病养生，但是喝茶是有很多讲究的，老年人喝茶养生应尽量保持"早、少、淡"的原则。首先，以早上喝茶为宜。经过一昼夜的新陈代谢，人体消耗大量的水分，血液的浓度大。饮一杯淡茶水，不仅可以补充水分，还可以稀释血液，防止损伤胃黏膜。特别是老年人，早起后饮一杯淡茶水，对健康非常有利。茶叶中富含的咖啡因具有兴奋作用，这种作用会维持一段时间，而午后或晚上喝茶，会引起夜晚失眠。特别是新采的绿茶，兴奋作用很明显，更可以让老年人一上午都比较精神。其次，喝茶要少。茶中的咖啡因、茶碱都是兴奋剂，可以使人体心跳加快，血压升高。老年人的心功能较差，特别是患有冠心病、高血压的老年人，喝茶量多，会产生胸闷、心悸等不适症状，造成心力衰竭。再次，大量饮茶后会稀释胃液，降低胃液的浓度，从而产生消化不良、腹胀、腹痛等症。患有十二指肠溃疡的老年人尤其要注意。最后，喝茶要淡。叶中含有鞣酸，鞣酸可以与食物中的铁元素发生反应，生成难以溶解的新物质。当人体大量饮用浓茶后，鞣酸与铁质的结合就会更加活跃，给人体对铁的吸收带来障碍，老年人常可表现为缺铁性贫血。同时鞣酸还能与食物中的蛋白质结合生成一种块状的、不易消化吸收的鞣酸蛋白，对患有便秘的老年人，会加重其症状。

动可延年　晨练孟氏按摩操

——江苏省名老中医孟景春的养生经

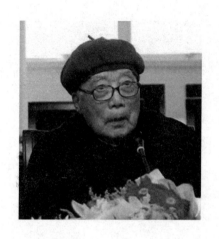

　　孟景春，1922年7月生于江苏张家港，于2017年10月28日逝世，享年96岁。南京中医药大学教授、首批研究生导师、江苏省名老中医，享受国务院政府特殊津贴。曾任江苏新医学院，南京中医学院中医系主任、基础部主任。社会兼职曾任省及南京市中医学会副会长、省《内经》研究会主任、省养生康复研究会顾问等。孟老行医从教70年，编写了全国第一部统编中医药高等教材《内经讲义》、第一部西医学习中医教材《中医学概论》，在全国创建了第一个中医养生康复学科。现任南京中医药大学国家中医药管理局重点学科《中医养生学》学术带头人。孟老学识渊博，临证经验丰富，尤擅治疑难杂症。

"几十年以来，孟老一直勤奋学习，诚恳待人，简朴自守，其一生看似平淡，实则非常不凡，因为他甘于寂寞，不求闻达，把全部的精力都投入了中医学的研究中，是中华人民共和国建立以来《内经学》的奠基人之一。"正如国医大师朱良春所评价的："中医内科专家、江苏省名老中医孟景春正是这样一位低调处事、勤俭克己的铁杆中医，一生孜孜不倦，将毕生心血投入中医临床治疗与教学研究。"可以说，中医已经融进了这位耄耋老者的血液中，并与他相伴一生。唐代田颖的《梦游罗浮》云："自言非神亦非仙，鹤发童颜古无比。"90多岁高龄的孟老身着唐装大褂，面色红润光泽，笑容可掬；谈话风趣横生，思维敏锐，引经据典，信手拈来，说起中医保健养生，更是如数家珍，滔滔不绝。

动可延年，按摩保健

唐代孙思邈在《千金方》中说，养生"十六宜"，核心在动：发宜多梳，面宜多擦，目宜常运，耳宜常弹；舌宜抵腭，齿宜数叩，津宜数咽，浊宜数呵；背宜常暖，胸宜常护，腹宜常摩，谷稻宜常撮；肢节宜常摇，足心宜常擦，皮肤宜干沐浴，大小便宜闭口勿言。孟老研习孙思邈的"养生十六宜"，制定了一套"孟氏养生按摩操"。每天早上醒来的第一件事情，便是做一遍"孟氏养生按摩操"。

一梳头。 以两手十指插入发间，从前发际梳至后发际，反复行之，以头皮有温热感为宜。头部分布六条阳经，穴位众多。梳发可刺激穴位，改善大脑血液循环，增强脑部生理机能，常做可提神醒脑、消除疲劳、乌发明目、防治头痛、麻木。

二按太阳穴。 以大拇指轻压太阳穴，呈画圈式按压穴位，顺时针、逆时针各十八下。可明目提神、防治头晕、头痛。

三搓迎香穴。 以大拇指指腹搓鼻翼两侧迎香穴，至鼻微微发热为度。肺开窍于鼻，中医认为感冒乃外毒入侵，即冷风从口鼻、皮肤而入所致。常摩迎香穴可加强抵御感冒的第一道防线。

四擦面。两眼微闭，两手掌相互搓热后，覆于两腮及下颌部，五指并拢，手小指贴于鼻侧，掌指上推，经眉间印堂，上推至额部发际，然后向两侧擦至两鬓（掌指部经眉头、眉腰、眉尾），再向下搓擦，经面颊至腮部、下颌。如此反复，搓擦至面部有热感为止。此法可改善面部血液循环，滋润皮肤，使颜面光泽红润，减少皱纹，延缓衰老。

五弹耳。肾为先天之本，开窍于耳。人到老年，耳内骨头会粘连老化，容易发生老年性耳聋。以手掌掩紧两耳，手指并拢手指贴于枕部，食指叠在中指上，然后让食指着力下滑弹及枕部，使耳朵能听到鼓鸣的声响。每天早上弹击 36 下。此法可改善血液循环，使得退化的耳膜、耳咽管的功能得到恢复，可提神醒脑、聪耳助听，预防和治疗老年性耳聋、眩晕等症。

六叩齿。口唇轻闭，上下牙齿有节奏地相互轻轻叩击。每天早上 36 次。产生的冲击波可促使牙根血管扩张，预防牙龈浮动，防止老年人牙龈萎缩、牙齿松动。

七咽津。以舌尖轻顶上颚，口内产生津液，稍用力将津液咽下，以能听到"汩汩"的声音为宜。重复数次。古代称唾液为"玉潜"，常咽可滋润喉咙、清润肠胃、帮助消化，预防厌食、腹胀、便秘、肠胃功能紊乱。

八擦腰。两手掌对搓至手心热后，分别放至腰部，掌心朝向皮肤，上下按摩腰部肾穴，擦至有热感为止。腰为肾府，常行腰部按摩，可防治中老年人因肾亏所致的慢肌劳损、腰酸背痛。

九摩腹。古人即认为"腹宜常摩"。腹为胃肠等脏器所在，常做按摩可增加消化液的分泌，顺气消积、健脾和胃、缓解腹痛、预防便秘。两手掌相互搓热后，以左掌心按于肚脐部，右手叠放在左手背上。顺时针按摩 36 次，再逆时针按摩 36 次。

十提肛。吸气并有意识向上提肛门及会阴部，保持 5 秒钟再缓慢呼气放松肛门。每次可反复操作 3 分钟能防止痔疮、脱肛、子宫脱垂。

孟老每天早晨 6：30 醒来坐起便操练此套按摩操，每次 30 分钟，做完后起床。十几年来，每天坚持，从不间断。孟老说，此套按摩操动作轻缓，简便易学，不受条件的限制，坚持实施能强身健体、预防早衰、延年益寿。

宽胃养气，节食增寿

孟老说自己不仅是"杂食动物"，还是"节食一族"。他说："主食要粗细结合，配菜要荤素搭配，每天变换花样。"小米、大米、荞麦片、燕麦片、薏仁米通通都要吃，有粗有细，不可娇惯肠胃；配菜应据老年人体质特点，以素为主，素菜七成，荤菜三成。

孟老说："节食可增寿，吃饭七分饱为宜。"宋代苏东坡就有"宽胃养气"的观点，认为胃"宽"反而有助于消化功能的发挥，更利于营养吸收，增加人体元气。"节食增寿""食勿过饱"等均是先人的名言，多吃素菜、少食多餐才是老年人最健康的饮食方式。

阴平阳秘，辨证进补

一阴一阳谓之道。阴平阳秘，人乃健康。孟老认为，人生有形，不离阴阳。从历代古文典籍可知，想要健康，就必须保持阴阳平衡；想要延年益寿，就更要注重对阴阳的调理。老年人除了食物营养的补充外，还可据体质适量服膏方或者中成药进补，以调节体内阴阳平衡，增强体质，提防病邪入侵。譬如，冬日服膏方，需请医生据体质、性别、工作性质等辨证施方，一人一方，辨证进补。

而中成药方面，孟老也透露了自己的"家庭药方"——20 多年来坚持服用经过千年考验的古方制作的杞菊地黄丸和桂附地黄丸两种中成药。前者性凉滋肾养肝，后者性热温补肾阳。双药合用，并根据季节气候调整药量（夏日多服杞菊地黄丸补阴，冬日多服桂附地黄丸补阳），可调节人体阴阳平衡和谐。

笔耕不辍，关爱后生

孟老精力旺盛，至今仍然每周三天门诊，每次三四十号患者。他始终将医德放在第一位，他常说："医为仁术，同以济世活人，不能以术求利。"多年来，他都没有涨挂号费，仍坚持初诊 40 元，复诊 30 元，对经济困难的患者，他还多次解囊相助。近年来，孟老门诊之余，除了爱好读书和丹青，更是笔耕不辍，将大量的心血和时间投入中医药科普工作，宣传中医药治病与保健意识。自 20 世纪 90 年代迄今已编著出版《中医养生丛书》《祝您健康长寿》《中医养生》《生活的中医》等十余部书籍。平均每年都有两本中医科普书籍出版，也经常在《家庭用药》等报纸杂志上发表科普文章。孟老耄耋之年仍然高产，令同道与后辈医生叹服。

孟老更是注重对中医年轻人才的培养，退休 30 多年来，他一直不断资助家境贫困但品学兼优的学生。2009 年，孟老更拿出自己积攒的 20 万元，设立了"中医树人奖"奖学金。同年，孟老又出资 5 万元资助该校本科生孙龙创业。2013 年孟老倾其所有，捐赠毕生积蓄 50 万元，设立"中医励耕奖"，用于奖励各附属医院的带教老师。三年来，孟老共资助了六七十位优秀的中医学子，自己却生活简朴，至今仍然居住在南京中医药大学汉中门老校区旁的萍聚村陈旧的老教师楼里。

忙一点 乐一点 忌一点
——两院院士吴阶平的长寿养生之道

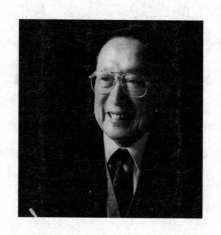

吴阶平，1917 年出生于江苏省常州市一个殷实之家。其父吴敬仪为他取名泰然，号阶平。由于希望自己能如父愿那般逢山有路的平坦人生，后来他以号代名。为中国科学院、中国工程院资深两院院士，中国共产党的优秀党员，著名的医学科学家、医学教育家、泌尿外科专家和社会活动家。为全国人大常委会副委员长、九三学社中央名誉主席、中国科学技术协会名誉主席、中国医学科学院名誉院长。吴院士还先后担任发展中国家科学院院士、美国医师学院荣誉院士、英国爱丁堡皇家外科医师学院荣誉院士、比利时皇家医学科学院国外院士、香港外科医师学院荣誉主席、国际外科学会荣誉会员，为推动我国医学事业的国际交流做出了卓越贡献。吴阶平教授于 2011年 3 月 2 日在北京逝世，享年 94 岁。

吴老在各个领域所担任的职务多达数十种，而每项工作他都做出了巨大的创造性贡献。人们以为，他的身体一定非常健康。其实，他早在1939年协和医学院读六年级（学制为八年）时，因患上肾结核而切去了右肾。以后，他又因病做过大小手术6次，住院治疗12次，身上的手术刀疤加起来，足有两尺长。那么，吴老能活到鲐背之年。究竟有哪些养生绝招？

忙一点

勤奋和忙碌，贯穿着吴阶平的一生。有的报刊请他谈中医养生之道，他总是特别推崇这个"忙"字。他认为，生命在于运动。动，有两个方面——躯体要动，脑子要动，尤其是后者。人忙一点会活跃体力和智力，有利于身心健康。他曾多次告诫退休的老年人，不要完全闲下来，要继续接触外界，联系社会，还要适当训练脑子，勤于思考问题，这是维持身体健康的重要条件。当然，他也主张忙应该适当，有张有弛，过度疲劳不可取。上岁数的人必须有所选择，量力而行。

乐一点

吴老认为，保持情绪的稳定、乐观，对健康长寿至关重要。他告诉人们，不要将悲伤的事久放心上，即使处于逆境，不管是在什么情况下，都要能吃得下，睡得着，少安勿躁。即使到了耄耋之年，他对健康长寿仍然充满自信。吴老常说，"头一个重要问题还是要乐观。你看哪一个长寿者整天是愁眉苦脸的？""乐观不是不要去医院。乐观者应该是在战略上藐视疾病，在战术上要重视疾病。该吃药还得吃药，该做手术还得要做。"

吴老虽然工作繁忙，但生活很有规律。年老以后，写作占据了他大部分的时间，此外，他每日还到室外活动，坚持骑自行车健身。年事渐高以后，他经常下楼散步和做广播操，心宁气和地坚持30分钟的健身。他兴趣广泛，生活情趣多样。他特别喜欢看电视中的体育比赛节目，篮球、足球、网球、羽毛球不用说，就连自己看不懂的手球也想看。围棋虽然不懂，却对别人比赛的结果很关心。在饮食上，他认为长期过食精粮、高脂、高盐、高糖，会引起心脑血管疾病。因此他粗细粮皆吃，荤素搭配，从不挑食、过食。吴老认为，天人合一的学说是古人在几千年的实践活动中总结出来的。他真正做到了"起居有常，饮食有节"，入睡、起床定时，生活有条不紊，以保持生物钟的正常运行。

忌一点

他的学生、患者及国内外朋友追问他的养生秘诀。他在《人间重晚晴》一文中回答说：他的活动能力和精神状态仍较好，这与他比较重视自我保健有关。吴老认为，自我保健就是有意识地培养有利于健康的好习惯，下决心戒除不利于健康的习惯。在近一个世纪的生活中，他一直把自我保健作为固有的生活习性，成为自觉的行为规范。他在《卫生习惯与健康》一文中称：戒烟慎酒、洁身自爱、合理饮食、适度锻炼、生活规律、心理平衡为健身良方，也为人们所认同。他自己也是身体力行，不沾烟酒、拒绝恶习的典范。

尊敬的吴阶平老人虽然离我们而去，但他全心全意为人民服务的崇高精神和服务艺术，精辟的医学理论及发明创造，是极其珍贵的财富，将继续造福于全人类。他的养生保健理念和实践经验，也值得我们借鉴。吴院长早在20世纪60年代就说过："健康不是一切，但失去健康就没有一切。"请大家铭记吴老的这句富有哲理的话！

健康长寿十秘诀

——中国最长寿的抗衰老研究奠基人郑集养生经

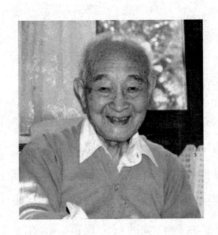

郑集,号礼宾，四川南溪刘家镇人。生于1900年5月6日，2010年7月29日逝世，享年110岁。全国著名生物化学家、营养学家。1928年毕业于南京大学生物系，长期执教于南京大学医学院。郑集为中国营养学奠基人，中国生物化学开拓者之一，是至今世界上最长寿的教授和最高龄的作家。

郑老在长期的科学研究和养生实践中，对人体衰老的原因、机制和抗衰老措施上有了较深入的理解，提出了"衰老代谢失调学说"和"健康长寿十诀"抗衰措施。

"健康十诀"，长期恪守

他恪守自创的"健康十诀"是：思想开朗，乐观积极，情绪稳定；生活有规律；坚持体力劳动和体育锻炼；注意休息和睡眠；注意饮食卫生，切忌暴饮暴食；严戒烟，少喝酒；节制性欲和不良嗜好；不忽视小病；注意环境卫生，多与阳光和新鲜空气接触；注意劳动保护，防止意外伤害。其中"思想开朗，乐观积极"是十诀之首。多年来，他一直按照十条规律生活，效果颇佳。郑老于 2008 年他 108 岁时在《健康指南》杂志第 7 期上发表了《鉴证长寿》一文，介绍了自己的养生经，现稍加修改转录如下：

情绪稳定，保持乐观

尽力保持乐观、开朗，情绪稳定，尽可能不为不称心的遭遇焦心发愁。遇到任何困难，都设法克服或适当迂回，从不向困难低头。

起居有常，规律生活

他每天起居有常，工作、运动、休息和睡眠都尽可能按规律进行。每天工作 11 个小时左右，从 85 岁起，每天工作减为 7 小时。早晨 6 点半起床，起床前做自己创编的"床上操"15 ~ 20 分钟。起床后即大便、梳洗、喝温开水，安排当天工作，随即做综合健身操（也是他自编的）15 ~ 20 分钟。早餐后即上班工作。上午工作 4 小时，午餐后睡眠 1 ~ 2 小时，下午在家工作，包括读报 2 ~ 3 小时晚餐后静坐或散步约半小时，洗足，20 点最迟21 点就寝。

合理营养，平衡膳食

郑老重视合理营养，每天早餐吃 1 个鸡蛋、250 毫升牛奶加麦片、两片面包。午餐两素一荤一汤，荤素杂食，素食为主。主食为米、面，副食为肉、鱼、蔬菜、豆腐、豆类（包括黄豆、绿豆、红豆）、杂粮及豆制品。多吃蔬菜，不吃动物油脂和肥肉，只吃植物油，少吃油炸（包括油条）、腌制食物和过辣、过咸及过甜食物。进餐定时，每餐只吃八九分饱，细嚼慢咽，每天吃 1～2 个水果，上午、下午各饮淡茶或开水两杯，偶尔在下午也喝一杯咖啡。

除正常饮食外，每天加服维生素 A 丸（25000 国际单位）1 粒、维生素 B_1（10 毫克/片）1～2 片、维生素 B_2（5 毫克/片）1～2 片、维生素 B_6（10 毫克/片）1～2 片、维生素 C（100 毫克/片）3～6 片、维生素 E（100 毫克/片）1～2 片。冬天加服扶正固本的人参、黄芪、白术、大枣等，从不服用一般市场上推销的保健食品或口服液。

戒绝烟酒，爱好广泛

郑老在 50 岁以后即戒绝烟酒，以及一切对身心有害的生活习惯。他从小热爱劳动至老不变，一切生活自理，经常做家务事，如室内外卫生清洁，进行家具、房舍的维修和庭院花木管理等。过去也间或去影院、剧院看戏，去餐馆吃饭，寒暑假外出旅游、爬山，参加各种学术活动。79 岁时曾去西南几省旅游讲学，80 岁时到东北讲学，90 岁出国去朝鲜参加国际学术会议。耄耋之后，郑集较少参加活动，宁静淡泊，生活平安，身体健康，在力所能及的条件下，尽可能完成自己的工作计划。

郑老一生喜欢劳动，青壮年时期忙于学习和业务，无特殊爱好。50 岁以后，业余时间喜欢园艺操作，从事种菜、栽花、种树。60 岁以后，注意体育锻炼。70 岁以后对古典文学渐感兴趣，尤喜欢唐、宋诗词，特别欣赏白居易、陆游、王维和南唐诗人的作品。兴趣来时也偶尔写一点诗词自娱。对国画欣赏和旅游也有兴趣，每年寒暑假一般外出休息旅游一次。

重视防病，热爱事业

多年来，郑老都十分重视防病、治病，特别警惕伤风感冒，预防肺炎。除日常饮食起居注意保健外，平时每有不适或疲倦，即卧床休息，多饮开水并及时服药。在气节更替、气温变化较大时，注意加减衣服，时疫流行及严寒酷暑时，出门必戴口罩及手套，少去公共场所，防止虚邪贼风。小病早求医，大病少焦急。

他热爱专业、珍惜时间，对所学的生物化学，毕生全力以赴，锲而不舍。当他进入 40 岁时，即深切体会到时间是世界最宝贵的财富，因为成就是时间换来的。光阴易逝，岁月难留，每天学习或工作总在 10 小时以上，寒暑不易。百余岁时，他仍每天从事写作 7 小时，因为他还有一些工作计划要做。对于工作，他未感到老之已至，相反，他感到自己在 108 岁高龄还能著书立说写文章，是幸福和享受。

保护脑力，营养大脑

郑老在 80 岁到 90 岁的 10 年中完成了大量的著述工作，到 108 岁时头脑还很清楚，身体健康，每天工作 1～2 小时，修订自己已出版的专著。郑老认为一个老年人只要能适当地坚持用脑，并知道适当地休息，在一定时限内他仍然可以头脑清楚，思维敏捷。

人脑的结构复杂、精细，易受伤害，同时又是代谢旺盛、活动很多的器官，需要大量氧气和能量的供给。有关护脑的方式甚多，下列几项，特别重要。

要让大脑有充分的休息。脑子要用，但不能过度，需要活动，更需要休息，消除疲劳睡眠是使脑子休息的最好方法。因为睡眠时脑子所受的抑制远比兴奋大，可以消除由兴奋引起的疲劳。白天工间休息时，闭目养神，午休时打盹或小睡，晚餐后静坐片刻都是有益的休息方法，夜间安稳地熟睡 8 小时，更是保护脑子功能的必要措施。

给大脑充分营养。大脑活动多，代谢旺盛，需要大量氧气和各种营养素供给热量。由于大脑的糖代谢和谷氨酸代谢特别旺盛，除从正常合理膳食中取得的营养素外，还可适当地每天补充点蜂蜜、奶、蛋、鱼、肉、水果，以增加其营养。研究发现，不饱和脂肪酸中的高不饱和脂肪酸，例如，二十二碳六烯酸（DHA）对小儿脑发育及脑细胞突触的再生有好处，因此在食谱中加点鱼类和鱼油是有益的。此外，各种维生素，特别是维生素 B_1、微量元素中的铁和锌对脑的保护亦有益。

不吃对大脑有害的食品和药物。烟、酒对大脑有害是肯定的，浓茶、浓咖啡饮多了也对大脑不利，宜少饮；一切安眠药、镇静剂和麻醉品都是对大脑有害的，只有经正规医生处方，方能服用。

对待生死，听凭自然

对于寿命的长短，郑老认为应听凭自然发展，当走就走，当去就去，不怕死的人就不容易死，怕死就死得快。他在 1961 年重病的时候，曾吟《生死辩》诗一首自遣自警："有生即有死，生死自然律。彭古八百秋，蜉蝣仅朝夕。寿夭虽各殊，其死则为一。造物巧安排，人无能为力。勿求长生草，世无不死药。只应慎保健，摄生戒偏急。欲寡神自舒，心宽体常适。劳逸应适度，尤宜慎饮食。小病早求医，大病少焦急。来之即安之，自强应不息。皈依自然律，天年当可必。"

这首诗说明任何人在思想上能过生死观，又能自强不息，在战略上藐视疾病，战术上重视治疗，再加上注意养生之道，则不难得到健康长寿。

乐群活泼　坦然从容　伉俪情深
——中国围产保健之母严仁英养生经

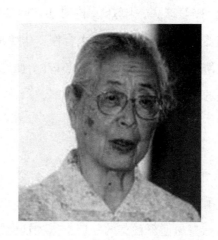

　　严仁英，生于1913年11月26日，2017年4月16日逝世，享年104岁。天津人。1932年毕业于南开女中，1940获得协和医学院博士学位，1948年至1949年在美国哥伦比亚大学医学院进修。我国著名的妇产科、妇女保健专家，北京医科大学终身教授，北京大学妇儿保健中心主任，世界卫生组织妇儿保健研究培训合作中心主任，中国关心下一代工作委员会专家委员会主任委员，原卫计委妇幼卫生专家咨询委员会主任委员，中国疾病控制中心名誉主任，北大医院名誉院长。1979年她加入中国共产党，是第三届、第五届、第六届全国人大代表，第二届、第三届全国政协委员。严老长期从事妇产科临床、妇女保健和计划生育工作，被誉为"中国围产保健之母"。在中西医结合治疗外阴白斑、药物终止早期妊娠和农村围产保健研究方面有突出成就。

创建中华围产医学会和围产杂志,合编有《病理产科学》《妇产科学理论与实践》等,主编有《实用优生学》《妇女卫生保健学》等。

聪明好学 乐群活泼

严仁英出身于名门,从小养成了好学乐观、爱好广泛的性格,她在南开女中的五年中,从未读死书,而是在轻松愉快的学习环境中便将知识牢固掌握。学习之余还被选入校篮球队、排球队,同时还和同学自编自演过名为《反正》的话剧。南开培养了她乐群活泼、与人合作、乐于助人的精神,正是这中华民族传统的人文情怀,深刻地影响了她的一生,使她成为一位智者无虑、乐者无忧、仁者无敌的医学博士、围产保健专家。

身处逆境 坦然从容

20世纪六七十年代,严仁英经历了一场空前劫难,也是一个巨大的磨炼。由于丈夫王光超的特殊身份使严仁英的一切工作和社会活动被迫终止。一夜之间,严仁英的头上便扣上了一顶莫须有的大帽。于是,年逾半百一心为祖国医疗事业做贡献的"严主任"被贬为卫生清洁员"老严"。职位的改变,称呼的改变,并没有使一个拥有信仰的人心态发生改变。在这段日子里,不少患者还特地跑到厕所请出这位"圣雄"。一次,一名产妇分娩时由于胎儿个头较大,接产医生告知家属说需要"剖",家里人觉得好好的一个人非要挨一刀,便和医生争执起来。接产医生实在没有办法,便想起了严仁英,四处找她。此时的严仁英正刷厕所呢,听明情况,赶忙脱下工作服,把手洗干净后出现在病人面前。她用一双大手横竖一比画,此时的她"精细如发丝,决断如将军","可以不开刀,上个产钳就行了。"接产医生便照做,结果母女平安。此种事例常有发生,这也为严仁英赢得了不少优良的口碑。很多人对于这样一位德才兼备的医生感到不值，但她的脸上总是用微笑和坦然面对着一切。物换星移，当历史走到 1979 年，德高望重的严仁英全票当选为北大医院院长，她对所有当年曾造过她反的人既往不咎，令所有人敬佩。

伉俪情深　美满家庭

家庭是温馨的港湾、沙漠里的绿洲、人生中的驿站、欢乐的天堂、健康的保健所。在她事业上步步登顶的同时，严仁英也成功地经营着自己的家庭。严仁英和王光超结缘于医院急诊室，在学医、行医的路上携手共进，先后走过了喜结连理、报效祖国、风雨同舟相伴六十载岁月，共同谱写了钻石般的爱情篇章。抗战期间私人诊所为根据地送药，逆境之下乐观豁达心心相印，暮年相伴回首大医人生，被誉为"杏林双彦"，夫妻携手走至耄耋之年。在儿媳的回忆中，公公视力不好，婆婆总是帮公公夹菜，择鱼刺；两人走路时，总是相互搀扶；出门时，公公总是把门打开，让婆婆先走出去。严老事业的成功也是爱情风雨同舟的结果。

大爱奉献　知足常乐

——中国整复外科事业奠基人张涤生的养生妙法

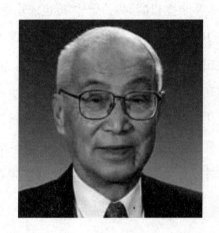

　　张涤生，1916 年出生，2005 年逝世，享年 99 岁。他生于吉林省长春市，祖籍江苏省无锡市。张老是整复外科、显微外科、美容外科和淋巴医学专家，中国工程院院士。国际颅面外科四名荣誉会员之一，美国整形外科学会终身荣誉会员。张老毕生致力整复外科事业的开创和发展，是中国整复外科事业的创始人之一，为中国整复外科医学跻身于国际先进行列做出了卓越的贡献。任中国康复医学会修复重建外科专业委员会主任委员，中华医学会整形外科学会副主任委员，中华医学会显微外科学会顾问，上海市整复外科研究所名誉所长、教授，上海交通大学医学院终身教授。

大爱奉献

张涤生教授在95岁高龄时，将70年来致力中国及整形外科事业的经过，把他一生的成就，潜心撰写了《创新与求索——我的整形外科生涯》一书。时任国家卫生部部长的陈竺同志欣然题词"整形外科冠华夏，医德崇高颂大师"。这部著作同时用中、英文出版发行，为整形外科的后来者提供了宝贵的经验和知识财富。该书既是一部中国整复外科的发展史，也是一部人生哲理的箴言、一部励志成才的诗篇。

张老的一生，是大爱奉献的一生，不论是时代的变迁、战火的洗礼，还是生活的波折、道路的坎坷，他从医70多年始终在践行着自己的座右铭："医生应付出的永远是爱心和责任。"他用刻苦学习、钻研技术、勇于创新、不断开拓在履行自己的承诺，他用健康的身体、热情的服务、精湛的艺术在体现自己作为一名"造美"使者的大爱精神。

张老能将毕生精力奉献给整形事业，很大程度缘于他的品德修养。孔子云："仁者寿"21世纪的"大健康"的内涵，便包含了"德"的内容，它与健、寿、智、乐、美同是人们需求的健康内涵。张老的职业道德与行为品质验证了孔子"仁者寿"的名言。

生活规律，饮食清淡，知足常乐

有记者于2011年采访张老时，发现他虽是耄耋老人，仍然精神矍铄，面色红润，态度和蔼，笑容慈祥，谈吐谦和，岁月似乎在他脸上没有留下年近百岁老人的太多痕迹。张老有何独特的养生之道？

张老认为生活规律是健康的基础，很多现代病、富贵病实际是现代生活方式病，都是生活无规律造成的。张老以前因为工作繁忙，常常为了学习新知识、研究疑难杂症手术整形方法而熬到深更半夜。后来，他将作息时间调整为"朝六晚九"。早晨6点起床，7点30到医院办公，21点准时睡觉。由于逐渐调整作息起居，保证充足睡眠，所以第二天头脑清醒，思维清晰。

张老近百岁高龄时，仍然每日准时上班，风雨无阻。张老一直保持每天看阅报纸、杂志的习惯，时刻关注整复外科领域的学术前沿和最新动态，除此之外，张老非常关心国家大事、科技信息与经济走向，《经济周刊》《科学日报》等10多种报刊都是他办公桌上的必备之物。张老认为"学习和思考可使人思维敏捷，头脑清晰！"

张老出生在吉林省长春市，但祖籍在江苏省无锡市，受到上辈的影响，从小爱吃甜食，爱吃冰激凌、水果糖之类的小零食。后来，出于健康的考虑，为了严格控制血压、血脂、血糖等指标，后来变得不再嗜吃高糖食物了。一日三餐，也按照"吃四条腿（指猪肉），不如吃两条腿，吃两条腿不如吃无长腿（指鱼虾）"的说法，少吃肉（尤其是肥肉），多吃鱼虾，膳食力求清淡，控制了脂肪和钠盐的每日摄入量。

为了保证优质蛋白质的摄入量，张老每天的早餐都喝一瓶牛奶和一个鸡蛋。张老喜欢品茶，不喝咖啡，认为淡茶有益健康。

张老讲究吃动平衡，喜欢散步走路，年轻时常常步行上下班，老年时改为在自家院子或走廊上散步。有空时会逛逛公园，看草木花草，赏湖光山色，既呼吸新鲜空气，又活动了筋骨。张老还自编了一套养生操，每天早晨起床后坚持做操10多分钟，动作虽然简单，但坚持了几十年，便收到了养生功效。张老认为，老年人坚持适量的符合年龄的运动是必不可少的。

"知足常乐"是张老养生秘诀中的另一妙招。他认为："保持乐观豁达心态，顺应大自然万物生长规律，不强求，不奢求，愉快地过好每一天，自然就达到生理和谐，身体健康。"一首社会上流行的《豁达长寿歌谣》中有这样几句：心态平和又稳定，不骄不卑少波动。生活遇到不愉快，自我安慰擅调整。学会忍让心自宽，吃亏是福少纷争。忍让一步退三分，自然风平又浪静。事情变化顺自然，更换角色快适应。宽以待人严律己，小事不必记心中。善于理解他人意，隔阂误会少发生。遇不顺利心转移，去做别事变环境。不断修养身与心，光明磊落多为公。身心俱健方有福，德高始能威望重。这正是张涤生教授乐观豁达心态的写照。

追求高品质的生活
——中国科学院院士沈自尹的养生之道

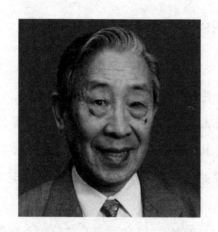

　　沈自尹，1928年出生。现为中国科学院院士，复旦大学附属华山医院终身教授、复旦大学中西医结合研究所名誉所长、中西医结合博士后流动站站长、复旦大学学位委员会委员、上海市老中医学术经验继承班指导老师、卫计委第四届药品评审委员会委员、中国中西医结合学会副会长、上海市中西医结合学会名誉会长，中国中西医结合杂志副总编。他发表论文100多篇，学术成果丰硕，著作等身。

　　沈院士长期从事中西医结合研究，他发现中医"肾阳虚"的表现与现代医学中下丘脑功能低下的症状很契合，并首次用现代科学方法在国际上证实肾阳虚证有特定的物质基础——下丘脑。近来更是采用分子水平的检测方法，证明了补肾药可有效提高下丘脑的双氢睾酮受体亲力以及 CRF mRNA 的基因表达。沈院士总结出"中西医结合的初步途径是辨病与辨证相结合"，提出了"微观辨证和宏观辨证"相结合观点。沈老成为中西医结合的一个标杆。沈院士认为健康寿命的延长比生存寿命的延长更重要。他的养生之道是严格遵守心理平衡、合理膳食、适量运动、戒烟限酒这"四大基石"，追求高品质的生活。

心态平和，乐观积极

沈院士认为，心态平和，心理平衡的关键是知足，知足了容易乐观，不知足难免会有缺憾。沈老认为对于老年人的健康标准，一些体检标准可以放宽一点，要求体检标准完全正常并不实际，反而会徒增不必要的焦虑和烦恼。老年人适当降低"健康"标准，比如收缩压正常指可放宽到<150毫米汞柱，空腹血糖正常值可放宽到<7.0毫摩/升，这样有助于建立良好心态，有利于心理健康。

《心理健康歌诀》的最后10句话正是沈院士心理健康、知足常乐的写照。这10句话是：情绪稳定，知足常乐。意志坚强，困难退缩。科学养生，精神振作。努力探讨，力战病魔。广泛交往，助人为乐。生活规律，劳逸结合。不悲不惧，心理平和。情操高尚，胸怀开阔。与时俱进，报效祖国。身心健康，笑对生活。

合理膳食，多素少荤

沈院士长期重视合理营养，平衡膳食。他曾向记者说："我外公比较胖，患过高血压、高血糖和卒中，我母亲也有高血压，遗传基因决定了我一定要注意饮食。不健康的饮食，比如快餐之类的食物，我是碰都不碰的。'少吃四条腿的（牛羊猪肉），可以吃两条腿的（鸡鸭等禽肉），最好吃没有腿的（鱼、虾）'原则我也坚持得比较好。"

沈老特别讲究晚餐，他晚餐只吃少量的米面，饮1小杯红酒，吃一点点虾、鸡蛋和适量的应季蔬菜。适量的鸡蛋和鱼虾是沈老每天必吃的食物，他认为这三种食物是人体优质蛋白质的来源，且易于消化。沈老几乎不吃猪肉（尤其是肥肉），个别时候也只吃少量的牛肉，基本上不吃羊肉。每个人都有自己的饮食习惯，沈老的膳食方式是符合《中国老年人膳食指南》的，有利于改善老年人的营养状况，增强抵抗力，预防疾病，延年益寿，提高生活质量。

爱好运动，生活规律

沈院士始终保持在65千克斤左右，与年轻时一样，老来也没有一点"发福"，令他颇感自豪。其原因是沈老注意饮食运动平衡，爱好运动，生活规律。

他每天晚上22点30分左右睡觉，早上5点30分左右起床，7点准时出门打保龄球，时长大约1小时，8点多到办公室开始一天的工作。沈自尹院士打保龄球每次都要打3～5局，除了锻炼体能，这种运动还能很好地提高身体的协调性和灵活性。"他可以打200多分（满分300分，需一局中连续打出12次全中），分数高，心情也会跟着愉悦！"有空闲时，沈老还常常相约好友去打台球，常常一打就是两三个小时。台球被称为"高雅的体育"，提竿落竿之间，除了要有沉稳的心态，还需要精准的判断，这对脑力也是一种锻炼。

打太极拳是沈老另一项长期坚持的运动爱好。沈老认为太极拳是最适合老年人锻炼的一种有氧运动，可防治脊柱退化性病变；增强心脏动能；锻炼神经系统，提高感官功能；增强呼吸动能；提高扩大肺活量，锻炼腿部力量和平衡性能，减少摔跤风险；对防止早衰、延年益寿有好处。

饮红葡萄酒，吃淫羊藿

沈院士从不吸烟，但喜欢每天饮 1 小杯红葡萄酒。《中国居民膳食指南》指出，如饮酒应限量。提醒人们若限酒应尽可能饮用低度酒，并控制在适当的限量以下，建议成年男性一天饮用的酒精量不超过 25 克，成年女性一天饮用酒的酒精量不超过 15 克。25 克酒精量相当于葡萄酒 250 毫升，所以沈院士每天只饮 1 小杯红葡萄酒，远远在限酒的范围之内。沈老认为红葡萄酒所含白藜芦醇对心血管健康和神经系统的健康是有益的。笔者完全认同沈老的这个观点。笔者于 2013 年 5 月主编的《神奇的白藜芦醇》在江苏科技出版社出版后，很受读者欢迎。我们在该书的封面上印有这样一段宣传语："白藜芦醇是一种生物性很强的天然多酚类物质，存在于日常常见的葡萄皮、花生芽中。"研究发现，尽管法国人偏爱奶酪等高脂肪食物，但冠心病发病率和死亡率低于其他国家，其原因可能是与法国人常饮含白藜芦醇的红葡萄酒有关。沈院士长期坚持服用一些自己研发的补肾益寿的药物，其主要成分是淫羊藿。沈老凭借对传统中医药的深入研究，结合现代医学的科学实验，从传统中药淫羊藿中提取有效成分淫羊藿总黄酮，并进一步提取到单体淫羊藿苷。研究发现，淫羊藿总黄酮和淫羊藿苷均能有效延长小鼠的寿命，尤其是"健康寿命"，这个发现在国际上尚属首次。现代药物作用研究发现，淫羊藿具有延缓衰老、降血压、降血糖、降血脂、改善脑缺血、降低血液黏度、抑制体外血栓形成、刺激骨髓 DNA 的合成、增加外用血白细胞及骨髓造血干细胞数量、提高免疫功能、对抗抗癌药物的不良反应、抗炎、抗病毒、抗肿瘤等作用，还可促进骨髓生长、预防骨质疏松，并有性激素样作用。但沈老对记者说："淫羊藿又名仙灵脾，是一味传统的补肾中药，但未经提取有效成分的淫羊藿成分过多过杂，无法很好地发挥益寿延年的作用，不建议读者朋友们从中药店直接购买自服。是否适合服用，需由专业人士判断后确定，没有适应证的人并不能通过服用该药获益。"

讲究卫生　合理治疗　树立信心

——生理学家蔡翘的养生要诀

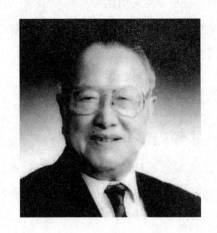

　　蔡翘，生于1897年10月11日，卒于1992年7月。为我国著名生理学家、医学教育家。代表性著作《生理学实验》。蔡老曾任南京大学医学院院长、第五军医大学校长、军事医学科学学院副院长、一级研究员、中国科学院学部委员等职。

　　蔡翘在93岁高龄时，健康状况仍然尚好。不仅未发生严重影响健康的心、脑血管疾病和癌症，而且在20世纪60年代曾患过的早期冠心病也逐渐好转，直至症状完全消失。他养生的要诀是什么呢？

讲究卫生，注意生活规律

既不安排过多活动，也不要无所事事。他每天阅读报纸，参加必需的社会活动，以此保持脑力不衰。按时作息，保持 8 ~ 9 小时睡眠。每日做体操，散步，呼吸新鲜空气，使头脑清醒，增加热量消耗，加速血液循环，这对预防血管硬化形成血栓和防止高血压、冠心病有利。膳食量不宜多，适当补充维生素、矿物质，使之符合老年人消化、吸收、代谢功能较低的特点，促进胆固醇代谢，防止老年皮痒、表皮角化等。多吃蔬菜、水果，以助于大便通畅。根据气候变化，随时增减衣服，防止感冒及诱发气管炎甚至肺炎。

恰当检查，合理治疗

蔡老生病时总是与医务人员密切配合，进行恰当检查和合理治疗。随着年龄增长，人体各系统和器官的功能退变，机体的免疫能力逐渐降低，会增添一些老年常见慢性疾病，如白内障、支气管炎、前列腺肥大、便秘等。因此，注意听取医务人员的劝告，与之密切配合，及时且适当地进行身体检查，合理地使用药物治疗，保证了疾病的及早发现、及时治疗，也避免了服药、治疗不当可能引起的副作用。

树立信心，增强免疫力

蔡老主张树立战胜疾病的信心和决心，提高机体抗病的免疫力和适应能力。人到老年不可避免地会发生这样那样一些疾病，蔡翘的体会是绝不可悲观失望，否则，不但会推迟疾病的治愈期，不能缓和病状，甚至会加速、加深疾病的发展。因此，对待疾病，一定要树立战胜它的坚强信心和决心，只有如此，才能增强免疫力，尽快战胜它。

生活规律　兴趣多样　态度乐观　坚持锻炼
——神经病理学家黄克维的养生之道

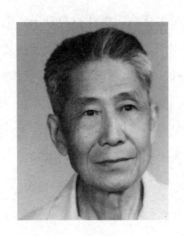

　　黄克维，男，1907年2月出生于江苏省镇江市，1996年7月去世，1963年参军。祖籍为江西樟树。1933年毕业于协和医院，获医学博士学位，1935年入美国伦敦大学药学院病理研究院学习。为我国著名神经病理学家，曾任中国人民解放军总医院副院长、教授。代表著作为《神经病理学》。

　　黄克维教授在85岁时，仍坚持着频繁的门诊及北京市神经科的每周会诊及疑难病例的讨论。此外，他还带了两个研究生，并做着一些科研工作。他所以能保持身体健康，主要由于以下几方面：

生活规律

他从不吸烟，只偶尔饮一点酒，不晚睡，就寝一般不超过晚上11点，不暴饮暴食，也不特意限制某些饮食，只根据个人爱好，想吃什么就吃什么。他特别爱吃软骨及高压锅做出来的骨头，年过八旬仍未掉落一颗牙齿。

兴趣多样

他曾学过提琴，现在仍喜欢听西洋古典音乐，也特别爱听京剧；爱看电影及电视，也爱读小说。他对于自己的专业也极热爱，凡遇疑难疾病必详细询问病史和全面体格检查，必要时翻检文献，明确诊断后精神上会倍感安慰。患者来信询问诊治意见，他总给予答复。阅读专业书籍和杂志也是他的一种兴趣，往往持续二三小时而不疲倦。由于他精神上总有寄托，对忧愁或不顺心的事都可以快速忘却从而感到精神愉快。

态度乐观

他对工作及生活都抱有乐观态度，有困难时设法解决而不耿耿于怀。前几年，他因年龄关系从副院长的岗位上退下来，并不因此而感到不愉快。

坚持锻炼

老年以后，他虽不每天早上跑步或快走了，但每日的体力活动仍不少。生活上完全自理，上下楼一般都是自己爬楼梯而不坐电梯。他还坚持每天到神经病理实验室两次，来去都疾步快走。他一生很少服药，特别是对所谓补药更是不沾。他认为一些商品药即使无副作用，也绝不能延年益寿；有些非但无疗效，反而会带来副作用。不服这些，可能正是他的保健之道。

养生有兴趣更要有"新趣"

——中国工程院院士吴咸中谈养生

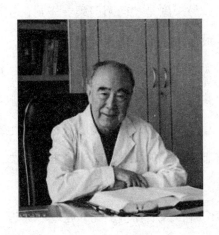

　　吴咸中，满族，辽宁人，1925 年 8 月出生。1948 年毕业于沈阳医学院，1959 年参加天津中医学院西医离职学习中医班，1961 年结业时获原卫生部颁发的金质奖章。20 世纪 60 年代初期以来，专攻中西医结合外科，是我国中西医结合领域开拓者之一，创建了中西医结合医院和中西医结合急腹症研究所，曾任南开医院院长。现为天津医科大学、天津市南开医院主任医师、教授，中国工程院院士，为全国老中医药专家学术经验继承工作指导老师。中国首届国医大师。发表学术论文 127 篇，主编或参编专著 18 部。

吴咸中先生，精神矍铄、思维敏捷、谈吐优雅，很难想象他已是年过九旬的人。作为国际著名的普外科专家和中西医结合专家，他是如何养生保健的？我们且听吴咸中先生谈养生经验。

宠辱不惊　处事淡然

吴咸中院士与采访他的记者的谈话是从两副对联开始的。

他回顾说，在他的记忆中，家中最常用的对联有两副，一副是"知足者常乐，能忍者自安"；另一副是"向阳门第春先到，积善人家庆有余"。他说，父母亲教育孩子最多的，就是做人要知足、能忍，要做好事、积善，所以多年来不管荣誉多大，他都能始终保持清醒的头脑，把荣誉归功于党的领导，归功于几代人的共同努力，从不敢据为己有。他常对自己说：在患者面前，他是个医生，医乃仁术，应施惠而莫图报；在学生面前，他是个教师，育人为本，应身教重于言教；在组织面前，他是个党员，遵守党纲党章，要事业至上，鞠躬尽瘁。

他还经常跟同事们讲，人活在世上无非是吃一碗饭，睡一张床，关键是要保持平和心态，多想别人的好处，少记他人的不是，努力为老百姓多做些事情，树立正确的人生观和价值观。不管是物质享受，还是精神享受，一定要有节制，过分了都会有损健康。有学者研究称，腐败分子平均寿命远低于正常人，这恐怕就是人们常说的"无德损寿，少欲添寿"吧！保持平和心态，不仅是对别人的规劝，也是对他自己的要求。他很少向人述及曾经遭受的不公正待遇，尽量减少不良情绪。对那些曾经关心帮助过他的同志永不忘怀，对有过过激言论和行动的同志则宽容不计。他认为人应该加强身心修养，做到宠辱不惊，处之淡然，成为一个身心健康的人。

生活俭朴　起居规律

谈到日常工作生活，吴咸中先生说，他生活在一个知识分子家庭。父亲崇尚儒学，母亲勤俭持家，都以"俭以养德"来教育子女。吴老兄弟姐妹五人，都自幼养成生活简朴的习惯，至今仍然如此。吴老在家中的一日三餐，坚持多吃粗粮，少食荤腥厚味，即使节日聚餐或公务宴会，也都点到为止。多年来，他的体重比较稳定，代谢指标均在正常范围内。

吴咸中先生说，起居规律是身心健康的基础。一方面，规律的起居可以推掉许多应酬和消费，降低人的欲望；另一方面，规律的起居保证了人体各个系统的平稳运行。吴老每天的时间主要用在了工作和学习上，1983年担任天津医学院院长后，他给自己制定了如下时间表：一年当两年，一日三单元（上午、下午、晚上），假日干半天。这个规矩直至近几年才稍有改变，但仍然坚持每周出一次门诊，参加一次外科大查房，晚上仍用于学习、上网或写作。每天大约晚11点半以前入睡，早晨6点30分以前起床。一直到80岁，吴老仍坚持早晨起床后散步半个多小时，这是他步入老年后的主要运动方式。条件允许时，每日午睡约一小时。

事业为重　乐从中来

吴咸中院士很看重事业对养生的作用。他说，他是个天生忙碌的人，既是秉性使然，也是责任所驱。他认为，一生最大的快乐莫过于事业有成，事遂所愿。他从事中西医结合治疗急腹症的研究工作以来，有困难，也有挫折，但总的说是朝着前进的方向发展的，他也一直享受着每一个进步带来的喜悦。经过曲折后获得的成功，可以让人洗刷掉暂时的沮丧和懊恼，更能体会到成功的欣慰，他从这一心态上获益匪浅。古语说："仁者寿，智者乐"，他愿意把它诠释为："寿而为仁，乐以达智。寿乐兼享，善莫大焉。"后来，他的主要精力用于南开医院新大楼的建设上，既要向上级申报，又要调查研究，大到资金筹措，小到具体设计，无不操心尽力，他却乐此不疲。领导倾力支持，社会各界大力支持，一座现代化的中西医结合医院展现在了世人面前。他人生的一大心愿得以实现，喜悦之情难以言表，也许这就是最好的老有所为和老有所乐吧！

新趣不减　胜似养生

花甲之后，吴老有了一个新的发现，这就是有意识地培养一些新的兴趣，不仅可以调节生活，而且可以恢复青春，增加活力，不是养生，胜似养生，其乐无穷。

吴咸中先生说他的新趣主要有：

收集钥匙链。每逢出国考察或外出开会，他都要收集能反映当地文化风情的钥匙链，此举花钱不多，携带方便，且方便馈赠。亲朋好友和学生们也不断馈赠。吴老的钥匙链已积累过千，可谓琳琅满目、洋洋大观了。

收集近代条幅字画。在这方面，他只能算"小打小闹"，但也不乏珍品。王学仲的草书，范曾的横竖条幅，孙其峰的雄鹰，爱新觉罗家族的墨迹，以"怪"取胜的王明亮、青年书法家崔寒柏等人的作品，都在他收藏之中。

学用电脑、摄影、录像。吴老的电脑更新了四五代，已成为他阅读及记录的重要工具。他的照相与录像技术虽然不高，但设备不断更新，打开电脑随时可以看到他家四代人的影像以及同事和学生们的活动。

尝试养鸟驯鸟。1991年他从天津医学院院长的岗位上退下来，把工作的重点转到南开医院。由于不再担任行政职务，从行政、业务双肩挑转为以医疗及科研工作为主，压力减轻。此间向遛鸟的老人学养画眉，颇得其乐。1996年后由于中西医结合外科以国家重点学科的身份参加天津医科大学211建设，他不得不再度奔走于总医院与南开医院之间，养鸟驯鸟只好宣告结束。

后来，友人又送来两只鹩哥，有时间同它们对话几句，"你好""我好""祝你健康""万事如意"，其乐融融。

养鸟可以使人得到精神上的愉悦和享受。在家庭养的观赏鸟中，论鸣声，有的高亢激昂，有的清灵流畅，有的甜润婉转，有的缠绵悠扬。论羽色，有的艳丽无比，有的纯净如洗。有的能边飞边舞，有的能表演技艺，有的则善学人语……小鸟使返归自然的潜意识得以实现，也消除了生活中的单调感和烦躁感。

养鸟可以陶冶情操，丰富业余生活，增进身心健康。从事脑力劳动的人，在伏案攻读、埋头写作、苦思冥想之后，走到鸟笼旁耳听、眼看、手动，无疑是最好的休息和娱乐。从事体力劳动的人在紧张劳作之后，坐在鸟笼前小憩片刻，会使你心旷神怡，倦意全消。对老弱孤寡者来说，以鸟为伴，可以排除孤独感。许多老年人喜欢养鸟，每天清早手提鸟笼，来到路边的花坛，放下鸟笼，一边欣赏美丽的鲜花，呼吸着清新的空气，一边谈天说地，倾听着各种鸟儿的歌唱，真是难得的消受！老人每天提鸟笼散步，对两手、双臂、下肢以至全身，都是很好的运动，能促进全身的血液循环，使新陈代谢加快，恢复和增强老人的心肺功能，祛病延年。

养鸟虽然有助健康，但是，鸟体也是某些致病菌和病毒生长繁殖的温床，如果在养鸟当中不注意卫生和饲养鸟的方法，也可因养鸟而使人染上疾病，如鹦鹉的粪便中含有的一些病原微生物污染空气，被人吸入后，会引起"鹦鹉热"和肺炎。鸟脱落的羽毛、绒毛则可能使某些人发生过敏反应。此外，有的鸟类带有鸟型结核杆菌，可能引起人患肺结核病。鸽子的呼吸道及唾液中常常含有隐球菌。这些细菌病毒如果进入人体呼吸道，就可能引起肺炎、肺脓肿及气管炎，甚至发生中枢神经系统的病变。因此，家庭养鸟必须注意防止传染疾病和引发病症，尤其要警惕鹦鹉热这类疾病。

鸟笼要挂在室外通风良好的地方，每天一定要对鸟笼、鸟棚进行清扫，保持鸟笼的清洁卫生。

清扫鸟笼时要戴上口罩，以免感染病毒。

定期给鸟笼消毒，可用20%的漂白粉溶液喷洒，对发病的鸟要及时处理。

每次玩鸟逗鸟的时间不宜太长，以15～30分钟为宜。

患病者暂时不要喂鸟和逗鸟。到医院看病的人在向医生讲述病史时，要如实介绍自己是否有养鸟爱好，以供医生在分析病情时参考。

大众养生 道法自然

对于大众养生，吴咸中先生指出，遗传和生活习惯是影响长寿的重要因素，现在的人大多都是吃得过多、压力太大，加之吸烟、熬夜，对身体损害很大。日常应注意，45～50岁不要得癌症，50～60岁要避免冠心病等心血管病，到了70～80岁身体应该是比较平稳的阶段。吴先生特别强调，当下社会上兴起了一股保健养生热，这对全民保健意识的增强和健康素质的提高，必将起到重要的促进作用。但是，科学的东西不能靠一哄而上来推广。而要像《黄帝内经》中说的那样，"法于阴阳，和于术数，食饮有节，起居有常，不妄作劳"，"虚邪贼风，避之有时，恬淡虚无，精神内守，病安从来"。也就是应"道法自然"，要遵循自然规律，循序渐进，通过持久深入地推动，逐步使科学的养生知识成为人们的共识，进而成为整个社会的生活方式。

养生首先养心

——中国工程院院士陈灏珠的养生之道

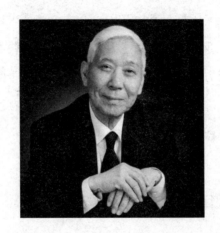

陈灏珠,广东新会人,出生于1924年11月6日。1949年毕业于"中华民国"时期的国立医学院。复旦大学附属中山医院内科教授、博士研究生导师,上海市心血管病研究所名誉所长,中国工程院院士,世界卫生组织心血管病研究和培训合作中心主任。从事心血管病内科医疗教学和科研工作65年,对冠心病、先天性心脏病、风湿性心脏病、高血压病、心肌病、心律失常和心力衰竭等心血管疾病诊治有着深入的研究,为中国心血管病介入性检查和治疗的奠基人之一。

陈灏珠先生的办公室干净整洁,走入其中,首先映入眼帘的便是陈老身披院士服的大幅画像。画像中,他眼神坚定,注视前方。办公桌上各类医药学杂志、文件堆放得井然有序，足见其养生之修养。

生活规律，养心有方

在临床医疗工作之外，陈老承担了大量的科研、教学、科学文化传播工作，如此繁忙的工作，陈老自己是如何护心、养心的呢？

陈老说，现在以冠心病、脑卒中、高血压、糖尿病为代表的各类慢性病正危害着广大的中老年人群，其中又以冠心病、脑卒中、高血压等心血管病患者人群最为庞大，我国心血管病患者人数正在以较快的速度增长。慢性病的发生与人们的生活方式密切相关。想要拥有一颗健康的心脏，远离冠心病等心血管病的困扰，养成良好的生活习惯，爱护心脏，加强预防十分重要。陈老认为每个人都应做自己的"养生专家"。

健康生活，作息规律

陈老从不打乱自己的"生物钟"。他的作息非常规律，每天早晨 6：30 准时起床，晚上 11 点按时睡觉。多年来，无论工作多么繁忙，除非抢救病人的需要，陈老力争做到不熬夜，保证充足的睡眠。午间尽量小憩片刻，以保证下午思维的清晰。

科学作息的关键是建立合理的作息制度，培养规律的生活习惯，把生活安排得井井有条。人体脏腑组织器官的生命活动都要有一定的节律，才可以发挥最佳的功能状态。长期坚持有规律的作息，有利于生物节律的形成和稳定，从而有益于身心健康。相反，作息无常度则会扰乱人体固有的生物节律，使脏腑组织耗伤，危害生命健康。因此，休息、工作、睡眠，皆应有规律，并持之以恒，才能增进健康，尽终其天年。

合理膳食，营养低脂

对于饮食，陈老强调，高蛋白、高纤维、低脂、适量碳水化合物是最科学的膳食搭配。肉类每日不宜食用太多。陈老祖籍广东，生长在香港，他的食谱里动物性脂肪较少，红肉尤其是肥肉几乎不吃，鱼是食谱中的主打，尤喜蒸鱼，因为蒸煮可保持鱼肉的鲜美与营养。陈老的膳食习惯与当前流行的"吃四条腿肉（指猪肉）不如吃两条腿，吃两条腿不如吃一条腿（指鱼）"的说法是不谋而合的。沿袭广东人的传统，陈老还酷爱煲汤，正餐几乎都会喝汤。主食方面，陈老喜好米饭，他建议老年人可适量吃燕麦和其他一些杂粮，以补充谷类膳食纤维。陈老从不喝含糖的饮料，不吸烟，不喝酒，认为吸烟害人害己、一无是处，喝酒也是弊多利少；不喝咖啡，不饮茶，认为咖啡和茶都含咖啡因，有兴奋作用，不利于睡眠。

说到饮食宜低脂时，陈老指出，多年来，中国人血脂水平正常而偏低正是因为以富含碳水化合物的食物为主食的传统饮食习惯，而欧美人以肉为主食，因此血脂水平往往较高。然而，正当欧美人向我们的血脂水平"努力"时，像中国人"谷类为主，粗细搭配"的膳食习惯学习之时，我们反而向他们的饮食习惯和"快餐文化"看齐，结果血脂水平较从前大大升高了。

适量运动，因人而异

陈老年轻时曾是医院乒乓球队的队员，午间和晚间常和同事切磋乒乓球技，上球桌打上个把小时。他上班也坚持骑自行车或步行。陈老说，运动必须适量，且要适宜自己体质和兴趣，切勿盲目和过量，过犹不及。老年人更是要注意摸索最合适自己的运动，并持之以恒，切忌"三天打鱼，两天晒网"。陈老在早晨和傍晚都争取多走路或散步，每天大约五六千步，以保持全身关节的运动。陈老认为运动过量能引起中枢神经系统功能下降，有损于大脑，还可引起免疫力下降。

自我调整，减压护心

陈院士指出，目前心血管病的一个重要致病因素就是情绪和心理因素——自我压力过大。这个压力，可能来自环境、工作、家庭、社交等各个方面。在竞争日益激烈的今天，各年龄人群承受着不同的压力，人们都需要学会自我调适，一方面，按部就班学习和工作，让自己适应社会；另一方面，多参加各种团体活动，养成自己的兴趣爱好，调整心态，培养乐观开朗的性格。陈老说，自己工作之余酷爱看书，读医学书籍可增加自己的专业知识，拓宽视野，增强业务能力；读文学作品则能陶冶情操，舒缓情绪，减压护心。

陈老认为，一些有利于健康长寿的措施很多人都知道，只要思想上重视其实很容易做到，关键是坚持！陈老一再强调，想要拥有一颗健康的心脏，预防需要从儿童做起，且需持之以恒地保持良好的生活习惯，时刻关注、重视健康问题。年轻人更要转变思想观念，不能因为年轻就透支健康，要重视健康饮食、劳逸结合、充足睡眠等问题，杜绝引起各种生活方式病，从而根除健康隐患。

两动 一空 三不动心
——中医科学院荣誉首席研究员马继兴的养生哲学

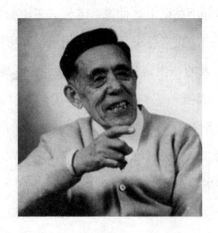

马继兴，1925 年出生，是我国著名的医史家及中医文献学奠基人，是针灸学领域中的辛勤耕耘者。中国中医科学院荣誉首席研究员、博士后导师。他一直致力于中医药历史与文献研究，1986 年获中国中医研究院优秀教师奖，1991 年获国务院颁发的首批"政府特殊津贴"证书。

年过九旬的马继兴不戴眼镜可以看清书上的小字，不用人陪可以独自往返几十里。凭借较强的记忆力，年轻时代的许多往事历历在目；耄耋之年还撰写出版了《中医药膳学》。问老人长寿的秘诀何在？日常生活有什么特别之处？什么信念支撑他度过了坎坷的人生旅途？马老的回答是，长寿没有什么秘诀，能做到两动、一空和三不动心，就可以延年益寿。

他解释，两动指脑动、身动；一空指适当肚空；三不动心指名利不动心，得失不动心，荣辱不动心。

"两动一空"能养生

马老最大的嗜好就是学习、看书、研究。书房里的书柜里、书桌上、椅子上、窗台上以及地上，都摆满了各种各样的书籍。他还学会了电脑，收发邮件、浏览网页、查找资料都不在话下。他说，老年人多动脑，一来可以研究自己喜欢的专业，二来可以防止老年痴呆。勤于用脑是获得情趣、养生益寿的良方。现代研究发现，人的一生，只利用了大脑的实际潜能的 10% ~ 25%，其余的 75% ~ 90% "待业"，脑细胞长期不用会萎缩、退化便加速，从而加速了全身衰老。老年人的大脑，仍然具有十分丰富的潜能。进入花甲之年后，人会迎来人生第二个智力高峰，需要用信息来激发。此时勤于用脑，不仅可延年益寿，且在事业上还可有所作为。

前几年，人们经常看到马老骑着自行车上班的身影。这几年，因为搬家离单位远了，加上子女担心他年龄大骑车不安全等因素，马老就自己坐公交车上班，从不"打的"。每个星期，他去单位两三次，每次一两个小时。上车、下车、转车、走路，既活动了筋骨，也促进阴阳平衡和新陈代谢，练出了一副好身板。"生命在于运动。"人需要动，活动活动，动才能活，才能有生命力，有活力。但在强调动的作用时，必须同时明确：①动要适度，过度运动和运动不足同样有害。竞技性的运动往往会带来伤害，专业运动员中 80% 以上受过伤就是证明。在健身的热潮中，一些老人显然是"动过了头"，但中年又多运动不足，产生了一系列不良反应。许多疾病，如肥胖病、心脑血管疾病、糖尿病等均与运动不足有关，故把握运动的"度"特别重要。②持之以恒，再好的运动没有"持久"来做保证也是不可能奏效的。③如今强调趣味运动。大量的调查发现，凡收效的，能够持久的运动都是运动者对该项运动发生了浓厚的兴趣，达到情趣的高度使然。20世纪持续宣传的"不吃苦便没有收获"的"苦练"观点已经过时，21世纪将是"趣练"时代。"动"是达趣的有效方法已成共识。

马老的生活很简单，以素食为主，蔬菜、水果不断，偶尔吃一些牛肉、鱼、鸡蛋，进食只吃七八分饱。他说，人们有一个"误区"，认为"胃口好，吃得多"就是健康的表现。其实不然，应适当保持肚空。马老反对暴饮暴食，更反对某些人频频赴宴的"连环宴"，因为这样会损伤肠胃，导致营养过剩，形成亚健康，甚至危及生命。每顿饭之前应有轻度的饥饿感，给机体一个消化吸收、自我调节的过程，人的阴阳气血则会趋于平和，身体逐渐恢复常态，精神也会振作很多。

"三不动心"做学问

马老具有事业兴趣，奉献之趣，为了事业可以"不知苦，反为乐"，认为"学海无涯，其乐无穷"。他认为做学术研究，必须心无旁骛，专心致志，做到名利、得失、荣辱三不动心。漫漫人生路，诱惑无处不在。如果整天挖空心思与人周旋，或从中获取金钱，或求当官谋好处，结果做学问就可能是一句空话。

老实耿直的马老，不善言辞，不善交际，把名利、得失和荣辱看得很淡，很轻，把自己所有的精力都投入到学习研究中医学术之中。早在20世纪40年代，他从华北国医学院毕业后，他就致力于中医药文献学研究，撰写了《微针探源》《针灸刺激点位置的文献学研究》等著作，创办《中国针灸学》季刊，担任北京大学医学院和华北国医学院教授。

中华人民共和国成立初期，马老是北京中医学会最年轻的发起人，担任北京市中医进修学校和北京师范大学教授等职务，编写了全国中医进修学校通用教材《解剖组织学》和《简要针灸正骨》等。马老就是这样一位将事业以兴趣入门，为引导，由趣生情，甚至"入迷"的人。

20世纪50至70年代，马老陆续编纂《古佚医学丛书》《中国本草学源流》《中国针灸学史》《伤寒论现存版本源流考》等著作。还参与了马王堆汉墓帛书整理的工作，著有《马王堆古医书考释》等著作。

近年来，他仍笔耕不辍，出版了许多有价值的中医药文献著作，先后获得国家、部、局以及北京市的多项大奖。

坎坷之路志更坚

马老的生活道路并不平坦。从1957年到1980年，他曾有20多年受到不公正待遇，经历了世态炎凉，度过了难以忘怀的艰苦岁月。

医学科学认为，性格开朗，情绪乐观，可使大脑神经系统保持平衡，增强身体抵抗疾病能力，是维护健康长寿的首要条件。马继兴院士就是一位"坎坷之路志更坚"的人。他凭借坚强意志和心中的信念，荣辱不惊，未因此停下学习研究的脚步。一有机会，他就去图书馆，查资料，学经典，搞论证，一本本学术著作从他手中起死回生。马继兴开辟了出土中医药文献、佚失中医药文献辑复、中国针灸史与针灸文献、本草史与本草文献、海外收藏中医药文献等诸多研究新领域，为中医药文献学成为一门新学科的形成奠定了坚实基础。

2008年的一天，马老到一家研究机构找人，看到会议室陈列的一些养生图片和文字有明显错误，就萌生了写作养生书籍的念头。一辈子严谨认真的马继兴回家后就着手翻阅资料，潜心研究。时间不长，《中医药膳学》由人民卫生出版社出版了。该书广泛收集了历代史档、类书、文集以及中医养生、药学、膳食等古籍中有关药膳学的内容，并对其进行了系统深入地整理研究，是一部较早的中医药膳学专著。

马老认为，中医药膳学是中华文化的瑰宝，是在古代中医食疗的基础上发展起来的，为中华民族的养生保健做出了重要贡献。通过初步总结历代传世药膳文献的渊源、演变轨迹以及学术成就，一来弘扬祖国传统饮食文化，二来为中医科研和教育充实内容。这就是马老撰写此书的目的与初衷。

大德大智者必大寿
——来自中原的全国名中医邵经明的养生经

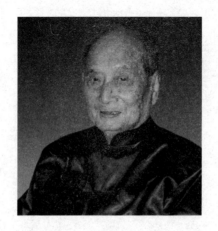

　　邵经明，1911年出生于河南西华县，2012年10月11日逝世，享年103岁。河南中医学院教授、主任医师、全国老中医药专家学术经验继承工作指导老师。著名针灸专家，享受国务院政府特殊津贴，荣获河南省中医事业终身成就奖，是河南省针灸事业发展的奠基人和带头人。

大德者必大寿

　　邵老从医80多载，他的人品性格、医德医风和高超的医术，让同人和患者赞不绝口。邵经明16岁拜师学医，20世纪30年代悬壶乡里。1942年，正值河南兵荒天灾，他买来粮食分给乡亲，免费救治病人，被方圆百里的百姓交口称赞。中华人民共和国成立后，他下乡医疗，病人排队几里长，他面带微笑一个个耐心治疗；到基层讲课，他诲人不倦，毫无保留。他视学生如儿女，学生有了思想问题他耐心开导，有学生病倒在床，他不顾年迈，拄着拐杖上五楼去看望和治疗。

"为人要厚道，心胸要开阔。"这句话是邵老的座右铭，他常以此教导学生、弟子和教研室的同事。"大医精诚"是他的行为准则，诊疗间隙常与学生们反复诵读。90多岁时仍坚持出诊，上班拄拐杖，下班时徒弟用自行车推回家。远道来的患者登门求治，他在家中挤出一块地方给他们治疗用，遇到贫困患者还提供吃住。他的好人品、好脾气和乐善好施，在同事和患者中广为流传，几十年来，在老家、在学院，许多人都能举出一个个感人肺腑的例子。

1999年，他将从20世纪60年代开始省吃俭用积攒的10万元人民币全部捐献给学院，设立了"邵经明教学奖励基金会"，用于奖励优秀教师和品学兼优的学生，并反复叮嘱不要张扬。2010年5月，他将在邵经明教授百岁寿辰庆典暨学术思想研讨会上获赠的3万多元贺金全部捐赠给学院，其中的1万元人民币，又注入奖励基金中。1989年、1990年、2008年，他多次一次性缴纳千元党费和各种千元捐款。

"邵老百岁，是大德者大寿呀！"得到邵经明帮助过的人提起他，都感激不尽。他淡泊名利，轻财重义，助人为乐。平时同事、学生、弟子有困难，他经常300元、500元接济，即使年事已高，只要听到谁有困难，他都让学生、弟子送去资助。

百年岁月，虽经历了世纪的风雨沧桑，但无论是兵荒马乱年月的生计奔波，还是壮年时教学、临床的不辞辛苦，以及古稀之后克服病痛的传承医术，他始终博爱仁慈，朴实谦虚，对待一切人和事都能豁达宽容，心平气和。

在《孔子家语·卷一》中，有句千古名言："仁者寿。"《中庸·第二章》

里又有"大德必得其寿"之语。这是儒家思想的重要人生观，认为以德处世，仁者爱人，以求身心健康。仁德爱人是儒家修德的最高宗旨，故其"仁者寿""大德必得其寿"的养生观对中国养生文化产生了极为深远的影响。对于"仁者寿"的观点，还有学者从现代医学来进一步论证。从生理学角度来看，仁者以助人为乐，积德行善，能博得人们对仁者感激之情，从而使自己获得内心的温暖，调节了机体的神经系统和内分泌功能，保持了身体健康。从人体免疫学角度来分析，仁德之心和仁德之举有益于人体的免疫系统，其血液中免疫球蛋白A的含量比通常情况下明显增加，因而增强了抗病能力，促进了健康长寿。因此有很多卫生机构对于健康的概念又有了新的发展，即把道德修养纳入了健康的范畴，将道德修养作为精神健康的内涵。

大智者必大寿

邵经明医术高明，手到病除，学生遍及海内外，在全国针灸界德高望重，久负盛名。他研创的"三穴五针一火罐"治疗哮喘技术已在全国推广，用火针和三棱针治疗瘰疬、流痰等可谓一绝，其"热感手法"让人叹服。他的才智不但使他成为著名中医专家，而且在生活中也处处体现他的胸怀和睿智。

智者乐观、谦逊。他常说："己愈予人己愈有，己愈教人己愈多。"他为人善良，乐于助人，这在亲朋好友中有口皆碑。

智者朴实、幽默。"乐悠悠，无忧虑，不生闲气，多吃红烧肉。"有人向邵经明请教长寿之道，他的回答让满屋的患者和学生笑成一团。

他生活节俭，饮食上基本不挑不拣，杂粮、蔬菜、肉都爱吃，但对红烧肉还是有点偏爱。老伴的手艺不错，他几十年来一直享受这个美味，只是高龄后有所减少。他喜欢喝茶，根据自己的体质主要喝红茶、花茶，有时少量喝点酒，每次只喝2小杯。

"邵老可逗了，爱开玩笑。"有些患者因为敬畏邵老的名气，初次找邵老看病时有些拘谨，接触几次后就被邵老逗乐了。邵经明爱笑，令同事、学生、患者和邻居们熟悉的笑容总是挂在脸上，他和蔼可亲，连玩耍的孩子们见了邵老都要喊几声"老爷爷"才离开。

邵老青壮年时不太注意身体，高强度的临床、教学工作，使他50多岁时患上了冠心病、高血压。年轻时由于吃饭快损伤了食道，晚年发展为食道癌（一直没手术、化疗、放疗，在家人细心照料下并无大碍）。中年后，他开始有意识地进行保健。他起床较早，之后散步、打太极拳、练气功，下午有空时练练书法。八九十岁后他腿脚不灵便了，太极拳打得少了，但仍坚持练气功。他躺在床上或坐在沙发上，闭目似睡，其实这是在练静功和卧功。他独创的"热感手法"使患者或局部，或全身，或循经感传产生热感，甚至出汗。

"脑子要用，手脚要动。"百岁的邵老虽然卒中后说话不清，但他思维清晰，表情丰富，常熟练地操纵着轮椅，如孩童般在各个房间中穿行，有时还伸伸胳膊练练拳，拿起毛笔练练书法。

"用则进，废则退"，是生命界公认的普遍规律。体力劳动者在体力锻炼中，激发身体内部机制而加速新陈代谢，从而增强了体质；脑力劳动者，勤于用脑，多加思索，促进了大脑、神经及感官细胞运动的活跃，其作用与运动员加强运动相似。美国有学者挑选了16世纪以来在欧美40名杰出人物，包括天文学、数学、哲学、诗歌类的名人，进行寿命研究。研究结果显示，这400人的平均寿命为66 ～ 69岁，比当时的平均寿命40岁高出了近30岁，其中寿命最长的正是一些勤于用脑的发明家、科学家和大诗人。"用进废退"法则主要体现在"勤"字上，勤者高寿，是符合和实际情况的科学。"勤者寿"这句名言在邵老身上得到了进一步验证。

药补不如食补　食补不如动补

——"国药泰斗"金世元的无药养生经

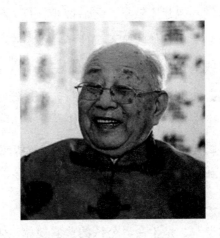

　　金世元，1926年出生于北京市。北京市卫生学校中药学主任、主任中药师、教授，中华全国中医学会中药学会副主任委员、《中华本草》编委等职。于1991年，享受国务院特殊津贴。2007年，获国家级非物质文化遗产"中药炮制技术"代表性传承人。全国老中医药专家学术经验继承工作指导老师。被中医界尊为"国药泰斗"的金世元，是国家中医药管理局药材系统高级职称评委。曾培养出1000多名中药人才。

　　金世元大半生都在和药材打交道，有两句话对他的健康起到了非常关键的作用，一句是"药食同源"，另一句是"药补不如食补，食补不如动补"。所以，他从不提倡仅仅依靠药材养生。

大补让他吃了苦头

　　金世元出生于北京郊区一个贫苦的农民家庭。14 岁那年，父母为了让他掌握一门谋生的手艺，把他送到北京复有药庄，他在那儿当起了学徒。两年的学徒干下来，他不仅掌握了制药的基本流程，而且还对药材的性味产生了浓厚的兴趣。

　　有一天，在生产制作参茸卫生丸时，金世元听说这药很补，就掰下一块吃了。十六七岁的他，正是长身体的时候，吃点儿补药，无非是好奇。可没想到 3 个小时后，他就觉得不对劲儿了：头涨得像要裂开。大概挨了一天的时间，那种不舒服劲儿才过去。

　　这次进补的经历给了年少的金世元一个很大的教训。此后好多年他再也没有碰过那些被人们大肆追捧的补药。

　　1940 年，金世元参加了北京中药讲习所，当时任教的是北京城有名的汪逢春、赵树屏等中医大家。对于中药方剂学的学习，把金世元带到了一个新的高度。到了二十六七岁时，金世元就已经与北京的各大药行来往密切了。有一次，同济堂宰鹿，大家围在一起热气腾腾地涮起了鲜鹿肉，金世元也美美地饱餐了一顿。当他回到家时感到不仅头涨，身上也涨了，鼻子还开始流血……

　　相隔十年的这两次经历，把一个观念深深地留在了金世元的脑海中——无论是大补的药，还是大补的食品，东西再好，也不能随便吃。金老虽然注重养生，但无论是年轻时吃过的参茸卫生丸，还是人们常提起的人参、鹿茸，在他的家里从来都见不到。

粗茶淡饭健康一生

　　金世元的"无药养生"观点是他几十年来的学习心得，也是他的生活感悟，可以用三句话来总结：粗茶淡饭，保护好脾胃和肾脏，合理运动。

一辈子与药打交道的金世元经常翻山越岭找药，认药，研究药，因此常常和山民、药农打交道，与他们建立起了深厚的情谊。一辈子反对盲目进补的金世元最推崇的是山村农民的粗茶淡饭，他说他的"无药养生"靠的就是粗茶淡饭。

金世元认为，粗茶淡饭最符合中华饮食文化中的"五谷为养，五菜为充，五果为助，五畜为益"的法则，这是人类饮食文化中非常健康的饮食原则。"五谷为养，说的是谷物有营养，可以长期吃；五菜为充的意思是光吃粮食不行，还要有蔬菜，这个'充'字是'充饥'的'充'，就是一定要吃的意思；五果为助是说不能以水果代饭，水果是助消化的；五畜为益是说五畜是补益的。"金世元说，正是这些养生知识使他远离药品，健康长寿。

养生要保护脾胃肾

在养生之道方面，金世元除了强调"食补"的重要性，还从中医辨证论治的原则出发，告诫人们一定要注意保护脾胃和肾。中医认为，肾为先天之本，脾为后天之本。在金世元看来生命就像一棵树，脾就像土壤，好的土壤能帮助树来吸收营养。而肾则是树的根，根扎得深，分布得广，树才能长得壮实。脾胃坏了，消化不好，人的营养就差；生病吃药，药到了胃里无法分解，药性无法起作用，吃了也等于白吃。肾功能不好，体内的废物无法排出，这就是把一个人的根本破坏了。

"看病的时候，大夫首先要望、闻、问、切。问的时候一般都先要问问患者，饮食怎么样，吃东西香不香，大便怎么样，检查患者的消化功能。如果患者说，他吃东西都挺好的。大夫心里就踏实了，不管有什么病都好调理。中医理论说，肾主骨生髓，通于脑。你看，人的聪明伶俐和肾功能强健也有关。"金老强调，要养生，就要把脾胃养好，把肾护好。

干洗脸，深呼吸，吐故纳新

金老年过八旬，依然精神矍铄。这既和他善于保养有关，更是他长期不懈锻炼的结果。金老说："他起床讲求三个半分钟，即醒半分钟，坐半分钟，站半分钟。然后在床上进行简单的锻炼。第一步，搓脸，俗称干洗脸，每次30遍；第二步，搓耳朵，还得搓30遍，耳朵的穴位很多，能够促进全身的血液循环；第三步，搓脚，两脚对着，两只手专门搓脚心……每天1小时，从周身的主要穴位循序渐进到全身的简单运动，一项一项地进行锻炼，就是为了达到一个目的——促进全身的血液循环。"

床上锻炼之后，金老会去楼下的公园，找一个人少的地方，做几次深呼吸。这就是他坚持了18年的深呼吸锻炼，受益匪浅。

经过一番吐故纳新之后，金老还要再花上15分钟做一套保健操。吐故纳新再加上做操，每天不到20分钟的时间，十几年来，无论多忙，他从没有间断过。

每次金老还有一个雷打不动的规矩：日出之后再锻炼。他认为只有太阳出来了，空气才能新鲜，浊气吹散了，清气才能来。

搓脚、搓手、深呼吸、做操，一项一项地进行锻炼。这些看上去没有系统、无招式的揉揉搓搓、吸吸动动，几十年坚持下来，成就了一位健康老人。

通则寿　畅则康

——排毒养颜胶囊之父姜良铎的养生法

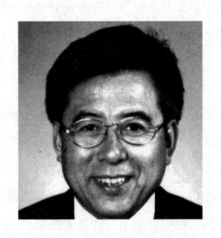

　　姜良铎，1948年出生。北京中医药大学东直门医院教授、主任医师、博士生导师，享受国务院政府特殊津贴。擅治疑难病症。为第九届、第十届国家药典委员会委员。

　　知道姜良铎教授是在十年以前。他的名字随着他研制的排毒养颜胶囊的畅销而广为人知。姜良铎操着一口浓重的陕北口音，说话时会不时哈哈大笑，那嗓门，透着秦腔般的嘹亮率直。姜良铎从医至今，虽帮别人搞过药物研发，也遇到过名利双收的机会，可他却一直坚守在临床岗位上。他谨记导师、国医大师张学文老先生给他抄录的清代医家吴鞠通《温病条辨》中的一段话："怀救世之心，秉超悟之哲，嗜学不厌，研理务精，抗志以希古人，虚心而师百氏。"以此在业务上精益求精。

通则不病　病则不通

姜良铎近年来一直致力中医养生的研究，提出了"通则不病，病则不通"的学术观点，他认为在养生保健上，"通则寿，畅则康，通畅寿而康，不通不畅欠健康"。对于便秘的老年人，他开具的健康处方就是：注意饮食结构，多食水果和蔬菜或含大量植物纤维的多渣食物；每日晨起空腹饮淡盐水 1 杯，养成定时大便的习惯；加强活动及力所能及的体育锻炼；同时还可采用自我腹部按摩的方法：以肚脐为中心，顺时针方向轻轻按摩，每日 1 ~ 2 次，每次 10 ~ 15 分钟。

年龄不同　食量有异

不饱食或过食对养生有重要意义，也对保持消化道的通畅有积极作用。姜良铎说，有相当一部分人因长期饱食或过食而患病，只要控制饮食，就可以得到改善。中医认为，"饮食自倍，肠胃乃伤"，也就是吃多了首先增加肠胃的负担。人进入成年，生长发育的使命已经完成，人对食物的需求仅仅是维持新陈代谢的平衡。如果摄取过多的营养物质，超出人体需要的部分就会堆积在体内，有的营养物质就成了"毒物"，如高血糖、高血脂对人体的许多器官有毒害作用。现代医学证明，经常饱食，尤其是暴饮暴食，不仅影响肠胃功能，引起消化不良，导致胃炎、胰腺炎，还会使体内的脂肪过剩，血脂增高，造成动脉粥样硬化等疾患。另外，过量进食后，肠胃血液增多，大脑供血量相应减少，长期下去还会导致记忆力下降、思维迟钝、大脑早衰。

为了健康长寿，姜良铎建议，要根据不同的年龄段确定饮食的量。40 岁以前可以吃九分饱，40 岁后吃八分饱，50 岁后吃七分饱，60 岁后吃六分饱。

当然，不同的人应根据自己的活动量，合理确定进食量，从而保持相对稳定的体重。对于老年人以及患病的人，尤其是患消化系统疾病，每一次进食量不能过多，要采用少食多餐的方法。这是因为老年人和患病的人，消化能力减弱，只有通过适当增加进食次数，才可保证人体对营养的需求。

有人认为，节食就是少吃或不吃主食。姜良铎解释，这是一个明显误区。他说，人体热量的供应，碳水化合物应占65%左右，脂肪在碳水化合物不足的情况下供给热量，代谢是不完全的，会使血液中积聚有毒废物——酮。近年来，由于酮引起恶心、疲劳以及脑部损害的疾病明显上升，这与不以谷物为主食、动物性食物摄入量激增有很大关系。因此，要想健康长寿必须做到合理搭配，均衡饮食。

活动筋骨 调和脏腑

"流水不腐，户枢不蠹，动也。形气亦然，形不动则精不流，精不流则气郁。"适当运动可以活动筋骨，疏通气息，畅达经络，达到调和脏腑、增强体质的作用，从而使人健康长寿。姜良铎谈起运动养生自有一套理论。他分析，如果人缺乏必要的体力活动，机体内气血的运行就会迟缓而不通畅，排毒管道就会壅滞，体内的代谢产物就不能及时排出体外，蕴积的毒素就会危害健康。长期缺乏运动的人，常会有食欲不振、精神萎靡、头昏心悸、倦怠乏力、失眠多梦等症状，所以中医理论有"久卧伤气，久坐伤肉"之说。

姜良铎说，每个人可根据自己身体的具体情况选择合适的运动方式和运动量。年轻人可选择爬山、踢球、游泳、攀岩、跑步等运动项目；中年人可选择跳舞、舞太极剑、练习健身球等；老年人可选择打太极拳、散步、练气功以及叩齿、咽津、梳发、摩面等养生保健方法，并注重劳逸结合，以确保平安。

调理脾胃有益养生

——全国名老中医危北海谈养生

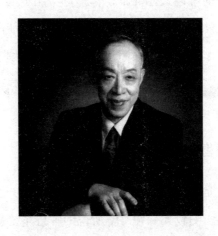

危北海，1931年出生。主任医师、教授，全国著名中西医结合专家。曾任北京中医医院副院长、北京市中医研究所所长。全国老中医药专家学术经验继承工作指导老师。从事中西医结合医疗及中医脾胃学说的理论研究50多年。

中医学认为，人的疾病、寿夭与五脏六腑的关系非常密切，正如《黄帝内经·灵枢》指出的"五脏坚固，血脉和调……六腑化谷，津液布扬，各如其常，故能长久"，"五脏坚固"是防病治病、养生长寿的必要条件。在五脏六腑中，脾与胃相为表里，被称为后天之本，是气血生化之源，维持生命活动的众多物质，都必须依靠脾胃供给。

善治病者，唯在调和脾胃

在多年的脾胃疾病中西医结合治疗和研究中，危教授发现，很多慢性疑难杂病的发生、发展与转归，都与肠胃功能的损伤与修复有关。《养老奉亲书》认为，脾胃为五脏之宗。安谷则昌，绝谷则亡。中医临床上也有"有胃气则生，无胃气则亡"的古训。正如古代医家所说"脾胃内伤，百病由生"，即人的健康及疾病的消除与脾胃有明显的联系，若是胃气好即胃肠功能健全或胃肠运化正常，则能维系人体健康；若脾胃功能不健，或脾胃运化失调，则易患疾病或已患疾病不易恢复。由此可见，胃肠功能的好坏，对维护人体健康或使疾病康复有十分重要的意义。调理脾胃就成为防病治病、养生保健、延年益寿的主要措施之一，即所谓"善治病者，唯在调和脾胃"。

脾胃健壮，则全身健壮

脾胃系统的疾病是常见病、多发病，尤其在农村，发病率较高，对广大劳动人民的身心健康影响较大。中医学所说的脾胃系统病包括了现代医学的多种疾病，如急、慢性胃炎、胃及十二指肠溃疡、胃神经官能症、急性肠炎、慢性肠炎、肠结核、胃肠功能紊乱、消化不良、胃癌，以及某些肝、胆、胰等系统的疾病。

调理脾胃不仅能医治脾胃的疾病，而且可以间接或直接地医治全身脏腑病变，这是因为"脾胃为后天之本，能资生一身，脾胃健壮，多能消化饮食，则全身自然健壮"。

调理脾胃的方法很多：有以药物（包括中、西药）调理的；有通过物理方法（电疗、磁疗、水疗等）调理的；有通过针灸宣畅气机、调理脾胃的；有通过饮食疗法达到调理目的的；亦有通过气功、刮疗、耳穴治疗等方法来调理脾胃，达到防病治病、延年益寿的目的。

情志失调易致病

当今社会，节奏非常快，人们工作压力大，精神紧张。在临床上，脾胃病患者越来越多。例如，一位男患者，35 岁，2016 年 10 月初诊。患者自述两年前因与妻子生气后出现食欲不振，进食量少，逐渐出现胃脘胀满，身体消瘦。患者先后多次在当地医院就诊，经相关理化检查均未见明显异常，后在北京某医院诊断为功能性消化不良，虽经中西医多方治疗，效果不显著。

患者就诊时主诉食欲不振，胃脘胀满，偶有嗳气、便溏、短气乏力。诊见舌暗红，苔白厚，脉弦滑。根据患者的临床表现和舌苔脉象，危教授认为患者是由于情志失调，肝失条达，从而影响脾胃健运，使胃肠功能受到影响，以致饮食停滞，出现胃脘不适、嗳气、便溏等症状。脾胃失健不能吸收水谷精微以养四肢百骸，则消瘦乏力气短。

所有这些表现的根本是胃肠功能的失常，治疗应采用健脾和胃、消食导滞，佐以疏肝清热以使胃肠复原的方法。方用沙参、太子参、黄芪、甘草益气健脾和胃；山楂、鸡内金、神曲、谷麦芽消食导滞和胃；苏梗、砂仁芳香醒脾开胃；柴胡、郁金、茵陈、枳实清热疏肝、理气开胃；葛根、薏米清热健脾化湿。

两周后复诊，患者胃脘胀满症状减轻，饮食较前明显好转，身体气力较前明显增加。治疗继续以健脾和胃为主，兼以芳香开胃、清热化湿，一月后无明显不适，建议予以饮食调理。

逆四时情志不畅，饮食不节影响脾胃

脾胃疾病的致病因素基本可以归纳成三个方面：逆四时、情志不畅、饮食不节。小孩子为什么会得胃病？其实就是饮食不节，现在的小孩子喜欢喝冰的饮料，喜欢吃高热量的食物，肥甘之品皆可伤脾胃，小患者出现这些症状也就不奇怪啦!

逆四时。很简单,危老在这里将它与情志不畅致脾胃不适放在一起讲解。春天是主生发的季节,用经典的话讲,就叫"春三月,此谓发陈",春在五行与肝相对应,也就说春天是肝旺的时候,如果这个时候,人们天天吃酸性的食物,像柠檬、李子等,甚至吃动物的肝,这就使肝旺上加旺。肝旺的时候脾胃肯定是虚弱的,一强必有一弱,这样会有什么影响?这就是逆四时中的吃法不对。再讲情志,我们都知道肝主情志,情志不畅,首先伤肝,肝气不舒,克的就是脾土,我们在临床上经常看到很多面色发青的患者有胃病,经常打嗝、泛酸,就是这个道理。《金匮要略》开篇中就有这样一段话:"夫治未病者,见肝之病,知肝传脾,当先实脾,四季脾旺不受邪,即勿补之。"看到这段话,大家似乎并不在意,危老在这里只想提醒大家一句:要懂得触类旁通,四季脾旺不受邪即勿补之,那春天你还能用山萸肉去补肝吗?他想大家以后应该不会犯这种错误了。

营养互补　减毒避害

——全国著名老中医魏稼的养生经

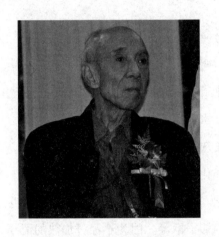

魏稼，1933年出生，江西都昌县人。江西中医学院附属医院教授、主任医师、全国著名老中医。1991年享受国务院政府特殊津贴，擅长针灸治疗各种疑难杂症。

"民以食为天，现在多数人不是营养缺乏，而是营养过剩。有一些人，总是让孩子多吃高糖、高脂肪和高蛋白食品，或毫无节制地给他们吃零食，使他们吃得胖胖的、壮壮的。其实，肥胖不等于健康，这不是爱孩子，而是害孩子。只有膳食平衡，才有利于健康。"魏稼认为，"一些年轻人20多岁就得了高血压、心脑血管病、脂肪肝、糖尿病等富贵病，这与吃有很大关系。这大概是一种新的'病从口入'吧。"

魏老分析,肥胖的危害性往往不是一天两天,也不是十年八年就可以显现的,而是长期一点一点积累造成的。因此,人在年轻时就应注意吃什么,吃多少,怎样吃。不要得了病才醒悟过来。要吃得合理、均衡、科学,除了注意食物营养搭配外,还要多吃绿色、天然、新鲜的蔬菜水果,少吃肉食,做到多品种,多轮换。这样有利于营养互补,减毒避害。

多品种,每顿最好10种

魏老主张,食物种类要多,不能偏食,应满足人类必需的各种营养需要,每顿最好不少于10种食品。

以早餐为例,除了吃一些粥、馒头、牛奶、豆浆等主食外,蚕豆、花生、豌豆、大豆、蔬菜、水果也不妨吃一点。花样品种多,可以激发食欲,人们可根据自己的口味去选择。

吃蔬菜也要多样化,如油菜、南瓜、蘑菇、木耳、葱头、白菜、芹菜、菠菜、土豆要换着吃。建议一些能生吃的蔬菜尽量生吃,如生菜、西红柿、大蒜、萝卜、黄瓜、柿子椒等。因为不经过加热的蔬菜,其维生素破坏少,对人体有好处。但这些蔬菜要多泡,多洗,特别是用流动的自来水来清洗。

牛奶也不必只吃一种,不一定只吃外国进口奶,好的国产奶都可以轮着吃。水果也一样。

当然,对自己爱吃的食品也要有所节制,不能暴饮暴食,吃得太多。反之,不喜欢的食品也不妨吃一点,要膳食平衡,才能益寿延年。另外,食品以少荤多素为宜,每次进食最好以八分饱为度,应少食油炸食品。

多饮水,每天6～8杯

魏老有个习惯,就是每天早晨起床后喝白开水,一天喝6～8杯。他认为，水是人体不可缺少的物质之一。没有饭吃不行，没有水喝更不行。

喝水要讲究时间，一般是早晨先喝温白开水，然后泡点绿茶水喝。这利于通便排毒，清洗肠胃，降低血黏度，并促进新陈代谢。

他主张，多喝点白开水，喝高质量的矿泉水，少喝其他饮料。因为饮料大多有添加剂，多饮不好。常喝"纯净水"也要审慎。

关于饮酒，他建议适当饮一些葡萄酒、啤酒。酒精度较高的白酒，每天饮用量最好不要超过 50 毫升。

多粗粮，每周搭配 3 次

"我从来不吃保健品，一天三顿饭，并坚持每周好几种粗粮搭配着吃。"魏老常将玉米、小米、黑米等粗粮熬粥喝，或与细粮搭配着吃。他说，这样有利于脾胃吸收，有利于排便。

他提醒人们，饮食要顺时令，应自然，注重清淡可口、荤素合理、粗细搭配，忌多食肥甘厚味和生冷油腻食物，以预防"三高"以及脂肪肝、心脑血管病等疾病。

魏老更喜欢动脑。从事针灸高等教育和临床、科研工作几十年，魏稼先生创立了"各家针灸学说"和"无创痛针灸学"两门新学科。退休后，他主编出版了《针灸流派概论》（人民卫生出版社）研究生教材，还对多种疾病的临床针灸治疗拥有丰富的经验。如今，他已年近 80 岁，仍喜欢动手动脑，业余爱好有篆刻、书法和喜欢研究中国文学、历史等。他还坚持动腿，每天散步 2 个小时，21∶30 准时上床睡觉，生活非常规律。

以自然之道　养自然之身

——中国中医科学院首席研究员孙树椿的养生经

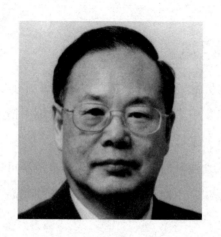

　　孙树椿，生于 1939 年。中国中医科学院首席研究员，中国中医科学院骨伤科研究所主任医师、博士生导师，全国老中医药专家学术经验继承工作指导老师。擅长治疗各种骨伤科疑难疾病，尤其是脊柱疾病。

　　孙树椿教授今年虽已年近八旬，但仍活跃在医教研第一线上。每次他一上讲台，便精神抖擞，声音洪亮，思维敏捷。熟悉他的人都知道他患糖尿病多年，如何保持体力、精力充沛地工作，他自有一套养生哲学。

中医治病是调理阴阳平衡

孙树椿认为，把"中医"二字简单地理解为"中国的医学"，其实是不全面的。中医的"中"不只是一个相对于西医的方位、国别或民族的概念，还包括《中庸》里所说的"致中和"的"中"。中医的最高境界就是对"中"的理解和运用。"中医"二字最早见于《汉书·艺文志·经方》："以热益热，以寒增寒，不见于外，是所独失也。故谚云：有病不治，常得中医。"在这里，"中"字念去声——zhòng。"中医"作为名词出现是在鸦片战争前后，西医把中国医学称作中医，是为与西医做区别。《中庸》曰："中也者，天下之大本也；和也者，天下之达道也。致中和，天地位焉，万物育焉。"中医用精气学说、阴阳学说和五行学说，来解释生命的奥秘。其所阐明的阴阳和合、阴平阳秘观点与儒家"致中和"的思想是一脉相承的。中医治病就是调理阴阳平衡的过程。中医的最高境界正如《黄帝内经·素问·至真要大论》说："谨察阴阳所在而调之，以平为期"。以平为期就是致中和、以和为重。

孙树椿认为，中医养生是中医学的重要内容。他从亲身体验中总结了以下几点，并在生活中以此为原则来进行保健。

天人相应，道法自然

《黄帝内经·素问·上古天真论》中说："上古之人，其知道者，法于阴阳，和于术数。食饮有节，起居有常，不妄作劳。故能形与神俱，而尽终其天年，度百岁乃去。"中医学重视天人相应、适应四时、顺乎自然的养生保健原则。讲究人的生活起居在四时季节中必须顺应春生、夏长、秋收、冬藏的自然规律，人体的生理活动才能保持正常。要"以自然之道，养自然之身"。《黄帝内经》提出了"春夏养阳，秋冬养阴"的论点，即在春夏阳气旺的季节，摄养阳气；在秋冬阴气盛的季节，保育阴气来适应养生防病之道。这个观点现在仍有效地指导着人们的养生保健与疾病治疗。

精神乐观，积德行善

《黄帝内经·素问·上古天真论》中说："虚邪贼风，避之有时。恬淡虚无，真气从之，精神内守，病安从来？"世界卫生组织提出"健康的一半是心理健康"。乐观是一种开放心态，要尊重事实，不狭隘，用积极态度看待一切。据现代药理研究，人高兴时会分泌内啡肽，它能使人心情愉快、乐观、开朗，对身体健康有利；人不高兴时会分泌肾上腺素，它能使血管收缩、血压升高，长期过量分泌易导致心脏病。所以，要树立正确的人生观和世界观，不要对自己过分苛求，学会自我调控情绪，常怀感恩之心，知足常乐，人真正幸福不在于从社会获取多少，而在于奉献多少。

饮食有节，各取所需

《黄帝内经·素问·六节脏象论》中说："天食人以五气，地食人以五味。""心欲苦，肺欲辛，肝欲酸，脾欲甘，肾欲咸。""此五味所合五脏之气也。"人不遵循客观规律是不行的。孙老认为最好的饮食要做得到平衡膳食。平衡膳食的第一原则是食物要尽量多样化，要合理选用粮食、肉类、豆类、奶类、蛋类、蔬菜、水果、油脂类等各类食物。在每一类中要尽量选食多种食物，如肉类要吃猪肉、牛肉、羊肉、鸡肉、鱼肉、兔肉、鸭肉等。粮食类食物也如此，只吃精米、白面是不符合平衡膳食原则的，还要吃粗杂粮，如小米、玉米、荞麦、高粱、燕麦等。

日常保健注意饮食和运动

虽然孙老患糖尿病多年，但他在日常生活通过自我保健，做到了与疾病"和平共处"。他认为糖尿病患者除了合理用药之外，日常保健要做到饮食平衡及运动适当。

他说，对现代中国绝大多数居民来说，他们有足够的选择食物的余地，营养知识的普及可以指导他们避免罹患营养过剩导致的一系列疾病，如糖尿病等。多吃粗杂粮就是其中之一。用粗粮、杂粮代替部分细粮有助于糖尿病患者控制血糖。近年的研究表明，进食粗粮、杂粮及豆类后的餐后血糖变化一般小于只吃小麦和普通稻米，利于糖尿病患者控制血糖。但这些粗杂粮维持餐后血糖反应的能力也不同，如燕麦、荞麦、大麦、红米、黑米、赤小豆、扁豆等可明显缓解糖尿病患者餐后高血糖状态，减少 24 小时内血糖波动，降低空腹血糖，减少胰岛素分泌，利于糖尿病患者的血糖控制。

孙老认为，生命在于运动，运动是生命存在的基础，是生命发展的动力和源泉。他坚持每天晚间散步，刮风下雨时就在室内做做自己编的健身操。作为骨科专家，他常劝患者做"小燕飞"操，以助改善腰痛问题，他自己也身体力行。工作之余，他喜欢旅游，饱览祖国大好河山，既陶冶了情操，又强健了体魄。

创立适合自己的养生模式

——全国名老中医高益民的养生理念

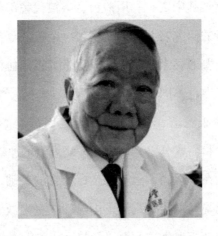

高益民，1932 年出生。首都医科大学中医药学院教授、主任医师、博士生导师，全国老中医药专家学术经验继承工作指导老师。几十年来一直致力中医药研究事业。

"养生学实际上是人类管理生命与健康的文化和艺术。养生要根据个人体质与感觉，创立一个适合于自己的养生模式。"高益民对养生的特殊观点，决定着他是一个与众不同的人。多年来坚持吃杂食，吃粗粮，采取脑力与肢体运动相结合的原则，高益民才会在 80 多岁高龄时，还能像小伙子一样双脚跳起，还能如同年轻人一般思维敏捷，神采奕奕。

选择食物因人而异

从爱吃辣椒到不吃辣椒，高益民认为是自己的体质发生了改变。原来吃面必加油泼辣子，一碗热气腾腾、辣香扑鼻的面条下肚，顿时全身冒汗，酣畅淋漓。后来，因吃辣椒而便血，从此他不再碰辣椒。高益民认为，随着年龄的增加，自己的身体经不起辣椒的刺激，特别是长期痔疮便血的后果是很严重的，所以他便与辣椒绝缘。

他提醒人们，不管吃什么，一定要以不伤害自己的身体为前提。有人吃虾会得荨麻疹，有人吃辣椒易患痔疮，有人吃肥肉血脂会增高，那就要管住自己的嘴。身处一个慢性病高发的时代，人们一定要知道自己的身体状况，才能避免对身体造成不良影响。

"合理膳食，对于我来说就是吃杂食、粗粮。"高益民说，吃得杂对身体有好处，有助于吸收各种食物的营养，做到合理、科学、全面营养。那些偏食的人很容易缺少某些营养物质。他喜欢米粉口感顺滑的感觉，特别是米粉低脂肪、低热量的特性很适合自己。每隔几天吃上一次贴饼子也是他的最爱，贴饼子外焦里软，富含维生素等多种营养物质，还具有滋阴养血、促进消化的功效。还有山东大煎饼，他每次买回来分两次将它吃完。他认为吃东西不要过饱，要适当节制饮食，才会对身体有益。特别是晚上，不仅要吃得少，还要吃得早。这样，有时间可以活动一下，让食物消化后再睡觉。

肢体运动有利健康

高老认为，搓麻将、玩扑克等非肢体运动对他来讲无疑是在浪费时间，只有实实在在的肢体运动，才有助于提高生活质量，让身体更加健康。

"居室就是我的健身房。" 高益民利用生活中的一切机会锻炼身体。他从来不用家里的洗衣机。他认为，用搓衣板搓衣服可以锻炼双臂和背部的肌肉，用手拧衣服则可以锻炼双臂的力量，增加手部血液循环。

上楼梯时，一般人是一级一级地往上走，而高益民上楼梯都是两级两级地往上跨。他说，一步跨两级楼梯，其高抬腿的动作既可拉伸肌肉，还能更好地锻炼整条腿，同时腰骶部的肌肉也因为吃力而得到运动。下楼梯时，他也会快速跑下去，加大自己的运动幅度。

平时去中医院上班，他选择骑自行车，每天往返1个多小时。他几乎不打车，都是走路和骑车。回家后利用扫地、洗衣、做饭等机会，既活动筋骨，又减轻老伴负担。正是生活中这些随处可见的运动，让他年龄大了心不老、身不老，并印证了生命不息、运动不止的道理。

食疗遵循五味原则

高益民先生主编的《老中医解读——中国居民膳食指南》中，讲到了很多药食同源的食物，其实在生活中，很多人都会根据自己当时的情况，用食疗来缓解身体不适。

"食物因味的不同而具有不同的功效。"从事一辈子中医药研究的高益民认为，辛味行气散寒，促进血液循环，适宜于外感表证或风寒湿邪者，如外感风寒感冒者宜吃生姜、葱白、紫苏等食品；甘味有补益和中、缓解疼痛的作用，气虚证者可选用牛肉、鸭肉、大枣等，阳虚证者可选用羊肉、虾、麻雀等；酸味有敛汗涩精、止喘止泻的作用，可用于治疗出虚汗、泄泻、小便频多、滑精、咳嗽经久不止及各种出血病；苦味有清热解毒、燥湿降气的作用，热证者可选用苦瓜、茶叶，但苦味食物不宜多吃，尤其脾胃虚弱者更应谨慎；咸味有软坚散结、补益阴血的作用，可用于治疗痰核、痞块、热结便秘、阴血亏虚等病症，咸味食物包括紫菜、海虾、海蟹、海蜇等。

高老提醒大家，运用食疗应遵循五味原则，即医圣张仲景说过的"所食之味，有与病相宜，有与身为害；若得宜则益体，害则成疾"。

养生如放羊

——湖南省名老中医尚品洁的养生论

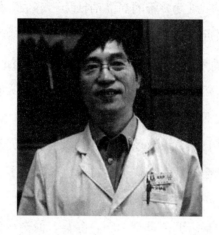

尚品洁，1940 年出生。湖南省岳阳市中医院主任医师，著名中医疑难杂症专家，先后毕业于湖南医学院医疗系和湖南医科大学中西医学研究生班。湖南省名老中医。享受国务院特殊津贴。擅长治疗疑难杂症。

"养生如放羊。"尚品洁对养生的认识和观点使人想起一个场景：白色的羊群在山坡上四散开来，无忧无虑地吃着青草。它们东跑跑，西跳跳，相互之间追逐玩耍。不远处的牧羊人躺在柔软的草地上，唱着自己喜欢的歌谣。人与羊尽情地享受和煦的阳光、洁净的空气和天然的绿色，与大自然合为一体。

尚品洁认为，养生不能照本宣科，要找对适合自己的方法，保持对工作和生活的激情。人生要有追求，有价值，有目标。养生也要根据个人条件和身体需要，该干什么干什么，该吃什么吃什么，像放羊一样无拘无束，自由自在。

亲近自然　欣然养心

养生在于养，也在于放，放也是放松心情。养好心态，身体自然健康，正所谓心态强百病走。风度儒雅的尚品洁认为，养成安然平和、不急不躁的心境在于养心，而亲近自然对养心的重要性是不言而喻的。

养生还是一个顺应自然的过程。面对大自然，人们不仅能欣赏四季美景，放松心情，还可将自然中的精微物质如（如负离子）吸收进人体，从而滋养五脏六腑，使人焕发活力。自然万物都要经过生、长、收、藏的过程。顺应这个过程，就是顺其自然，人就朝气蓬勃，身体健康，否则就是违背自然，人就会阴阳失调，就会不舒服，或不自在，也就生病了。

养心要心静，心静则心定，心定则气和，气和则血顺，血顺则精足神旺。精足神旺者，正气内存，邪不可干，病自除矣。尚老认为，荀子的"养心莫善于诚"也是养心的一种方法。对人做事要心诚行正，诚心诚意地对待人家，人家也会诚心诚意地对待你，做一个宽容、诚信、正派的人，心态才会平和。

此外，要清心寡欲。心不静，则欲火难平。有一分贪念，就会有一分心烦。凡事摒弃非分的想法，调好心态，对身体是有益的。因此，遇到不开心的事要把它看成人生必然的经历，就像大自然的春夏秋冬一样，永恒变化而自然。

尚老建议人们，首先用积极的态度面对压力。在充满竞争的人生中，每个人都会遇到各种压力。压力既为动力，也会变成阻力，就看自己如何去面对。另外，对待工作要恪尽职守，认真完成。但也要注意，工作不可能是生活的全部，要善于平衡生活，分出一些时间给家人和朋友，培养自己的兴趣爱好，缓解压力，丰富生活。

尚老强调，一生追求财富，不如用一生亲近自然，培养出一种好心态，扬长补短，去做自己应该做的事。

饮食天然　淡然养口

羊吃草，吃的是新鲜青草。这些草富含植物精华，可以降血脂，活血化瘀。人们养生也同样，天然、绿色、应季的食物，对人体都有益处。不要天天想着吃什么补阴，吃什么壮阳。尚品洁说，养生并不需要强求自己一定要怎么吃东西、吃什么东西，而是吃得越广越杂，越有利于健康，千万不可挑食、偏食。只要当你用心体味到如放羊般的愉悦和自在时，你才是真正懂得了养生。

尚老认为，人体要维持正常的生长发育，从而需要各种不同的营养物质。多食新鲜果菜，做到荤素、主副、干稀等食品合理搭配，以满足人体所需。只有合理膳食，营养平衡，才能使人体保持在正常范围内，身材不胖不瘦，胆固醇不高不低，血黏度不稠不稀。

他提倡，五味不能偏食，饮食要杂，口味要淡。为什么？因为吃得杂，可以吸收各种维生素、矿物质以及微量元素，获得的营养比较全面，但不要每顿饭都贪多求饱，要适可而止，吃上七八分饱就行了，否则"饮食自倍，肠胃乃伤"；吃得淡，是指盐味轻，辛辣味少，限制膏粱厚味。大鱼大肉偶尔吃点还行，天天吃，不久就会吃出高血压、心脏病和糖尿病了。俗话说，"家常便饭天天吃不腻"就是这个道理。限盐限酒，注意平时多食用清淡温和的食物，就不容易给自己带来疾病。当然，诸如为了减肥，或单纯控制身材一味节食，都对身体不利。

运动悠然　怡然养情

"动则不衰"尚品洁说，羊散步，人步行，都是有益的运动，有助于促进机体的气血、脏腑和阴阳平衡。中医讲，阴为阳之母，阳为阴之用，而运动生阳，静坐生阴。

身体强健与四季协调很重要，运动养生关键在坚持。尚老举例，生活中一些老人爱散步。他们从春走到秋，从夏走到冬，走出了美好的心境，也走出了健康体魄，更走出了清醒头脑。在日复一日的运动中，收获着事业和爱情。

应该注意的是，散步应缓步慢行，特别是在山坡或有阶梯处，要腿站稳，脚踏实，不慌不忙，优哉游哉，以浑身微微汗出为好，绝不大跑大累，也不汗流浃背。尚品洁体会，"竹从叶上枯，人从脚上老，天天千步走，药铺不用找"。根据自己的健康状况选择适当的运动方式，并逐步成为自己的一种生活方式和习惯，才能达到健康长寿的目的。

"五志能够致病，五志亦能解病。"这说明情志与疾病关系密切。尚老认为，有些疾病就是因情志而起。对于这类疾病，应当调摄自己的情志，不迁怒，不迁时。不迁怒即就事论事，对事不对人；不迁时就是说，别让不良情绪影响自己太久。生活中如果遇到了坏情绪的事，试着找人倾诉，或出去转移心绪，放松放松，不良心情自然缓解。

愉快的情绪是精神健康的标志。尚老认为，养情最忌讳贪，一个贪字就包含着祸。如今，各种各样的诱惑使得人们的欲望增多，增大。患得患失会导致人得心脑血管病，而凝神定气，物我两忘，怡然自得，才是养生的真谛。

要想长生　经络常通

——享受国务院特殊津贴专家金伯华的养生经

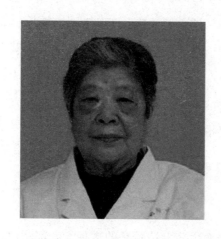

金伯华 女，回族，1933年生，北京人。曾任北京崇文中医医院针灸科主任医师、科主任、教授，中国针灸学会北京分会顾问，中国中医科学院针灸研究所客座教授，北京中医药大学研究生部学术顾问，享受国务院政府特殊津贴。

著名针灸学家金伯华教授虽已年过八旬，但她说话利落，动作麻利，身上透着豁达、洒脱的气质，而言谈举止又体现出20世纪五六十年代知识分子特有的优雅气度。而良好的体力使她足以应对每周三次的针灸门诊，并参加一些讲座和社会活动。要知道，扎针不仅需要指力，更需要体力。金老说，自己的养生经验就是注重经脉气血的畅通。

经络常通　健康无病

经络看不见，摸不着，西方用多种手段对其实质研究也没有定论，但在中医治疗养生中却非常重要。经络包括十二正经和奇经八脉，遍布全身，内连脏腑，外络四肢百骸、皮毛孔窍，可谓沟通内外，贯穿上下。但经络中不是凝滞不动的，它是气血运行的通道，因而要保持其畅通，这样才能维护脏腑正常的生理功能。若经络阻滞不畅，轻则不适，重则患病。

古人早就明白这个道理，《黄帝内经》曰："经络者，所以决死生，处百病，调虚实，不可不通。"故中医治病，无论是针灸还是汤药，总以人体经络的畅通和气机的条达为前提，所谓"用针之道气至为要；灸者温通经络，驱散邪气；砭者之意，以调血络风痹；汤药调理，以入经为妙"。

要保持经络气血的畅通，金伯华有两条宝贵经验：一是保持心情舒畅，二是每天锻炼前循经拍打，使身体安然无恙。

调节情绪畅气机

"疾病多从气滞而生，七情致病的道理大家都明白，人之不如意事十之八九，不得志、不舒畅的情况常有，但主要还是悲思、发怒为多。"那么怎样才能把情绪调整好呢？"做事要宽宏大量，不去计较，多为别人想想。此外，不要有太多贪欲，少生闷气。"金伯华说。

出身贫苦的金伯华16岁（1949年）考入华北军政大学，1951年随部队入朝鲜，以战地医生身份参加了三年抗美援朝战争，这些经历培养了她十分要强向上的性格。

1964年，由于金伯华思维活跃，精力充沛，组织能力和业务能力都很强，北京市东城区中医院向北京市中医院借调金伯华三个月帮助开展工作。很快，针灸科被她发展得有声有色，不仅各种器具齐全，患者人数也猛增，医院舍不得让她回去了。金老当时心里还想不通，但自己是党员，哪里需要就到哪里，是命令就要服从！这一留就是 30 年啊！不过回想起来，当时的针灸科分科不细，金老作为全科医生，可以接触到各类各样的患者，这使得她的治疗病种非常广泛。

作为医生，她最大的快乐就是良好的疗效，把患者的病治好了，那种安慰不是金钱所能代替的。这也是金老调整情绪的重要方式。她常对学生们讲："看病要真正地用心，不仅仅是对患者热情周到，还要把病情诊断明白了才能选穴下针。不能腿疼了就在腿上扎一针，腰疼了就在后腰扎一下，要有高度的责任心！"

金老一直怀着感恩的心来对待生活。"我能有机会学习，有技术，有工作，包括老有所养，都是党和国家培养的结果。"金老不仅对生活很满足，还很爱国。金老研发的治疗类风湿关节炎中药"追风速"效果很好，但因审批和生产的巨额费用而搁浅。美国朋友劝说并允诺她在国外帮助开发生产，再卖给中国患者。金老坚辞不允，"作为党员，怎么能用我们的技术让外国人挣中国人的钱呢？"她也常告诫徒弟们，千万不能为了挣钱而治病，出发点不对，心态也不会平和，早晚是要出问题的。

循经拍打通经络

循经拍打可使经络畅通，气血畅行，起到防治许多疾病的目的，这也是金老多年实践的深刻体会。其实针灸用药也是此意，只不过是针对经络瘀滞严重的情况而言的。拍打要按照经脉走行的顺序进行，以使经脉之气衔接畅通。我们可以四个八拍为节奏，拍打时用力要柔中有刚，力量适度。具体方法如下：

拍打手三阴经、手三阳经　以 8 拍（4 拍）节奏拍打，以右手自左胸前沿手臂内侧向手掌手指方向拍打，然后翻转过来，从手指外侧向肩臂外侧拍打，如此拍打两遍。再以同样的方法、同样的节奏用左手拍打右臂两遍。这样就可以把手三阴经、手三阳经全面拍打了。手三阴经、手三阳经包括肺、心包、心、大肠、小肠、三焦等脏腑，如此拍打能通心络，补心阴，振奋胸阳，宣肺清痰，增加肺活量，促进肠蠕动，通便理气消腹胀，通达三焦。

拍打足三阴经、足三阳经　以8拍（4拍）节奏拍打，两手从双腿足踝内侧向上沿腿内侧拍打至腹部，然后两手沿着骶髂关节向下沿腿外侧至足外踝方向拍打。再单腿放在凳子上或踩在高矮适中的台阶上，右手拍左腿前侧，左手拍左腿后侧。如此拍打两遍，再以同样的方法、同样的节奏拍打右腿。这样可将足三阴经、足三阳经全面拍打。足三阴经、足三阳经包括脾、肝、肾、膀胱、胆、胃等脏腑，如此拍打能健脾利湿，舒肝利胆，和胃化滞，益肾养阴，通利小便，增强卫气。

拍打任督二脉和膀胱经背部腧穴　以8拍（4拍）节奏拍打，单手握拳自大椎穴沿脊柱向下慢慢捶打至腰骶，即尾骨处，再从腹下沿正中线向上过胸捶打至咽喉，然后双手握拳沿脊柱两旁从上向下捶打，这就把任督二脉和各脏腑在膀胱经的腧穴都捶打了。这样可调理十二脏腑功能，助阳气升发，通利三焦，调理阴阳，增强免疫力。

拍打肩颈部　以8拍（4拍）节奏拍打，以左手托右肘，用右手拍打大椎，颈部、大椎穴和左侧肩背部，再用左手同法拍打颈部、大椎穴和右侧肩背部。然后双手叉腰，收腹，以顺时针转动腰部两个8拍，再逆时针转动腰部两个8拍，转动幅度不宜过大。此举可促进肩颈和腰部的气血流通，有助于防治肩周炎、颈椎病。

拍膝，直膝、弯腰，将脚蹬在一个高矮适中的台阶上，左手拍左膝后部，右手拍左膝前部，再左手拍左膝外侧，右手拍左膝内侧。然后以同样的方法拍右膝。此举有利于两膝的气血运行，防止或延缓老年性关节退行性病变。

针对曾一度流行的拍胆经保健法，金老强调，拍胆经固然重要，但胆经只是十四经脉之一，其他经脉也要拍打，不能以偏概全。坚持拍打经络一段时间，就会有经络开通、气血畅流的感觉，不但神清气爽，心情舒畅，还可防病祛病。动作虽简单，而且每次只需五分钟，但效用却很大。

自我和　天地和　与人和

——全国名老中医张志坚的"三和"养生经

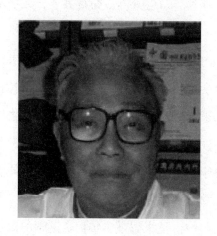

张志坚　1930年出生。江苏省常州市中医医院主任中医师、教授，江苏省名老中医，第四批全国名老中医，享受国务院政府津贴。擅长诊治中医内科疑难杂病，尤其对肾病颇有研究。

张志坚老先生的养生理论精髓是"心平气和"，表现为自我和、天地和、与人和。无论花开花落、云卷云舒，他都凭借内心的一份宁静和安详，用爱心与汗水去实现人生理想，并因此拥有自己的不凡人生。

自我和：心无挂碍守宁静，奉献爱心乐常在

自我和，就是心态平和，从而使身体脏腑调和，生活起居和顺，饮食调和平衡。张志坚认为，中医的核心思想是"期平致和"，因此养心是养生的第一要务。

如何养心？张志坚说，宁静淡泊，心无挂碍，维持一个平衡心态，可使全身气机和顺，内脏功能协调，获得身心的整体健康。有一养生名言是："情贵淡，气贵和。唯淡唯和，乃得其养。苟得其养，无物不长。"这几句话值得我们借鉴。

宁静淡泊即守住内心的安宁清净。没有非分的要求，才能体验生活的真正乐趣。人在俗世总会受到各种各样的诱惑，生发出林林总总的欲望，这些都需要靠自己的思维来鉴别。如果欲壑难填无止境，物质享受的要求就会越高，伤害身体的可能性也就越大，一些疾病就会滋生。而淡化了名利，自然一身轻松，守住一份宁静，啥事都想得开，放得下，便能神清气爽，俯仰无愧，就会心安理得，并感到人生的美好。

奉献爱心，乐在其中，是张志坚多年捐资助学的观点。家乡一贫困女孩考上南京中医药大学，因家境困难想要放弃学业。张志坚得知后，不仅资助她完成了五年学业，还帮助其亲戚家修屋盖房。另外，他还资助市总工会联系的一男孩完成高中学业。几十年来，他已捐助数人共计20多万元。

张志坚说："真正的快乐在奉献中才能体会出来。在我们的日常生活中，离不开公益慈善事业，离不开奉献爱心。如果你能雪中送炭，你能感觉大地都是暖洋洋的！"

天地和：生活规律顺自然，饮食平衡利健康

天地和，就是顺应气候地理环境变化，随时调整自己的饮食起居和生活

习惯。

顺应大自然，保持生活规律，是张志坚多年养成的好习惯。他每天早晨5点左右起床，中午睡一个多小时，晚上9时至10时就寝。别小看这些作息时间，很多人却做不到。张志坚认为，就寝时间规律，睡眠时间就会规律，懂得并在行动上为自己积蓄体力和精力。睡眠不足、睡眠质量欠佳，长期累积下来"睡眠债"对人的健康影响很大。

平时，张志坚喜欢读书，对中医经典著作情有独钟，一有时间就熟读、深思，反复揣摩。他告诫弟子，只有把这些经典读好，深入领悟，才能在临床上得心应手。他劝告年轻一代要像蜜蜂那样"采百花以炼蜜"。个人的智慧是有限的，采集各家之长，才能充实自己，学以致用。

张志坚还喜欢摘抄、剪辑，笔耕不辍，他已剪辑了几十本报刊，并将收集的资料分类成册，然后去粗存精，提炼成文，以传后学。这是他对养生的采撷、摘要和身体力行的感悟。

"民以食为天。"饮食对健康至关重要。张志坚认为，最好的饮食是食物种类广泛，营养全面。这是因为各种营养在体内都有相对平衡的关系，如粗细平衡、主副平衡、荤素平衡、五味平衡、三餐平衡等。

按照他的观点，只要大吃大喝半年，"三高"症状就出来了。因此，几十年来，他坚持饮食以素为主，加点小荤，即面条、米饭、蔬菜、水果等食物，以及少量的鱼和肉。此外，每天早上吃生姜2片，晚上喝自制药酒1杯。

张志坚有个好习惯，就是几十年如一日坚持用冷水洗头面、洗鼻腔。他认为，头面为"诸阳之会"，人体很多经脉都汇聚于头部。用冷水清洗头面可疏通经络，促使局部气血运行，改善头面皮肤营养，对于预防感冒、头痛，减少头痒、头屑大有益处。冷水洗鼻孔可清除鼻孔内的污垢，使呼吸通畅，并可有效预防鼻炎。

与人和：退一步海阔天空，忍一时风平浪静

与人和，就是"退一步海阔天空，忍一时风平浪静"。张志坚说，人的烦恼多如牛毛，多因不能宽容。听到别人的讥讽、诽谤，就气愤，暴跳如雷，显然这对健康不利。处处"和为贵"才是调养身体、益寿延年的最好方法。

"待人宽容勿计恶，胸襟宽广寿自长。"张志坚说，现实社会中的人与人之间难免意见分歧，只要我们多一点宽容，多一点谅解，不纠缠于鸡毛蒜皮的琐事，自己周围就会有一个和谐亲切的氛围。尊重人，体谅人，不苛求于人，是心情舒畅的关键。

"福至不傲慢矜夸，祸来不怨天尤人。"张志坚20岁开始悬壶济世，因其医术精湛，医德高尚，很快就声名鹊起。如今，他从医60多年，一直奋斗在临床第一线，不仅是全国名老中医，还是"五一劳动奖章"获得者、全国卫生系统先进工作者。对这些荣誉，他看得很淡、很轻，张志坚依然谦恭、诚恳，没有一点架子，仍像普通大夫一样出诊，查房，带教。

"文革"期间，有关部门把一同名同姓的国民党少将档案误装到了张志坚的档案袋中，使他蒙受了不白之冤，还影响几个孩子的升学、入党、提干。对此，他从不牢骚满腹，从不怨天尤人，自信身正不怕影子斜，政府早晚能给自己一个清白。后来他的冤案得到了平反。他认为磨难是一种财富，可使自己变得更加坚强。只要不是原则问题，不妨退一步，让一下，这对健康是有益的。

张志坚分析，身处逆境时，应随遇而安，以积极态度去接受，而不是消极逃避。如果气量小，胸襟狭隘，容易使五脏失和，身体功能紊乱，从而引起多种疾病。因此，我们应该心胸豁达，坦荡自在，对生活充满信心，并对有过节的人予以谅解宽容。这样，心情自然就会像蓝天中自在飞翔的小鸟那样，逍遥快乐。

心态平和　随遇而安
——国家级名老中医周德安的健康长寿经验

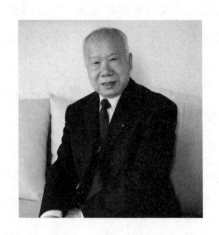

周德文，1939 年出生。首都医科大学附属北京市中医医院教授、主任中医师，全国老中医药专家学术经验继承工作导师、全国著名针灸专家、北京市针灸学会理事、北京市针灸三通法研究会副会长。对治疗神经性耳聋，高血压病，各种疼痛、卒中、面神经麻痹、妇科病等疾病有独特经验。曾多次赴日本、韩国、德国、几内亚讲学。

周德文教授诊务繁忙，一个上午要为 30 多位慕名而来的患者进行针灸治疗，一时都坐不下来。但他仍精神抖擞，动作麻利，毫无倦怠。健康长寿的妙招是什么？用周老自己的话说，就是心态平和、随遇而安、与人和善、起居有常、饮食有节这样几个原则。周老强调：富贵不慕、贫贱不辱是养生的一大法宝。

心态平和

周老认为，七情六欲是人的生理和心理活动，处在平衡状态时，机体如同机器一样正常运转，反之，则出现某种疾病。周老常劝导自己与别人要学会控制情绪，防止七情过激，以达到心理平衡。《吕氏春秋》曰："欲有情，情有节，圣人修节以止欲，故不过行其情也。"这与周老恬淡虚无心安详的做法不谋而合。周老认为，一个人的心态，决定了他的生活质量，也会直接影响到他的健康寿命。

要保持心态平和，避免七情六欲过度，周老认为自我调节情绪十分重要，既不羡慕富人，也不低看自己，既不侮辱穷人，也不自视过高。力求做到清静无为，清心寡欲，心态平和。平时可读一些书籍，提高自己的知识和修养，自我陶冶情操。也可以与人交流，从别人那里得到鼓舞和激励。使心中的纠结得以释放和排解。内心安详了，机体的正气就会经常处在平衡状态，邪气便难再干扰和侵袭。

随遇而安

当今的社会，金钱、名利的诱惑无处不在。周老认为随遇而安，不攀高，不比富很重要。对自己要有正确的估计和认识量力而行，量体裁衣，不怨天尤人，不牢骚满腹，不羡慕富人，不小看自己。

周老认为，人生难免会遇到坎坷，不顺心的事也常会发生，一定要顺其自然。周老在工作上，向高处看，多学习优秀之人的长处，补自己的短处，不断提高自己的素质和能力；物质生活上，向低处看，吃穿用行够用、够花就行，不过于奢华，不刻意追求。

与人为善

　　周老认为，为人要真诚正直，不管对谁，都要有善心，存善意。特别是医生，接触到的患者中有贫有富，应该一视同仁，真心、真诚、认真、仔细地为他们解除病痛。周老与人为善的做法，体现了"仁者寿"的中国养生文化。仁者何以多寿，西汉哲学家董仲舒说："仁人之所以多寿者，外无贪而内清静，心平和而不失中正。"现代学者的解释为：仁者多做好事，就会心底坦然，心安理得；德者乐善好施，必然无愧疚之心，无忧惧之情，结果是保持了良好的心态，寿命自会延长。

大家风范　爱好广泛

——国医大师张磊的养生经

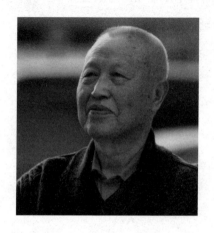

　　张磊，生于1928年10月，1947年1月从事中医临床工作，现年90岁，河南中医学院第三附属医院，主任中医师、教授，从67年，蜚声中原杏林，曾任南中医学院《内经》教研室主任，河南省卫生厅副厅长、河南中医学会会长。国家级名老中医，第三届"国医大师"，曾获河南中医终身成就奖、首届全国中医传承特别贡献奖。

大医情怀

　　张磊教授认为："做医生不易，成大医则难上加难。古今成大医者，必当有大医情怀。"这是他行医为人的原则，也是他身体力行的标准。凡接触过张磊的人，都会对他的大医情怀心生敬佩！张磊一切为患者着想，常常教导他的学生们，应怀大慈恻隐之心，修患者至上之德。他将孙思邈的《大医精诚》作为自己的座右铭，对所有患者都是如此，不分贵贱贫富、远近亲疏，一视同仁。

甘于清贫

张磊教授虽是著名专家，早已蜚声中原，但生活上甘于清贫，乐于淡泊，从不与人攀比，生活上十分简朴，从不浪费奢侈。据张教授的学生回忆，很多时候老师出席一些重要会议，穿的还是 30 多年前的服装。在饮食上，张教授讲究粗细搭配，荤素搭配，尽量在学校就餐。有一首《现代长寿歌谣》的头两句是："衣着整洁最当先，新式可穿，老式可穿；膳食调好饱三餐，细粮香甜，粗粮香甜。"正是对张磊教授的写照。但在汶川地震、非典肆虐、学生困难、患者困顿之时，他都会毫不犹豫地伸出援手，赈灾济贫，扶困救危，在同事中有口皆碑。

爱好读书

张老学识渊博，能对深奥难懂的中医古典著作进行深入浅出的解释，并旁征博引，娓娓道来，生动有趣，使后学者在他的启蒙中领悟到中医经典的无穷魅力。张教授能熟记背诵多篇经典著作的原文和数百首经文时方。为什么张老能有如此深厚的理论功底呢？爱好读书是一个重要的原因。

读书是张老每天的必修内容。他常说，我是一个杂家，是一个凡人，每一本好书都会给我力量和智慧，给我感悟和创新。他博览群书，嗜书如命。张磊在他的《夜读》诗中写道："学浅常愁技不精，凝神攻读又三更。书中要语多圈点，夜静灯明心益明。"他经常受邀给全校学生讲座，讲的最多的就是劝大家多读书，读好书，会读书。在张教授家中，人们会为满屋的书香、满案的书籍、满墙的字画所震撼。张教授常说："既然选择了医生这个职业，你就必须终生学习"，并把读书当作一种真正的兴趣爱好。中国古代的学问家几乎都把读书、抄书、藏书、著书视为人生一大乐趣，赋养生保健于读书写作之中。读而生乐，乐而忘忧。孔子曾表达过这种读书之乐："学而时习之，不亦乐乎？"《史记·孔子世家》中还载有孔子"读《易》，韦编三绝"（穿书的绳子因频繁翻阅而多次被磨断），可见他喜欢学习之甚。唐代诗人杜甫的"读书破万卷，下笔如有神"也对读书的意义做出了评价。宋代学者邵康节对读书学习的养生作用甚有体会："花本四时卜景致，经书万卷号生涯。"欧阳修认为读书是"至哉天下乐！"，并把读书之乐与琴棋书画酒并列，自号为"六一居士"。陆游也对读书之乐有深切体会，他在《书巢记》中自述："陆子既老且病，犹不置读，名其室曰书巢。"清代学者汪要在其《示儿》诗中指出了读书的养生作用："读书能养气，乃为善读书，矜躁石平释，高位终难居。"在张老的影响下，他所培养的学生基本功扎实、综合素质高，深受业界好评，不少已经成为一方名医、单位骨干和行业高手。

兴趣广泛

张教授兴趣广泛，爱好颇多。他家客厅墙上挂的二胡便是他每天必要练习的乐器。在学校的一次迎新晚会上，张老独奏的《二泉映月》赢得了全场雷鸣般的掌声。此外，张老还爱好书法与写诗、诵诗。这些兴趣和爱好，可促进身体健康，延年益寿。

音乐不仅能够表达人的思想感情，陶冶人的情操，还丰富了文化生活。优秀的音乐作品甚至可以陶冶情操，振奋精神，从而使人感受到自由的欢乐、爱情的温馨、青春的活力和生活的美好。音乐对人们情绪的影响是显而易见的。雄壮豪放的进行曲可以使人志增力勇，催人进取；旋律轻松的情歌听后使人回味，令人陶醉在一种幸福和爱情之中；古典音乐还可以使人产生自我尊重的感觉，好像自己也古朴雅致起来。

古往今来，很多书法家都很长寿，这与他们潜心书法有一定的关系。《老老恒言》指出："笔墨挥洒，最是乐事。"人的精神状态与心理活动有着直接的关系。书法家们在"砚田笔垄"中避免了不良刺激的干扰，平和处世，更容易长寿。

写诗作赋也同样是一种高雅的、有益健康的爱好，同时也是一种养生方法。据研究证实，这种爱好可导致对人体有益的脑波 α 节律和促进大脑分泌脑啡肽、5- 羟色胺等有益物质。

年近九旬的张磊教授，他所以能精神矍铄、思维敏捷，每天应诊，勤耕不辍，完全是得益于他的大医情怀、大家风范、高雅的兴趣爱好和养生之道。

综合养生　形神俱佳

——辽宁中医药大学教授尤荣辑的养生之道

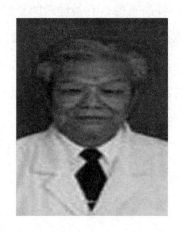

　　尤荣辑，男，辽宁中医药大学中医学教授。出生于 1927 年。擅长治疗心脑血管疾病、肝病、肾病、肿瘤等。尤老的养生之道可以概括为五句话：称心如意的工作环境，美满和谐的家庭生活，心情舒畅的书法写作，清茶淡饭的规律饮食，适度运动的身体锻炼。

　　《黄帝内经·素问·上古天真论》说："上古之人，其知道者，法于阴阳，和于术数，食饮有节，起居有常，不妄作劳，故能形与神俱，而尽终其天年，度百岁乃去。"尤老认为这段论述是中医养生的精髓，是养生法的指导思想，他一贯是遵循这段经典的精神来进行养生的。

　　前不久，有媒体报道过尤教授的综合养生方法，现转录如下。

起居。尤老每日晨起洗漱后，慢跑到距家 1.5 公里的公园，先呼吸新鲜空气片刻，接着打太极拳，然后慢步至早市买当日蔬菜回家。早餐后骑车到 5 公里外去上班。中午在食堂就餐后，午睡一个小时。晚饭后，听新闻，看报纸，笔耕著书。入睡前做气功。他每日坚持家室、办公室、实验室、图书馆，三室一馆连接的规律生活，很少到热闹场所与人多嘈杂的地方，把全部精力倾注在中西医结合与方剂学研究上。生活的规律化使他心静神宁，安然快乐。

睡眠。合理安排睡眠，是养生长寿之关键。人生一半时间是在夜间度过的。《黄帝内经·素问·四气调神大论》说："春三月，此为发陈……夜卧早起，广步于庭。夏三月，此为番秀……夜卧早起，无厌于日。秋三月，此为容平……早卧早起，与鸡俱兴。冬三月，此为闭藏……早卧晚起，必待日光。"尤老根据古人论述之理，结合个人具体情况，睡眠时间随季节不同而各异，做到与季节的阴阳变化同步，入睡快，不失眠，少做梦，第二天精力充沛。

衣着。老年人不耐风暑霜寒，抗病能力降低。衣着要适应季节变化，原则为"春温、夏凉、秋爽、冬暖"。

饮食。尤老喜欢吃粗粮、蔬菜，随年龄增长，越来越喜欢吃热、软、烂、淡的食物，一日三餐，早吃饱，午吃好，晚吃少。从不吃零食，很少在外吃饭。尤老喜欢喝茶，多在饭后饮用，写作时必须饮用，喜喝热茶不喝凉茶，以喝出微汗为佳。

保护视力三法

光线调节法：在光线充足、明亮、柔和的环境下读书、写作。

视力调节法：看书、写作 1 小时后，抬头远视 5 分钟。

闭目养神法：看书、写作 2 小时后，闭目休息 10 分钟。

房事。性行为是人的生理需求。美满和谐的性生活是保持身心健康、养生长寿不可缺少的因素，但老年人肾精亏虚，元阳不足，房事生活则应节制。

一般六旬以上老人，每周一次为宜。最好在凌晨 4 ～ 6 点（寅至卯时），此时阴气将尽，阳气复生，是完成和谐美满性生活的最佳时期，有助于肾脏阴阳的调节。

心理养生

老伴谈心法：我和老伴共度了 40 多个寒暑春秋，共同经历了种种风风雨雨，凡遇不顺心事，就与老伴谈谈心里话，常能解除心积之烦。

精神寄托法：我的一生把心血都倾注在中西医结合事业中。"人无远虑，必有近忧。"把心扑在事业上，就会忘掉许多苦恼。

知足忍耐法："知足常乐，能忍自安。"这是处理个人生活的准则。不与人争，不贪求私利。有事业上的成就，有舒适的生活，我知足矣。

读书写作法：人脑是用进废退的器官，多多用脑读书、写作，可以延缓脑细胞萎缩，改善脑血管，促进长寿。

六字气功：尤老长年坚持练习六字气功。每天子夜与午时，端坐，宽衣解带，心无所思，精神愉快，面带笑容，低头默念"呵"字，不可出声，然后抬头闭目用鼻吸入一口长气直达丹田。吐气时间短，吸气时间长，连续六次，依次做呼、咽、嘘、嘻、吹等字。采用同样方法，整套六字气功法 5 分钟练完。子夜为阴，午时为阳，为阴时面向西方，为阳时面向东方，吐出脏腑浊气，吸入天地清气。六字功中，呵治心气，呼治脾气，咽治肺气，嘘治肝气，嘻治胆气，吹治肾气。六字功分别把五脏之浊气呼出，吸入新鲜空气，从而能够解除疲劳，强健身体，预防疾病。

养生靠自己的保健素养

——第三届国医大师段亚亭谈养生

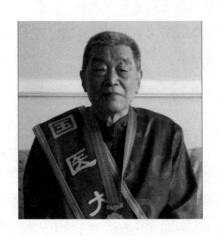

段亚亭，男，安徽省人，1928年3月生，今年已90岁。1962年毕业于成都中医学院。重庆市中医药主任中医师。曾任重庆市中医院院长、重庆市针灸推拿研究所所长、重庆市中医药基金会副会长、《四川中医》和《安徽中医》编委等职。段亚亭从医50年，发表论文160多篇、主编《新编中医学三字经》等专著。为重庆市名老中医、国家首批名老中医专家学术经验继承指导老师。2017年段老入选第三届"国医大师"。

段老86岁，仍然精神矍铄、思路敏捷、头脑清晰、神气飞扬。仍然活跃在临床第一线，整天忙忙碌碌。靠的是什么？靠的是他深谙中医养生之道。

天人合一，顺应自然

中医学强调"天人合一"，人体应该顺应自然。《黄帝内经·四气调神大论》曰："阴阳四时者，万物之始终，死生之本也，逆之则灾害生，从之则苛疾不起……"这就是说，人体应和于四时，顺应一年中春夏秋冬的寒、热、温、凉变化及自然界的风、寒、暑、湿、燥、火的变化。养成良好的健康生活方式与行为，做到生活有规律、起居有常、寒温适度，并持之以恒。多年来，段老总是早晨见阳光后才开展活动。冬季三九天只在室内活动，以免寒气伤阳；夏季三伏天及时避暑，但不追求过分凉快。段老的养生方法符合中医的时令养生原则。

动静结合，形神合一

中医学十分重视运动养生的认识及动静结合的养生观念。段老一直认为老年人必须掌握一二项自己喜爱且又适合自己健康状况的锻炼方式，但要运动量适度，更要持之以恒。段老给自己选择的方式就很简单，每天早晚都坚持慢走一段路，长年累月不懈怠；坚持到门诊看病，并悉心带徒弟和传承学术经验，这让他的内心充实和满足，同时可以促进他经常思考问题，增强思维分析能力，增加活力，振奋精神，保持年轻态。

膳食平衡，营养合理

"民以食为天。"唐代大医家孙思邈说："安生之本，必资于食。不知食宜者不足以存也。"段老在饮食上注意谷类、蔬菜、水果、禽肉、蛋、乳等要营养的均衡搭配，从不偏食、偏嗜。在饮食方面，段老坚持做到定时、定量、定性。定时是指如果没有特殊情况，他坚持每日三餐按时就餐；定量是指三餐不过饱，以八成饱为宜，尤其晚餐食少，以易于消化吸收；定性是粗细粮配合，荤素搭配，进食后以能消化吸收、腹部舒适为准。

心态平和，风轻云淡

中医养生学十分重视精神养生，强调"调养摄神"的重要性。段老认为，喜、怒、忧、思、悲、恐、惊是生活中难以避免的情意，但只要生活中加强修养，爱好广泛，宽宏大量，不计得失恩怨，遇事不躁，就能心静志安，乐观宽宏。情志安宁、气而通畅的人多会能健康长寿。段老是这样想的，也是这样做的。段老的日常生活，总会让人想起"淡泊以明志，宁静而致远"的诗句，无论何时他都总有一种恬淡和从容。在邻居眼中，他是和蔼慈祥的老者；在晚学后辈眼中，他是循循善诱、充满鼓励的老师；在患者眼中，他是亲切随和、耐心细致的医生……面对荣誉时，他也给人一种风轻云淡之感。有这般的恬淡和从容，他能健康长寿也就找到了答案。

金陵中医大家养生杂谈
——国家级首批名老中医谢昌仁养生经验

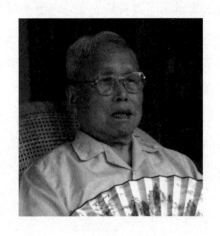

　　谢昌仁，字怡生，号润斋老人,1919 年出生于南京中医药世家，2008 年
4 月 24 日病逝,享年 89 岁。谢昌仁幼承庭训，自幼随父亲谢浩如学习中医，
16 岁考入当时的南京国医传习所，1942 年悬壶于金陵，1956 年南京市中医
院成立后即被调入，曾任大内科主任、内科主任中医师，江苏省中医学会理
事、江苏省中医内科分会副主任、江苏省中医急诊学术研究会主任、南京市
中医学会副会长,《江苏中医》编委，南京市人大教科文卫委员。1991 年被
评为全国首批 500 名老中医师承指导老师，享受国务院特殊津贴的中医专家。
谢昌仁为"谢氏内科医术"鼎盛时期的杰出代表和传承人，起到了承上启下
的作用。

谢老平时讲究养生之术，年过八旬，精神矍铄，诊务不断，一上午四五十号病人看下来头不晕，眼不花，思维清晰，平素爱好广泛，书法诗词，养花养鸟。

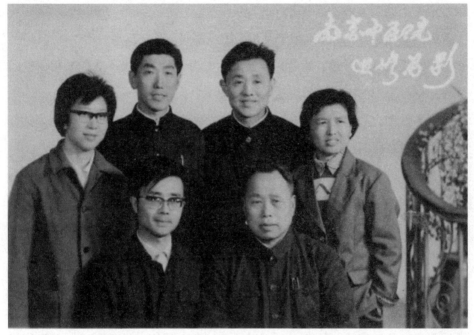

1983年谢英彪与导师谢昌仁及进修医生合影

谢老认为，养生首先要了解祖国医学这个伟大宝库的基本观念：一是天人相应的整体观；二是"正气存内，邪不可干"的防病观。古人认识到人与自然界有不可分割的联系，人的机体是一个有机、统一的整体。同时，通过了"正气存内，邪不可干"的认识，从而建立了预防思想体系来指导养生实践，谢老的"养生经"大致可分为5个方面的内容。

调畅精神

《黄帝内经·素问·上古天真论》中有记载"恬淡虚无，真气从之，精神内守，病安从来"。就是要保持思想活动正常和精神愉悦，这样才能保证机体气机畅达，而不致"一有拂郁，百病生焉"，心情舒畅才更易达到祛病延年、健康长寿的目的。谢老曾总结了自己的"养生三乐"，生活上知足常乐，诊务上助人为乐，练书法自得其乐。

生活上知足常乐。谢老生于乱世，历经军阀混战、反动统治、日寇侵犯，在身心经受磨难的时候，谢老开导大家，作为一名老党员，我们要相信党的领导，持有乐观的态度，乐观地与困难做斗争。

诊务上助人为乐。谢老秉性醇厚，亲切和蔼，精心诊治患者，从不懈怠。谢老在农村巡回医疗期间，从一个村庄到另一个村庄，不辞劳苦，风雨无阻，就诊者众多，他总是耐心诊治，解除病人痛苦。遇到贫困的患者，他就自掏腰包，赠药给他们。抽空还给当地的医生讲学，毫无保留的介绍宝贵的医疗经验。多年来，谢老对全国各地求医的信件，总是认真阅读，亲自回复，附上字迹工整的方药，并详细注明服法和注意事项，从不假他人之手。

练书法自得其乐。谢老除了喜爱运动之外，还长期坚持练习毛笔字，他曾师从著名书法家肖娴，作品多次在省市比赛中获奖。他认为书法与养生的微妙关系，从"练功"的角度也可以得到解释。写字时端坐的姿势，就是气功里所讲的"坐功"，一个人若能每天坚持坐上一阵子，便可以像练气功那样，以意导气，使人精神振奋，意守丹田，呼吸匀称，肌体和精神得到协调一致。如此坚持下去，定会有益身心，少生疾病，健康愉快，延年益寿。

谨和五味

谢老对仲景学说笃学尤深，常引用《金匮要略》的"所食之味，有与病相宜，有与身为害，若得宜，则宜体，害则成疾"。所以，他在诊治久病脾胃虚弱消化功能减退的患者时，常常告诫他们不可多进补药，因为"药补不如食补，食补不如神补"。因为年纪的关系，谢老的血糖偏高，所以要控制饮食，可是他一天的食谱并没有过分苛刻。"人不能吃太荤，否则解大便肯定困难，而且营养过剩；但也不能吃得太少，否则没有吃进足够的食物，不仅身体营养不够，肠道内缺少足够的残渣，影响排便，所以老人饮食量一定要适中。"谢老曾以他的食谱举例，早晚杂粮粥，含有丰富的膳食纤维，最能帮助排便。早上牛奶鸡蛋，中午也有荤菜，以保证身体所需要的脂肪和蛋白质；中餐蔬菜为主，这样饮食才不会过于油腻；适当吃精细米面，也可以防止老人因吃太多杂粮引起的不消化。合理安排膳食可促进营养均衡，排便通畅，身体自然要好得多。

起居有常

起居有常是指生活要有规律，是 2000 多年前的《黄帝内经》提出的顺应自然的养生方法。起居有常的目的是增强人体适应自然的能力，抵制自然变化的不利因素，而促使自己延年益寿。谢老多年来作息规律，每日清晨五点起床，打扫庭院，接着练剑，练拳，历时一个半小时，早餐后步行上班，要走 40 分钟，不论冬夏，风雨无阻。晚饭后看 30 分钟新闻联播，接着看书练字。

谢老有洗冷水浴的习惯，通常从立夏开始，至小雪结束。谢老认为洗冷水浴可使血管弹性增强，有利于预防心脑血管疾病，提高机体耐寒能力。冷水刺激后可使肠蠕动增强，有利于食物的消化吸收及大便的通畅，对于消化不良和便秘有一定的治疗作用。

动静结合

坚持锻炼身体是延年益寿的法宝，《黄帝内经》关于"和于术数"的论述，就是指要经常锻炼身体。三国时名医华佗曰："人体欲得劳动，但不当使极耳，动摇则骨气得消，血脉流通，病不得生，犹如流水不腐，户枢不蠹是也。"谢老非常重视晨练，认为早晨是阳气生发之时，此时能到室外呼吸新鲜空气，运动肢体，可使人气血流畅，体质增强。谢老锻炼除了常见的太极拳、太极剑、八段锦之外，还自创了一套舒筋活络操，他还主张体力不佳的老年人应经常散步，并认为"走路是长寿的秘诀"。谢老多年来坚持走路上下班，直到80高龄。谢老认为生命在于运动，此运动包括身体的锻炼和脑力的锻炼。谢老有记日记的习惯，认为书写日记可锻炼思维组织能力和记忆力，所谓用进废退，应予以重视。

畅通腑气

解大便是人体的正常生理活动，若食物残渣在肠道内停滞时间过长，其所含水分会过多地被吸收，以致大便干结，形成便秘，从而导致多种疾病的发生。谢老在日常生活中常常强调要保持大便顺畅，他每天清晨起床后第一件大事就是解大便，不但要天天解，而且要通畅。如果2天不畅就要服一些缓泻药或食疗方。其通便食疗方如下：蜂蜜15～20克，每天清晨及睡前各服1次；核桃肉、黑芝麻各15克，加白糖，麻油适量拌和均匀，每天早晚各服1勺；黑木耳5克加水炖服，每天1次，连服数周；鲜桑葚1000克（或干品500克），加水适量，浓煎2次，合并煎液以小火煎熬浓缩成黏稠状，加蜂蜜300克，至沸停火，瓶装备用，每天2次，每次1汤勺；决明子适量，微炒后泡茶服，每次约15～20克。

谢老曾言，他的"养生要诀"可用"三心"和"四句箴言"来概括。"三心"是指："戒烟要有决心，锻炼要有恒心，战胜疾病要有信心"；"四句箴言"是指"以动为刚，素食经常，劳逸适度，心情旷畅"。著名国医大师徐景藩在谢老的《谢昌仁临床医学经验》一书中写道："谢老禀性耿直，诚恳朴实，自奉简约，医德高尚，精研岐黄，又工书法，且胸怀宽广，常年坚持体育锻炼，保持良好的生活习惯，不嗜烟酒，年老而体壮，谈笑风生，难能可贵。"

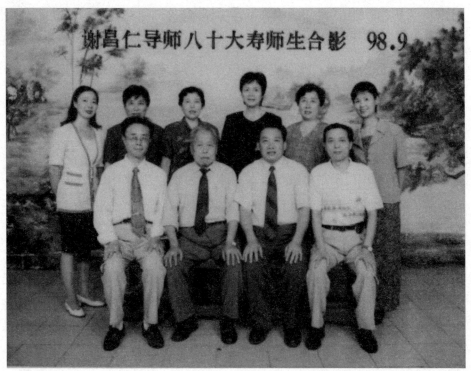

前排左一为谢英彪 左二为谢昌仁导师

重视脾胃

谢老重视脾胃的学术思想源自中医的经典著作，《金匮要略》记载的"见肝之病，知肝传脾，当先实脾"，不仅仅体现了未病先防的养生观，还体现了治病防病要重视脾胃，因为"脾旺四季不受邪"。谢老在临床指导患者养生过程中，往往告诫他们不可胡吃海塞，以免饮食无度而致脾胃损伤。他说："胃主受纳，脾主运化。有胃气者生，无胃气者死。"所以，在临床中，医生经常问患者食欲、食量及大便等情况。因脾胃者，后天之本也，主纳运水谷精微，乃生化气血之本源也。脾虚失运，则精血营养输布不全，肺失其生，肾失其荫，可出现咳嗽气短，纳少形瘦，肢体倦怠，肠鸣下利，腰酸梦遗，眩晕健忘，精神萎靡，面色苍白等症。

此属脾气虚及肺、肾的征兆,多因劳倦饮食所伤。这仅仅是脾胃虚损引起内伤杂病的一个方面,所以在养生中宜调其气,补其虚,行其滞,则脾气之运化机能可复。后天之本强健,体质自然转佳,如《黄帝内经·素问·上古天真论》所说"饮食有节,起居有常,不妄作劳,故能形与神俱,而尽终其天年"。谢老常常指导患者,平素避免饮食偏嗜,饮食宜选清淡富含营养、易于消化之品,可多食新鲜蔬菜、水果,多饮鲜牛奶,适当食用肉、蛋、鱼类,同时饮食要有规律有节制,必须戒烟酒,忌辛辣煎炸之品,忌暴饮暴食及空腹过久,胃寒者慎食生冷瓜果。谢老常用健脾利湿的保健方嘱患者食用,方为:太子参12克、淮山20克、陈皮16克、枳实10克、白芍12克、白术15克、莲子8克、百合15克、生甘草4克。本方有补益脾胃,健脾利湿等作用。适用于脾胃虚弱、湿气内阻。症见食少便溏、神疲乏力伴面色㿠白或萎黄、四肢乏力、腰酸、舌质淡、苔白。

合理进补

现下,服用滋补药的现象比较流行,但是补药不能乱吃,要结合脏腑、气血及阴阳的实际情况合理应用,以免产生副作用。

谢老认为,补法是针对人体的阴阳气血或某一脏器虚损而设立的,它是运用各种不同的补药来达到因其衰而彰之的意义。不少人误认为,冬令进补就是"补",膏方离不开人参、鹿茸,膏方就是保健品。实则不然,谢老认为,膏滋进补应该是"补其有余,泻其不足",他十分反对膏方"越贵越补"的观点,他强调要正确运用中医基础理论,察色按脉,辨体质、辨证候、辨老幼,综合四时气候等情况,有针对性地辨证施补。谢老在重视辨证施补的基础上,认为膏滋还应注意以下几点:药味不宜过多过杂;药量不宜过大;用药不宜过于壅补;亦不宜过于苦寒及温燥。这充分体现了他因人、因时、因地制宜的辨证观和用药平正轻灵的江苏医家的风格。

通腑防病

　　谢老认为，经常便秘会导致人体浊气上扰而产生头痛头昏，耳鸣视物模糊；积滞日久，胃火上炎可发生喉痛口臭，牙龈肿痛；能导致血热偏重而引起痈、疽、疮、疖；能导致胃肠积滞而腹胀食少；能导致肠腑阻塞而发生肠痈、肠梗阻；还会导致肛门瘀血，循环不畅而引起痔疮、肛瘘、肛裂等病症；长期便秘者甚至还有发生肠癌的可能。衰老虽然是生命过程中的一种规律性表现，但是经常保持大便的通畅可以有效延缓衰老，改善疾病，比如高血压、脑动脉硬化患者的常见表现为头晕头痛、面红目赤、性情急躁、表情痴呆、舌黄苔腻、大便秘结难解，中医治疗常用平肝通腑泄热法，使大便得通，腑热得泻，诸症随之而解。又如老年人常见的卒中，多因为胃肠不清，聚湿生痰，痰郁化热，肝火夹痰热上冲，蒙蔽清窍，或阻滞经络而出现突然昏仆，半身不遂的卒中，采用泄肝通腑豁痰开窍之剂多能排出积粪，使患者较快清醒。谢老不仅治疗各种疑难重症时善用通腑法，在日常生活中也常常强调要保持大便通畅。保持大便的通畅除了注意饮食和起居有常之外，要养成定时大便的习惯。不要机械地选用某一种通便药，而要根据个人不同的情况来选择不同成分的药物。面红身热、口干尿赤、舌红苔黄，此为热秘，可用三黄丸或清宁丸；肝火偏旺，便秘兼见目赤易怒，可用更衣丸或当归龙荟丸；咳嗽痰稠、体胖痰多的便秘者可用清气化痰丸；老年人习惯性便秘，适宜采用润肠通便的麻仁丸，对痔疮便秘也有效；年老、产后、病后所致的津亏便秘，可以使用桑麻丸；表里俱盛的实热便秘可以使用防风通圣散；肺胃热盛可用黄连上清丸。

精神养生

《黄帝内经》曰:"心者,五脏六腑之大主,故悲哀忧愁则心动,心动则五脏六腑皆摇","主明则下安,以此养生则寿,主不明则十二官危……"这说明中医在2000多年前就认识精神保养的意义,使心脑的功能强健,其他脏腑也能随之健康,人便能无病而长寿。《黄帝内经》还记载"怒伤肝,喜伤心,思伤脾,忧伤肺,恐伤肾",从临床实践来看,最常见的莫过于恼怒忧思过度而致肝气郁结,进而影响脾胃的运化功能,出现胁肋胀痛、性情急躁、脘腹胀满、食欲不振,久则肌肉消瘦,肝、胆、胃、肠因气滞血瘀而出现肿块,甚至恶变,发生肿瘤。所以,谢老在临床上常常告诫患者,养生首重精神的调摄,凡事不可太较真,以宽容大度的心态面对人生可能面对的重重困难,视名利如过眼烟云,心情畅快,精神振奋,保持乐观主义精神和顽强的斗志,往往能够增强机体的免疫力,保持"春秋皆度百岁而动作不衰"。

预防为主　起居有常　注重脾胃
——医学终身荣誉奖获得者胥受天谈养生

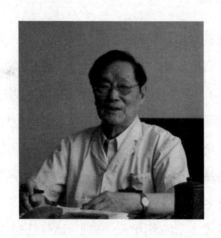

　　胥受天，1926 年出生于南京市，2017 年 8 月 19 日病逝，享年 91 岁。江苏省名中医，主任医师，著名中医妇科专家。中华中医学会南京中医药学会副会长、南京市妇科学术委员会主任委员。现为南京市秦淮区中医院名誉院长。2013 年他被南京医学会授予"医学终身荣誉奖"。胥老业医六十春秋，源于内科，擅长妇科。胥老先生既是临床大家，又是养生大家，对生命有着深刻的理解，其养生思想也极为丰富。

调节阴阳，起居有常

　　人的生活起居规律，须符合"四时五脏阴阳"才能更好地避免疾病发生，保持身体健康。也就是说人的生活起居应顺应春生、夏长、秋收、冬藏的自然规律，如此才能保持生理活动的正常，不仅在一年四季中要顺应自然，在一天之中亦应如此。胥老说："一天之中人体阳气的盛衰与自然界的消长变化相通，人的起居活动应符合这一规律，做到起居有常，活动有度。只有这样，才会增强机体对自然环境的适应能力，预防疾病的发生。"

辨证施养，注重脾胃

中医历来有"饮食自倍，脾胃乃伤""膏粱之变，足生大疔"的说法，饮食不当可以导致疾病的发生。过量的饮食可以使脾胃受损，会导致疾病。胥老认为："养生之道，贵在后天，而后天之道，又当以脾胃为本。"胥老认为"脾胃要注意辨证施养，才能保持人体的旺盛精力。食物、药物均有四气五味，如偏阳虚体质的人可以多吃辛味的食品以助阳气生发，偏阴虚体质的人可以多吃酸甘之品以养阴。药食同源，一般以食养为先，体质偏颇明显者，才用药调。"胥老赞同《黄帝内经》中"食饮有节"的观点，推崇合理的饮食结构和饮食方式。《黄帝内经·素问·藏气法时论》说："毒药攻邪，五谷为养，五果为助，无畜为益，五菜为充，气味和而服之，以补精益气。"谷、肉、果、菜应合理搭配，才能补益精气津血，以利于人体的健康。同时，辛、甘、酸、苦、咸五味应相互调和，进食要有规律，要适时适量，反对暴饮暴食，饥饱失常。胥老认为，脾胃强健则五脏六腑皆旺，气血充足则筋脉关节得养。胥老用调理脾胃的方法治愈了许多疑难杂症疾病。他在治疗中注重阴生阳长，调气和血，处处以顾护脾胃为要。

预防观在养生思想中的体现

胥老认为，防止疾病的发生是养生长寿的前提，要长寿必先防病，防病就是为了长寿，防止疾病发生的各种措施及方法，也就是养生的具体方法，从而把防病与长寿统一起来，创立了养生思想中"治未病"的预防思想。如《黄帝内经·素问·四气调神大论》中说："圣人不治已病治未病，不治已乱治未乱。"说的就是，要在疾病未发生之前，积极做好各种预防工作，以防止因疾病而夭亡，达到延年益寿的目的。《淮南子》提出："良医者常治无病治病，故无病；圣人者常治无患之患，故无患也。"《丹溪心法》中也说道："未病而先治，所以明摄生之理。"防病是养生的主要目的之一，而养生又是最有效的预防手段。保养正气可使"正气存内，邪不可干"。在这种未病先防的思想基础上，后世发明了不少具体的增强体质防止疾病发生的措施，如汉代医学家华佗，创造了"五禽戏"的健身方法。其后又衍生出太极拳、八段锦、易筋经等多种形式的健身活动。古代医学所提倡的顺应四时、调理饮食、调摄劳逸、节制婚育、调畅情志等多种预防法，目的就在于增强体质，提高健康水平，预防疾病的发生。这些具体防病方法，固然着眼于增强体质，但用《黄帝内经》发病学中的"正邪相搏"的观点看，它既具有防病作用，也是延缓衰老进程的重要举措。这就是养生思想中的防病与延缓衰老两者统一的学术思想。

动静相宜　起居有时　无忧无虑

——四川乡村名中医罗明山的长寿法

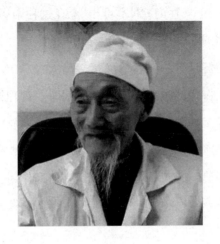

　　罗明山，生于 1867 年，卒于 1983 年，名光忠，四川中江县人。他行医于四川绵竹县，是民间名医，自幼习武，并入中药铺当学徒，后拜师学医，还拜过道人高士，医术与武功大进。被当地百姓尊称为"罗神仙""罗善人"。中华人民共和国成立后参加当地中医联合诊所，1979 年当选为中华全国中医学会四川分会理事，并任绵阳地区中医分会名誉会长。他善于运用民间经验治疗疑难杂病，尤其擅长诊治妇科、男科病及骨外伤、皮肤病。罗明山享年 118 岁，是一位长寿的老中医。

　　罗老中医的长寿之道是什么呢？

他深明摄生之法，他常说："水腐固不流，生命恒于动"，"要想长生，动骨运筋；要想体健，天天锻炼"。他还提出，"与日月共阴阳"，要动静相宜，起居有时，每天黎明即起，黄昏便睡。因此，他虽年过百岁，但睡觉时很少做梦。他常说："睡去睡去，不思不虑，明朝无米，管他怎的。"

他一生经历曲折，饱尝艰辛，但一向无忧无虑，从不患得患失。他说，"心胸宜开不宜郁，郁则百病生，开则百病除"，"人生不怕难，就怕愁莫展，能求苦中乐，再难也要活"。他终身积德行善，为人行医治病，对贫困患者从不收费，因此有"罗善人"之美称。

罗明山非常重视肾精的蓄藏，他说："肾精人之宝，不可轻放跑，惜精即惜命，精固人难老。"他主张人在青壮年时期就要节欲，到老时宜分居。有人问他为啥能活百岁？他曾幽默地说："我活百岁你难学，不爱娇妻爱山河。"

生活有节奏　坦淡无忧愁
——瘰疬专家陈照的长寿经

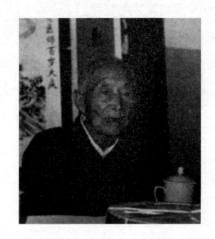

　　陈照，江苏省南通市中医药院瘰疬科老中医、中国医学科学院的特约研究员、著名瘰疬治疗专家。陈照生于1884年，卒于1987年，寿终时已经103岁了。他98岁时离休，自愿到乡下定居，过着恬静的田园生活。

　　陈老先生为什么能得以高寿呢？"生活有节奏，坦坦无所忧，遇事自排遣，益心又延寿"是他的长寿秘诀。

　　他性情温和，豁达开朗，极少杂念，遇到麻烦之事，能自我排遣，从不积郁在心。他说："凡病之起，多由于郁。郁因七情所伤，尤以有难言之隐为甚。气血冲和，百病不生；一有怫郁，诸病生焉。故怫郁恼怒则肝不能遂其条达之气。气失疏泄，因而横逆影响脾胃。若肝火上炎则灼肺扰心，或上冲头目，或下走肠间，汲伤肾阴，虐及筋脉，诸症蜂起。郁症稍久，气病及血，气滞则血滞，病情更深一步。"

　　陈老先生有严格的生活习惯要求，极不愿意被别人随意打乱。1983年，在他百岁大寿之际，儿孙们拟摆宴为老人祝寿，被他严词拒绝。他说："你们这样搞，将造成我情绪激动而影响我的健康。你们不操不办，安安心心，就是最衷心地祝福我长寿。"

性格开朗　常练身功
——上海市名中医张龚梅的养生方法

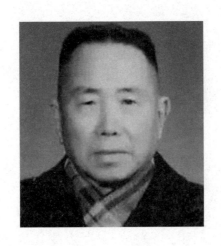

张龚梅，男，生于1905年，2001年病故。上海中医药大学附属曙光医院内科主任中医师、教授，上海市名中医。行医60多年，擅长诊治胃肠、肝胆等疾病，在辨证施治和理法方药方面有独特之处。

张老年届85岁时，但仍思路敏捷，耳聪目明，谈吐风趣，步履轻盈，仍坚守在临床第一线，担当门诊、教学的重任，业余时间则在家中伏案著述。其亲笔撰写的手稿，蝇头小字端庄整齐，令人叹为观止。

张龚梅先生有何养生之道呢？他告诉记者，他能健康长寿，一方面同他性格开朗有关，另一方面与他坚持了数十年的双耳上的锻炼有密切关系。

　　他每天早晨起床后，以右手从头上引左耳14下（即用右手绕过头顶，向上拉左耳14次），再用左手从头上引右耳14下（方法同右手）。这个健身方法，他坚持了50年，从来没有间断过。

　　这种锻炼健身的方法，简单易学，行之有效。张先生阐述其理论根据是，肾开窍于耳，而肾又是"先天之本"，肾的强健与否，通过经络系统直接影响着全身各个脏器的功能，从而对人的整体健康起着重要的作用。基于这种认识，历代医学家创造了各种形式的耳朵上的保健功，如《外台秘要》记载："清晨初起，以左右手交互，从头上挽两耳举，又引鬓发即流通。"又如《寿世青编》记载："将两手掌握掩两耳窍，先以第二指压中指弹脑后骨上，左右各24次。"张蓁梅先生说，他的双耳保健强身锻炼法，就是从古代医家的实践基础上演变而来的。

乐观勤奋　德高寿长
——全国名老中医姜春华的养生妙招

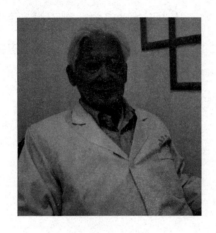

　　姜春华，生于 1908 年 8 月，1992 年 3 月病故。上海医科大学教授、上海中医学会名誉理事长。姜春华先生在 83 岁高龄时，依然精神矍铄，体态稳健。

乐观豁达，德高寿长

　　凡见过姜教授的人，都觉得他整日乐呵呵的，待人热情，说话和蔼可亲，有时还爱说上几句趣话，逗得人捧腹大笑。姜老把为患者解除疾苦当作自己最大的快乐。他说："医生为病人服务是自己应尽的职责。"他用坚强的意志和对事业的信念，保持了精神上的乐观开朗。

勤于用脑，推迟衰老

数十年来，姜教授在教学和临床中积累了丰富的经验，先后发表了300多篇学术文章和近10部重要著作，用脑之勤奋，可想而知。他长期以来养成了勤奋学习、勤奋用脑的习惯，常说人的大脑"用进废退"，好像机器不用会生锈一样，人脑不用就会发生"失用性萎缩"，情绪愉快和勤奋用脑是滋补心田、强健脑细胞的营养剂。上了年纪的人，脑子会逐渐衰老，而多读书能使人聪明，勤思考能使人灵活，常用脑能增强记忆。这些宝贵经验，充满着生活哲理。

兴趣广泛，颐养天年

姜教授喜欢书画，常屏息凝神地写字绘画。他还精于烹饪之道，认为食疗和药疗都是医疗之法。他对种植花卉也有浓厚的兴趣，在他卧室外面的平台上，各种花草不下三四十种。他说，花是自然界中美的精英，老年人多与花卉为伍，能赏心悦目，陶冶性情，调剂精神，颐养天年。姜老对酒也颇有好感，但他强调饮酒不宜饮烈性酒，也不宜过量，以细品小酌、质淡量少为好，这是饮酒的健康长寿之道。

华佗五禽戏　五脏养生第一操

——三国医仙华佗的养生经

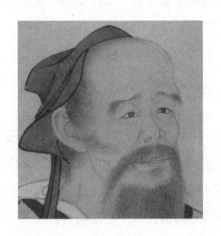

　　华佗，字元化，沛国谯县（今安徽亳州）人。华佗是东汉末医学家，精通内、妇、儿、针灸各科，尤擅外科，"麻沸散"的使用为世界医学史上最早之全身麻醉，他还发明了"五禽戏"。他生于东汉末年三国纷争的年代，当时战火连年，瘟疫流行，人民生活在水深火热之中，他拒绝做官，选择了以医济世的道路。据考证，他约生于汉永嘉元年（公元154年），卒于建安十三年（公元208年）。这考证很可疑。因为《后汉书·华佗传》有华佗"年且百岁，而犹有壮容，时人以为仙"的记载。据此可以推断，华佗可能不只活了64岁。华佗去世至今已1700多年了，但人民还永远怀念他。江苏徐州有华佗纪念墓，沛县有华祖庙，庙里的一副对联，抒发了作者的感情，总结了华佗的一生："医者剖腹，实别开岐圣门庭，谁知狱吏庸才，致使遗书归一炬；士贵洁身，岂屑侍奸雄左右，独憾史臣曲笔，反将厌事谤千秋。"

运动的实践者

华佗的养生之道，最突出的一点是重视体育运动，强调了劳动锻炼的作用和意义。他说："人体欲得劳动，但不当使极尔。动摇则谷气得消，血脉流通，病不得生。譬犹户枢不朽是也。"意思说：人们需要经常参加体育活动（或劳动），但应避免过于劳累。经常活动，就能加快食物的消化，使血液循环畅通无阻，从而不生病。这就好像门的枢轴，时常使用转动，就不会僵涩失灵。

华佗重视运动，也是运动的实践者。他曾巡回行医于苏、皖、豫等地，在途中边行医，边采药，边观赏大自然的景物。他看到鸟雀在展翅飞翔，傲然自得；鹿马在奔跑跳跃，猿猴在攀缘悬吊；熊的匍匐雄姿；虎凶猛地攫扑，又喜爱又羡慕。他想，鸟兽在不停地运动，所以才如此生气勃勃；人若不停地运动，不也可以强身健体吗？于是，他模仿虎、鹿、熊、猿、鸟的姿态和动作，创造了"五禽戏"。这是一种仿生体操，能增强体质而不失于过劳，从而防治疾病。华佗自己坚持五禽戏，据传他近百岁时仍面貌若童颜。他的弟子吴普、樊阿等人依法锻炼，也活到了90多岁，并且耳聪目明。后来兴起的太极拳、八卦掌等健身术，都是在五禽戏的基础上发展而来的。

五禽戏的功效与作用

华佗五禽戏是以模仿动物动作和神态为主要内容的组合动功。"五"是一个概数，并非限于五种功式；"禽"即禽兽，古代泛指动物；"戏"在古代是指歌舞杂技之类的活动，在此指特殊的运动方式。

华佗根据古代导引、吐纳、熊经、鸟伸之术，研究了虎、鹿、熊、猿、鸟的活动特点，并结合人体脏腑、经络和气血的功能，编创了一套具有民族传统文化风格特色的导引术——五禽戏。五禽戏寓医理于动作之中，寓保健康复效益于生动形象的"戏"之中，这是五禽戏区别于其他导引术的显著特征。

在传统"五禽戏"基础上编创的"健身气功五禽戏"，作为一种防治结合的传统保健导引术，其锻炼要求是比较严格的。每一禽戏的神态运用要形象，不仅要求形似，更重视神似，要做到心静体松、刚柔相济、以形导气、气贯周身、呼吸柔和、引伸肢体。五禽戏的动作全面周到，可以弥补锻炼日常活动中锻炼活动不到的部位，使之改善机体各部分功能，达到疏畅通经络、调和气血、活动筋骨、滑利关节的作用。

五禽戏的练习要领

在教授五禽戏过程中，处理好教与学的关系是教学的关键。首先，必须把握好"形、神、意、气"四个环节。

形，即练功时的形体姿势。开始练功时，头身正直，含胸垂肩，体态自然，使身体各部位放松、舒适。开始习练各戏时，要根据动作的名称含义，做出与之相适应的动作造型，动作要到位，要合乎规范。特别对动作的起落、高低、轻重、缓急、虚实要分辨清楚，要不僵不滞，柔和灵活自然。

神，即神态、神韵。所谓"戏"，有玩耍、游戏之意，这也是与其他健身气功功法不同之处。只有领悟掌握"五禽"的神态，进入玩耍、游戏的意境，神韵方能显现出来，动作形象才可能逼真。如：虎戏要仿效虎的威猛气势，虎视眈眈；鹿戏要仿效鹿的轻捷舒展，自由奔放；熊戏要仿效熊的憨厚刚直，步履沉稳；猿戏要仿效猿的灵活敏捷，轻松活泼；鸟戏要仿效鹤的昂首挺立，轻盈潇洒。

意，即意念、意境，也就是人的思维活动和情绪变化，这些都能影响到五脏六腑的功能。习练各戏时，要逐步体悟进入"五禽"的意境，模仿不同动物的不同动作。练"虎戏"时，要意想自己是深山中的猛虎，伸展肢体，抓捕食物；练"鹿戏"时，要意想自己是原野上的梅花鹿，众鹿戏抵，伸足迈步；练"熊戏"时，要意想自己是山林中的黑熊，转腰运腹，自由慢行；练"猿戏"时，要意想自己是置身于花果山中的灵猴，活泼灵巧，摘桃献果；练"鸟戏"时，要意想自己是江边仙鹤，伸筋拔骨，展翅飞翔。意随形动，气随意行，意、气、形合一，进而达到疏通经络、调节畅气血的目的。

气，这里指练功时对呼吸的锻炼。对于初学者，应先学会动作，明确其含义，使姿势舒适准确。待身体放松，情绪安宁后，逐渐注意调整呼吸。练习时，呼吸和动作的配合有以下规律：起吸落呼，开吸合呼，先吸后呼，蓄吸发呼。其主要呼吸形式有自然呼吸、腹式呼吸、提肛呼吸等，可根据姿势变化或劲力要求而选用。

在习练功法过程中特别要注意以下两个方面。

由浅入深

初学者必须先掌握动作的姿势变化和运行路线，弄清来龙去脉，边模仿边练习，尽快融入集体习练中。在习练中要注意动作的细节，可采取上、下肢分解练习，再过渡到以腰为轴的完整动作习练。此时，要注意动作和呼吸、意识、神韵的结合，充分理解动作的内涵和意境。练功过程应由简到繁，由浅入深，循序渐进，逐步掌握。只有这样，才能打好保证把基础打好，防止出现偏差。

因人而异

习练时，每个人要需要根据自身体质状况来进行。动作的速度、步姿的高低、幅度的大小、锻炼的时间、习练的次数、运动量的大小都应很好把握。其原则是练功后精神愉快，心情舒畅，肌肉略感酸胀，但不觉得太疲劳，以不妨碍正常的工作和生活为佳。

防微杜渐治未病

——医圣张仲景的养生之道

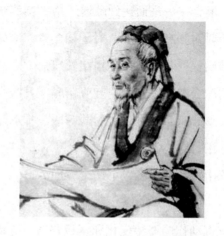

张仲景，名机，东汉南阳郡涅阳（今河南省南阳市人），约生于东汉和平一年（150年），卒于建安二十四年（219年）。东汉医学家，辞官业医，博采众方，著有《伤寒杂病论》。《伤寒杂病论》一书确立了祖国医学"辨证论治"的规律，奠定了中医治疗学的基础，是我国最早的一部理、法、方、药具备的经典著作，开创了祖国医学辨证论治的先河。同时，该书在制剂学方面也有独到之处，对后世也有深远的影响。因此，历代医家无不尊张仲景为"医圣"，故有"医圣者，即医中之尧舜也，荣膺此誉者，唯仲景先师。"与张仲景同时代的华佗读了《伤寒论》后喜曰："此真活人也"。南北朝时陶弘景说："惟仲景一方，最为众方之祖"。唐代医家孙思邈说："江南诸师秘仲景方不传"。可见张仲景医方的宝贵。《伤寒论》至今仍指导着临床实践，也是医家必读。

张仲景不但是一位伟大的临床医学家，而且也是一位深得《黄帝内经》之旨的养生学家，他在《黄帝内经》保养元气、预防疾病的理论指导下，利用药疗、食疗、体疗、针疗等方法来扶正祛邪，促进康复，对中医养生学的发展起到重要的指导作用。

防微杜渐治未病

张仲景在《伤寒论》原序中曾抨击那些不注重摄养身体的人是"崇饰其末，忽弃其本，华其外而悴其内。皮之不存，毛将焉附？"非常重视"治未病"的养生基本原则。他在《金匮要略》开篇第一句就直陈"上工治未病，何也？"接着他以"见肝之病，知肝传脾，当先实脾"为例，阐述了预防疾病的原则与方法。

人生活在自然界中必然受大自然的支配。是能动的顺从大自然的变化，还是被动地接受大自然的约束，其结果是截然不同的。张仲景认为人的能动性应当占主导地位，他形象地说："夫人禀五常，因风气而生长，风气虽能生万物，亦能害万物，如水能浮舟，亦能覆舟。"人怎样才能像轻舟那样自由地在水上遨游呢？他说："若五脏元真通畅，人即安和。"这与《黄帝内经》所说"正气存内，邪不可干"的道理是一致的。而保持身心健康或防治疾病恶化的关键在于"养慎"。所谓"养慎"，就是内养正气，外御病邪。他说："若人能养慎，不令邪风干忤经络，适中经络，未流传脏腑，即医治之；四肢才觉重滞，即导引吐纳，针灸膏摩，勿令九窍闭塞；更能无犯王法，禽兽灾伤，房室勿令竭乏，服食节其冷热，苦酸辛甘，不遗形体有衰，病则无由入其腠理。"这段话集中反映了张仲景"防重于治"的养生思想。文中所说的"不令"，"适中……即医治之"，"才觉……即导引"等，都包含了早期防治的积极意义。

值得我们重视的是，张仲景把"导引吐纳"放在首位，这不是偶然的。

导引是以肢体运动、自摩自捏、伸缩手足为特点的一种医疗体育方法。吐纳，《庄子·外篇·刻意》说是"吐故纳新"，实际是调整呼吸的一种养生祛病方法，类似现行的气功。"导引吐纳"就是防病抗老的运动，它简便易行，而且能收到意想不到的效果，所以人们乐于接受。从现代医学理论来看，这些运动主要是通过刺激神经末梢，促进血液、淋巴循环和组织间的代谢过程，提高营养物质的吸收，加强肌肉纤维的活动能力，最后使整体功能逐步得到改善。

在几千年的实践过程中，中医导引运动文化中的通过运动促进健康、祛除疾病的思想，理论和方法，得到了较好的施行。

中医认为，人体的各种器官是相互联系、相互依存的，人体的五脏功能处于平衡的状态，任何一个脏腑功能的异常都会引起其他脏腑功能改变，引发疾病。同样，通常人的喜、怒、忧、思、悲、恐、惊等各种情绪也是处于平衡的状态，任何一种情绪的失衡都会导致整体功能的失衡。比如，中医认为，七情等情志因素是导致人体疾病的重要因素，而人们在社会中的生存与交往不可避免地遇到影响人们心理健康的各种情感。在中医养生理论里面，中医以"喜、怒、悲、思、恐"作为情绪代表，认为各种情绪与脏腑联系密切，过度的心理变化对于人体的健康影响重大。"过怒伤肝，过喜伤心，过思伤脾，过忧伤肺，过恐伤肾。""暴怒伤阴，暴喜伤阳，厥气上逆，脉满去形，喜怒不节，寒暑过度，生乃不固。"中医的这种养生思想为导引运动文化提供了很好的思想土壤和理论基础。

除了"平衡"理念以外，"形神兼备"是中医导引运动文化具有的另一个文化特征。中医导引运动文化认为，外在的身体和内在的心理不可分割。外形的过度变化、损害、疲劳等会引起心理的变化。同样，如果心理经常受到不安、焦虑、恐惧、忧愁等情绪的影响也会对身体健康造成威胁。医学家陶弘景指出："神者，精也。保精则神明，神明则长生。精者，血脉之川流，守骨之灵神也。精去则骨枯，骨枯则死矣，是以为道务宝其精。"这里的"神明"应当是指精神意识的清净、明了、积极等心理状况。他认为，只有良好的心理状况，人们才能够得到长寿。《存神炼气铭》是医学家孙思邈的代表性著作，论著中涉及很多的养生观点。比如，孙思邈认为"不思"加以"导引"是获取健康长寿的重要手段，认为过度忧虑是损害健康的重要原因。"道不在烦，但能不思衣食，不思声色，不思胜负，不思曲直，不思得失，不思荣辱，心无烦，形勿极，而兼之以导引，行气不已，亦可得长年……凡人不可无思，当以渐遣除之。"由此，研究可以归纳出，古代医学家从未将身体和心理分开来谈，认为身体和心理应当保持协调统一的关系，通过调心来达到促进心理健康的目的，而通过调形来达到促进身体健康的目的。

中医导引运动文化认为，人的身体要进行适度的运动，这是保持健康长寿的重要因素。但是无论是身体的运动还是情志的运动，都不宜过度，否则适得其反。华佗是导引运动的集大成者，在导引运动方面提出了"过犹不及"的重要思想理论。"人体欲得劳动，但不当使极耳，动摇则谷气消，血脉流通，病不得生。譬如户枢，终不朽也。"华佗认为人体应当参加适度的运动，但是却不应该过度，否则适得其反。并且，华佗根据"象其形，取其意"的方法、原则创编了"五禽戏"。这其中"取其意"的思想方法应当是人的情智活动，像虎一样威猛，像鹿一样奔放，像熊一样敦厚，像猿一样机警，像鸟一样飘逸。这种导引运动文化既锻炼了外在形体，同时又锻炼了情志，从而达到"形神兼备""内外兼修"的效果。现代医学也证明，身体的过度疲劳会导致机体免疫力的下降，从而导致病毒、细菌侵入人体。体育运动如此，意识运动同样如此。

另外，张仲景还善于用针灸来防止疾病的传变。例如，当太阳病"欲作再经者，针足阳明，使经不传则愈"。又如太阳病不解，"先刺风池、风府，却与桂枝汤则愈"。现在，我们常用针刺风池、风府来预防和治疗感冒，很可能与仲景的经验有关。

《伤寒论》用粥治病养生

用粥辅助治疗疾病在中医学中由来已久，医圣张仲景就深谙此法。他在《伤寒论》中谈到用粥的条文共 34 条，8 个方剂，其中桂枝汤 19 条、白虎人参汤 5 条、竹叶石膏汤 1 条、十枣汤 1 条、三物白散 1 条、理中丸 2 条、桃花汤 2 条。学习这些用粥的经验，将之运用于临床中，对提高方药的疗效、降低副作用有重要意义。张仲景用粥主要有以下作用。

以助药力

在服药后食粥，主要是为帮助发挥主药药力的。如用于解肌发表、调和营卫的桂枝汤，在 12 条中说："……服已须臾，啜热稀粥一升余，以助药力。"也就是说，服桂枝汤一段时间后，进食热粥一升，使谷气得充，汗源得以滋养，以助药力，使病邪得以微汗而解。正如《医宗金鉴》所说："……而精义在服后须臾，啜稀粥以助药力。盖谷气内充，不但易为酿汗，更使已入之邪，不能稍留，将来之邪，不得复入也。"清代名医王旭高说得更加明了："桂枝本不能发汗，故须助以热粥，充胃气以达于肺，肺主皮毛，汗所以出，是渍形以为汗也。"笔者实践证明，用桂枝汤调和营卫，若不食粥，则疗效大打折扣。

理中丸（汤）是温中散寒、益气健脾之剂，书中第 386 条说："服汤后如食顷，饮热粥一升许。"其目的也是助药力，利用热粥的散寒养胃之力，以温养培补中气。

三物白散是攻逐水饮的温下之剂，以治疗寒实结胸。如药后仍不利，则"进热粥一杯"，以助巴豆温下寒实之药力。

和中养胃

《伤寒论》中白虎汤、白虎加人参汤、竹叶石膏汤与桃花汤，都用粳米为粥，是在方中作为辅佐药物，直接起治疗作用的。粳米味甘，为五谷之长。前三方均是取其补益中气、和中养胃、滋补胃津、使石膏等大寒之品不致伤胃的功用。清代医家柯琴认为："甘草、粳米调和于中宫，且能土中泻火，稼穑作甘，寒剂得之缓其寒，苦剂得之平其苦，使二味为佐，庶大寒大苦之品，无伤损脾胃之虑也。"桃花汤中用粳米，是取粳米和中养胃、健脾止泻之功，助赤石脂、干姜以厚肠胃，共达温中固脱、涩肠止利之效。

解副作用

用粥解除副作用的只有三物白散一方。141条说：服三物白散后"利过不止，进冷粥一杯"。三物白散为温下之剂，主药巴豆辛温有大毒，为药力峻猛之热性泻下药，治疗中如服药后"利太过"则会伤脾胃。而巴豆得热则助泻，得冷则泻止，此时速服冷粥以解药力即可止利，以缓解副作用。

扶养正气

第152条十枣汤为逐水峻剂，应用此方最易耗伤正气。故《伤寒论》中说，在服十枣汤"得快下利后"用"糜粥自养"。取其糜粥易于消化及和中补虚之功，以使正气尽快恢复。

《伤寒论》中因用粥的意义不同而在用粥的方法上也有区别。综上所述，用粥有冷热之分，三物白散一方就列举了用热粥和冷粥两种方法，实为后世用冷、热粥之典范。另外，用粥还有先后之不同。白虎汤、白虎加人参汤、竹叶石膏汤以及桃花汤用粥基本相同，都是先用粥法。如176条白虎汤中"上四味，以水一斗，煮米熟，汤成，去滓。温服一升，日三服"，就是说将粳米与其他药物放在一起，待米煮熟去滓后温服。其目的是用粥直接作为佐药，协助主药共同治疗。桂枝汤、理中丸、三物白散、十枣汤四方都是后用粥法。桂枝汤是在服药后过一段时间食稀热粥以助药力。理中丸是在服药后立即饮热粥，以利用粥的温中散寒养胃之功，帮助有温中健脾作用的药物发挥药效。服十枣汤后再食热粥是怕十枣汤损伤正气，食粥取其"糜粥自养"之功。从以上分析看，几种汤剂在辅助用粥时间上是有区别的，理中汤最早，桂枝汤稍晚，十枣汤以及三物白散则最晚。

值得一提的是，近代很多医生在运用张仲景以上诸方时，多不重视粥的运用，甚至弃而不用，这不但违背了张仲景制方之义，也会影响疗效，或增加副作用，是应当注意的。

张仲景用粥治病是很科学和严谨的，给后世食物疗法中的粥疗开拓了方向，奠定了基础。近代常用的粥疗方，除用于助药力、和中养胃、扶补正气外，还多用于辅助治疗和预防疾病，这是对张仲景以粥治病的发展。

调养后天养元气

张仲景非常重视食物的疗养作用。考仲景之方，杂有不少食物药物，如生姜、大枣、小麦、大麦、粳米、薏苡仁、赤小豆、鸡蛋黄、山药、百合、蜂蜜、饴糖、羊肉、酒等。这些食物对五脏具有不同程度的补养作用，特别是对脾胃的调养功能尤著。但饮食须有节制，应当注意卫生，以及相宜、禁忌等。张仲景指出："凡饮食滋味，以养于生。食之有妨，反能为害。""所食之味，由与病相宜，由与身为害，若得宜则益体，害则成疾。"他在《金匮要略》中汇集了有关禽兽鱼虫、果实菜谷与饮食禁忌的经验。例如，饮酒过度可致"酒疸""饪之邪"可引起宿食。大凡"秽饭馁肉臭鱼""六畜自死""果子落地经宿""被霜生茶"等，都不可食之。另外，张仲景对服药后的饮食禁忌也为后世医家所推崇。例如，他对服桂枝汤的饮食禁忌认识，包括"生冷、黏滑、肉面、五辛、酒酪、臭恶"等物。这些食物对病体的危害，主要是损伤中焦脾胃之气。其后的脾胃学家李东垣吸取张仲景的经验，擅长调补脾胃之气，在《脾胃论》中还设有"脾胃将理法""摄养"等专篇，对饮食养生的方法做了更多发挥。

张仲景在《伤寒论》中设差后劳复证治，它为热病后巩固疗效、预防复发、养胃复原树立了规范。方药论治概括起来为：调中助胃清热的枳实栀子豉汤、解热和胃的小柴胡汤、温中健脾的理中丸、利水解脾肾之困的牡蛎泽泻散、生津养胃清热的竹叶石膏汤等。后人将这些方法推而广之，应用到内伤杂病中去，常收到健脾胃、扶元气、生津液之效，则病情自愈。

滋阴助阳抗衰老

强调体内外环境的阴阳平衡是《黄帝内经》养生学的基本思想。张仲景为我们留下了不少燮理阴阳、抗衰老的方剂，例如，肾气丸，《金匮要略》中凡见四处，具有滋阴助阳的作用。滋阴之虚可以生气，助阳之弱可以生水，肾气振发，气化复原，则病可去，衰可复。后世补肾阴的六味地黄丸方，就是由肾气丸化裁而成。经实验研究及临床实践证明，肾气丸能提高机体抗病能力，增加血液循环，改善肾功能，有护肝、降压、降血脂、强心、利尿等作用，可用于治疗老年常见病，如高血压、糖尿病、前列腺肥大、肾炎、心脏病等。再如，薯蓣丸是治疗"虚劳诸不足，风气百疾"的方药。岳美中体验到"很适用于老年人，因高年气血虚损，常有周身不适，头眩、肢痛、麻木诸症"。他认为此方补中有行、不偏阴、不偏阳、不偏气、不偏血、不寒不热、不攻不泻、不湿不燥、调理脾胃、气血双补、内外并治，能使"阴平阳秘，精神乃治"。

后人还推《伤寒论》中的小建中汤和复脉汤（炙甘草汤）为理阳气、顾阴液之祖。小建中汤是补气主方，对呼吸、循环和消化功能均有增强作用，现代广泛用于各种身体衰弱性疾患。复脉汤是补气复脉主方，有改善血液循环、促进代谢、纠正贫血、兴奋中枢的作用，特别是对心脏疾患有较好疗效。《临证指南医案》中说："理阳气当推建中，顾阴液须投复脉。"诚为至理之言。

反对巫术，痛斥庸医

过去，人们对自然以及疾病认知有限，所以出现了大量的巫神巫医和方士，他们从给皇帝炼丹到装神弄鬼，愚弄百姓。张仲景怀着对医药方术和对广大人民群众极端负责的态度，同当时盛行的巫术进行了坚决的斗争，宣传无神论观点，揭穿迷信害人活动。他曾痛心疾首地说："哀哉蒸民，枉死者半，可谓世无良医，为其解释。"其忧民之心，苍天可鉴。

他还痛斥那些草率从事、贻误人命的庸医。这种不负责的医生，看病只满足于花言巧语的口头应付，望诊病人，装装样子，草率面诊，就随便开个处方。诊脉更是不全面，不细致，连寸、关、尺三部的脉象也未摸清，甚至脉的搏动不够次数就停止按脉。患者最近的病情尚不能判断，对于全身的症状，更是毫无感知。医圣的伟大在于他有精湛的医术，在于他有垂法后世的医经，更在于他有着博爱的胸怀，敢于直面黑暗的勇气。处处以人为本的崇高信念而使医圣张仲景自立于民族之林，受万世敬仰。这种伟大的精神永远启迪着后人，鼓舞着科学界的人士不懈奋斗。为此，金元四大医学家之一的李东垣赞曰："后之医者，宗《内经》法，学仲景心，可以为师矣！"

张仲景的医德医风将流芳千古。

九窍要保养　十二时辰对应养生才健康

——魏晋医学家皇甫谧的养生之术

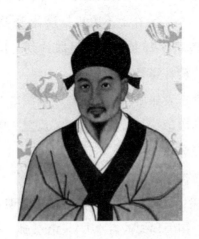

皇甫谧，字士安，少时名静，晚年自称玄晏先生。西晋安定朝那（今甘肃省灵台县朝那镇）人。魏晋医学家。其著作《针灸甲乙经》是我国第一部理论联系实际的针灸学专著，总结了晋以前的针灸学成就，在针灸学史上，占有很高的学术地位。

皇甫谧深谙针灸经络养生之道，注重人体九窍和十二时辰养生法则，并在自己的养生实践中反复应用。

九窍保健与养生

九窍即指人体的两眼、两耳、两鼻孔、口、尿道和肛门，这些身体上的孔窍平时要多注意保健，保持畅通无阻，九窍要通，通则无病。窍穴保健按摩主要是利用各窍穴与内脏之间的相互联系、相互沟通的关系，进行窍穴保健治疗，从而达到调节内脏功能、防病强身的目的。

眼睛保健

目宜常运　用双掌小鱼际分别按眉棱骨，向内外做圆圈移动各 18 次；再双目轻闭，以双手拇指轻轻在上下眼皮抚摸各 36 次；然后双目睁开，眼球做顺、逆时针缓慢转动各 18 圈；最后远眺片刻。长期坚持此法，能防治近视、远视、目疾、眉棱骨痛等。

按摩熨目　摩擦两掌发热后，将手掌置于两眼之上，反复 3 次；再以食指、中指、无名指轻压眼球，稍停片刻再压，反复 3 次。长期坚持此法，有养目明目、消除眼肌疲劳的作用。

眼部还可进行穴位按摩。

按睛明穴　两眼闭拢，拇指、食指指端按于睛明穴（位于目内眦旁 0.1 寸处），边按边振动，用力均匀。每次 5 ~ 10 分钟。

切承泣穴　两食指指尖切按承泣穴（位于面部瞳孔直下，当眼球与眶下缘之间），用力均匀，不可切破皮肤，边切边振。每次 5 分钟。

点按攒竹穴　曲肘置桌上，两手平握拳，拇指伸开，以拇指指端附着在眉头下缘攒竹穴处；再以两拇指逐渐用力向穴位上方顶压，采用切法、揉法，待穴位周围至眼区有酸胀感觉时，再按压 1 分钟后松指。如此 4 ~ 6 次。

运目弹睛　头部不动，眼球向四周环绕一周，正反向各 3 次。用力闭紧双眼，同时呼气，待气吐尽后，迅速睁大眼睛，同时吸气。共 3 次。

耳窍保健

耳朵上的穴位非常多，它就像一个倒立的胎儿，经常揉掐有益养生。

振耳保健　用两手食指指面按压耳道，一按一放，快速振动，使耳道内产生振动，并传至大脑。每次 5 ~ 10 分钟。

抹全鼻　右手拇指、食指指面从鼻根部、鼻梁部向鼻翼部抹动，用力均匀，每分钟抹 60 次，每日 5 分钟。

扣耳保健　用掌心按紧耳道，食指指尖在脑后部上下来回弹叩，力量自行掌握，可觉脑后部有"咚咚"声。两耳可同时进行，每分钟弹叩 80 次。

扯耳保健　用拇、食指捏紧耳垂或耳尖，一上一下拉扯，力量自行掌握，每分钟 60 次，每次 5 分钟左右。

揉耳保健　两手食指分别按揉耳门（位于耳屏上切迹前，下颌骨髁状突后缘凹陷中）、听宫（位于耳屏前，下颌骨髁状突后缘，张口时呈凹陷处）、听会（位于耳屏间切迹前，下颌骨髁状突后缘，张口有孔）等穴，在按切时配合切法、振法、叩法。每次 10 分钟，力量自行掌握。

叩翳风穴　翳风位于乳突前下方，平耳垂后下缘凹陷中。用两手食指指尖同时叩击两侧翳风穴，每分钟 100 次；力量自行掌握，至穴位处有胀痛热感，每次 5 分钟。

耳宜常弹　用双手掌掩耳，双手食指、中指、无名指三指轻轻叩击风府穴（位于后发际正中直上 1 寸）附近 36 次；再用食指塞耳窍，压耳门，骤放各 3 次。坚持此法，有增强听力、醒脑通窍的作用，能防治头晕、耳鸣、耳闭、脑鸣等疾患。

鼻窍保健

揉鼻根　两手食指位于鼻根，用力挤压穴位；再由鼻根向鼻翼两侧迎香穴（位于鼻翼外缘中点，旁开 0.5 寸鼻唇沟中）滑动按揉。由上而下连续10 ~ 20 次，动作宜缓慢，用力均匀。每次 10 分钟。

捏鼻孔　拇指与食指捏鼻孔，一捏一放。每分钟 60 次左右，用力均匀，至鼻有酸胀感为度。每次5分钟。

揉鼻梁　右手食指指面位于鼻尖部，以顺时针和逆时针交替揉动，由鼻尖部向鼻根部揉；再反方向揉。每次30个来回。

按迎香穴　用两手指指尖紧按迎香穴，边按边振动。每次10分钟。

揉素髎穴　拇指或食指指腹压住素髎穴（位于鼻尖正中），施力揉按。每次5分钟，每日2～3次，力度自行掌握。

洗鼻腔　每日早晚用凉水和温水交替洗鼻。增强鼻腔的适应能力，可预防感冒。

捏鼻翼　用拇指、食指捏按鼻翼及鼻中隔。每次10～20下，每日数次。可宣通鼻窍。

口腔保健

叩齿　口唇微闭，上下牙齿有节奏地叩击，门齿与臼齿交替进行。每分钟100次左右，力度可自行掌握，每次5～10分钟。此法有固齿作用，能防治牙病，还有滋生津液的作用，防治口干、唇燥、口臭等。

吞津　口唇微闭，舌顶上腭运动，然后将津液徐徐咽下。每次5～10分钟。

现代研究表明，正常人唾液分泌量每日约1500毫升，唾液内含的白蛋白、溶酶菌、蛋白分解酶等具有免疫、杀菌、助消化和保护胃黏膜的作用。此法适用于咽干、唇燥、口渴少津、皮肤干燥、小便短赤、大便秘结、心悸健忘、头昏耳鸣、咽干、眩晕、失眠、五心烦热等。

叩齿与吞津常常需要一起做，古人有说："齿之有疾，乃脾胃之火熏蒸，侵晨睡醒时，叩齿三十六通，以舌搅牙龈之上，不论遍数，津液满口，方可咽下，每做三次乃止，及凡小解时，闭口紧叩其齿，解闭方开，永无齿疾。"

通二阴

我们都知道，便秘、憋尿对健康不利，所以要保持大便通畅，平时也可以适量地食用一些利湿药物或者食物。

利湿　利湿说白点就是利尿，最常用的利湿食物和中药有薏苡仁、红小豆、冬瓜、扁豆、荷叶、黄瓜、泽泻、白茅根等，化湿的中药有藿香、佩兰等。利湿对男性的前列腺有益，对女性来说，化湿可以预防泌尿系统感染。

通便　中药巴豆、决明子等都是通大便的。大黄、芒硝、番泻叶也是通大便的，但不提倡大家用，因为泻下力量太大，会产生毒副作用。我们应该尽量选择平和的、没有毒副作用的、药食两用的中药，这样不会产生依赖性，如郁李仁、麻子仁、栀子、牛蒡等缓和通便之品。

子午流注与养生

子午流注理论把一天24小时分为十二时辰，十二时辰对应十二地支，并与人体腑脏的气血运行等相结合。十二时辰中，人体气血循行流注，盛衰开阖有时。遵循子午流注规律，有益于保持阴阳平衡，气血畅通。

子时

子时（晚上11点~凌晨1点）胆经最旺盛。一天中最黑暗的时辰，阳气开始生发。《黄帝内经》曰："凡十一脏皆取于胆。"胆气生发起来，全身气血才能随之而起。子时睡眠了，胆经才能完成代谢。"胆有多清，脑有多清。"凡在子时前入睡者，晨醒后头脑清新，气色红润；反之，子时不入睡者，日久面色青白，易生肝胆疾病。因此，人在此时段入睡，对一天的调摄都至关重要，也就是在养阳气，养好阳气对人的寿命至关重要。

丑时

丑时（1~3点）肝经最旺盛。《黄帝内经·素问·五脏生成篇》曰："故人卧血归于肝。"肝内血液充足，可维护肝的疏泄功能，使之冲和条达，充分发挥解毒滤过的作用。此时一定要睡好，才能养好肝血。否则易出现急躁易怒、焦虑、神经衰弱，老年人易患痴呆等精神性疾病。

寅 时

寅时（3～5点）肺经最旺盛。将肝贮藏解毒的新鲜血液输送到全身。《黄帝内经·素问·经脉别论》说："脉气流经，经气归于肺，肺朝百脉，输精于皮毛。"血的运行要依赖气的推动，肺主呼吸，调节全身的气机。此时肺经旺盛，有助于肺气调节和输布血液，运行百脉。这个阶段是从静变为动的开始，它是通过深度睡眠来完成的。肺脏有病、心功能不太好的老年人不要急于起床，也不提倡早起晨练。等太阳出来之后，空气新鲜时，可以活动一下，而早晨是阳气生发的时候，要顺其生发，迎接新一天的到来。

卯 时

卯时（5～7点）大肠经旺盛。中医有"肺与大肠相表里"之说，卯时肺经气血入大肠经，此时天已亮了，早晨起床喝适量水，促进排便，要养成良好的习惯。排便后多做提肛运动，可防止便秘、痔疮、脱肛等病。

辰 时

辰时（7～9点）胃经旺盛。此时是人们吃早点的时候，一定要吃好，这也是胃部消化吸收能力最旺盛的时辰。

巳 时

巳时（9～11点）脾经旺盛。脾主运化，吸收食物中的营养。中医有"脾与胃相表里"之说。脾统血，为气血生化之源，后天之本。脾经旺盛可运化水谷，升清化浊，五脏六腑之精气来源于脾胃运化之水谷精气。

午 时

午时（11～13点）心经旺盛。子时和午时是天地气机的转换点，人体也要注重这种天地之气的转换点。中午吃完饭以后，应小憩片刻，不要超过40分钟。适宜养心，可使下午至晚上精力充沛。

未 时

未时（13 ～ 15 点）小肠经旺盛。《黄帝内经·素问·灵兰秘典论》曰："小肠者，受盛之官，化物出焉。"就是说小肠吸收被脾胃腐熟后的食物精华。

申 时

申时（15 ～ 17 点）膀胱经旺盛。膀胱有"化气行水"的功能，负责排泄人体水液。如气化功能失常，就会导致小便不利，甚至尿闭或者小便频数失禁等。

酉 时

酉时（17 ～ 19 点）肾经旺盛。肾是生命之根，为"先天之本"。主管人体的生长、发育和其他的重要生命活动。肾藏精，先天之精是禀受于父母的生殖之精，与生俱来；后天之精，为水谷之精气，由脾胃运化而来，即"后天养先天"。肾在酉时进入贮藏精华的阶段，有利于贮存一日的脏腑之精华。肾精盈满，先天之本才能稳固，生命力旺盛，才能延年益寿。如果吃饭过了酉时，即错过了人体营养吸收的最好时间，不但起不到补养精气的作用，还会给代谢带来负担。如同一堆垃圾不能及时处理，影响体内环境，因此晚饭不要超过晚 7 点。

戌 时

戌时（19 ～ 21 点）心包经旺盛。心包络相当于膻中，张琦《素问释义》云："膻中即心包络，为心主之宫城也。"其功能活动，是"臣使之官"而主"喜乐"。犹如心脏的屏障，是阻止时邪侵犯心脏的外围防线，故《黄帝内经·灵枢·邪客》说："诸邪之在于心者，皆在于心之包络。"此时可做适量的活动，有利于强壮心功能。人在这个时候，应准备入眠或进入浅睡状态。

亥 时

亥时（21 ～ 23 点）三焦经旺盛。三焦虽为六腑之一，但三焦总的生理功能是其他几个脏腑在水谷消化吸收、营养排泄等方面功能的总和，而这一总的作用是宗气（积于胸中，贯注于心肺之脉）、中气（脾胃之气）、元气

（肾气）三者相辅相成的集合体。因此三焦的病理变化大都表现在胸腹体腔内，三焦要通，不通则生病。此时宜进入睡眠阶段，百脉得以休养生息，才对身体十分有益。

人体在十二时辰中，从亥时（21点）到寅时（5点），是阴盛阶段（夜间），人体要在安静中获得睡眠。此时是人体细胞休养生息、新陈代谢的时间，要有充足的睡眠，才会有良好的精神状态。人体要随着十二时辰盛衰开阖而变化，把握养生的规律，才能提高和改善人体素质，达到祛病强身的效果。

防"十三伤" 抱朴修身

——晋代名医葛洪的养生之道

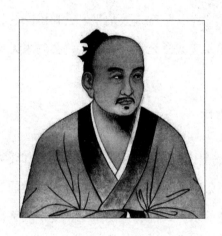

葛洪（284—364年），字稚川，号抱朴子，晋丹阳句容（今江苏省句容市）人。是我国晋代著名的道教理论家、炼丹家、医药学家。代表作品有《肘后备急方》《抱朴子》。葛洪的养生思想渗透了鲜明的道教思想。

思神守一 内养元气

葛洪在饱读各类诗书的同时，逐渐对道家理论产生了浓厚兴趣。他认为，道家追求的是一种无欲无求的境界，通过自身修炼而养生延年。葛洪的养生思想就是依托于他的道教理论而形成的，道教学术理论为他的养生思想提供了有利的精神支柱。

葛洪的养生术是以不死成仙为主要目的的。他的养生理论主要是"生命至贵，长生可得；内修守一，养精行气"。意思是说，人的生命是最宝贵的，长寿天年可以通过修身来获得，修身的方法就是守一，进而养精行气。这是一种内练意志的修身养性法。

葛洪在《抱朴子·内篇·畅玄》中指出，"玄"是自然界的始祖，是万事万物的宗源。他认为，"玄"是超自然存在的，是产生天地万物的总根源。修身的人要想通达"玄道"，必须明心净虑。而达到的方法就是"守一"。"一"即元真之气，"守一"就是淡泊平心，摒除杂念，调心入静，思想专一，潜心静养，这样元气就会充盛，人自然就会健康无病。

不为物累　戒欲修性

葛洪认为，"玄道"虽是从内心领悟获得的，却要靠外在来持守。哪个人不想长寿呢？然而荣华富贵诱惑着人的心志，娇媚的容颜、玉洁的肌肤迷惑着人的眼睛，悠扬的乐声扰乱着人的听觉，爱憎利害搅扰着人的精神，功名利禄束缚着人的身体。所有这些都是不请自来、不用学习便人人都会迷恋的事情。然而乐极生悲，盈满必亏。如果对感官享乐和物质享受过分贪求，就会身为物欲所牵累，使人陷入对身外之物无止境的追逐之中，各种烦恼也就随之而来，最终导致损伤寿命。《抱朴子·内篇·畅玄》指出了诱惑对人体健康的各种伤害，美妙的音乐、清商流徵能损害人的听力；绚烂耀眼的鲜花能损害人的视力；浓郁的美酒能扰乱人的性情；妖冶的女色能伐绝人的性命。除此而外，葛洪还列举了伤身的其他13种情况：

《抱朴子》——"十三伤"

才所不逮而困思之，伤也；

力所不胜而强举之，伤也；

悲哀憔悴，伤也；喜乐过差，伤也；

汲汲所欲，伤也；久谈言笑，伤也；

寝息失时，伤也；挽弓引弩，伤也；

沉醉呕吐，伤也；饱食即卧，伤也；

跳走喘乏，伤也；欢呼哭泣，伤也；

阴阳不交，伤也。

意思是说，才学如果达不到而用力思考可伤身；体力不能胜任而强做某事可伤身；悲哀憔悴可伤身；喜乐过度可伤身；急于得到某物可伤身；说话过多或过久、大笑可伤身；睡觉没有规律可伤身；强力拉弓引弩可伤身；饮酒醉到呕吐可伤身；饱食之后立即睡觉可伤身；跑跳过急以致气喘乏力可伤身；过喜过悲可伤身；性生活不正常可伤身。这些损伤在最初人们不会察觉，但积累到一定程度，就会损伤性命。

葛洪强调："养生以不伤为本，此要言也。"既然各种诱惑伤身伐命，那么遏止想要外视的眼睛，去除损害视觉的美色，堵塞欲听音乐的耳朵，远离损害听力的声音，便是人们必须要做的事情。葛洪深感于此，所以提出了"寡欲"的具体要求。善于养生的人要先祛除六方面的危害，然后才可能长命百年。那么，这六方面的危害又指的是什么呢？

养生的"六害"

一害名利，二害声色，三害货财，

四害滋味，五害佞妄，六害诅嫉。

要驱除"六害"就必须做到以下六个方面：一要淡泊名利；二要禁止刺耳的声音和淫色；三要降低对财物的欲望；四要降低对滋味的追求；五要除去不合理的妄想；六要去掉嫉妒的心理。同时，还要做到"十二少"。

养生的"十二少"

少思，少念，少笑，少言，少喜，少怒，

少乐，少愁，少好，少恶，少事，少机。

葛洪意识到，单纯依靠空泛的说教是难以达到戒欲目的的，所以他根据人们避祸求福的普遍心理，促使人们调整心态。他强调，只要人能祛除诱惑羡慕的心理，将其收归到正常心态上来，祛除不切实际的想法，放弃损害真理的做法，淡薄喜怒的影响，丢掉做恶事的打算，就会不请福而福自来，不除祸而祸自去了。

古人的戒欲理论在今天也很有现实意义。人如果能节制各种欲望，就不会有投机钻营、争名逐利、贪污盗窃、行贿受贿、敲诈勒索、坑蒙拐骗，甚至图财害命、丧尽天良的事情发生。自然界博大无边，人的欲望也广无止境。如果以有限的生命去追求无尽的名利就会患得患失，劳心伤神，从而损害健康。

《菜根谭》云："人生只为欲字所累，便如马如牛，听人羁络；为鹰为犬，任物鞭笞。若果一念清明，淡然无欲，天地也不能转动我，鬼神也不能役使我，况一切区区事物乎？"

做人不要过分追求感官享乐和物欲贪求，只有摆脱世俗的功名利禄和俗情物欲，摈除外物的诱惑，才能做到淡泊名利，志存高远，达到理想的自由境界。

生活有度 起居有节

葛洪强调生活起居要有节制。他认为，人的寿命不取决于天命，而取决于自身。正确的养生方法就在于建立良好的生活习惯。良好的生活习惯若能持之以恒，必将受益终生。

起居"六勿"

葛洪强调，起居方面要做到"六勿"：不饥勿强食，不渴勿强饮；冬朝勿空心，夏夜勿饱食；体欲常劳，食欲常少，劳勿过极，少勿至饥。意思是说：已经吃饱了就不要强行进食，因为强行进食容易损伤脾胃；不感觉渴就不要强行饮水，否则会使胃胀而伤胃。这两"勿"是告诫人们不可贪食、贪杯。之后，他还强调冬季日短，一般起床较晚，但不能不吃早餐；夏季白天较长，睡得较迟，但睡前不可过量饮食。身体应该适度劳作，饮食也应该适当控制，但是劳作不要过量，节食不可无度，应以满足人体需求为准。这种积极主动的养生态度实在难能可贵。

葛洪主张在生活的其他方面也要有节制。他认为，养生应从小事做起，做事要量力而行，走步不是越快越好，耳朵不要听过度刺激的声音，眼睛不要长久地看东西，也不要过久地端坐而不活动，更不要长久地躺在床上不起来。天气将要寒冷时先加衣服，天气将要炎热时先减衣服。不要等到极度饥饿时再吃东西，而且每次吃饭都不要吃得过饱；不要等到极度口渴时再饮水，而且每次饮水都不要过多。不要过度劳累和过度安逸，不要起得太晚。冬季不要过度温暖，夏季不要过度贪凉。夜晚不要直接在露天下睡眠，不要在睡觉时外露肩膀。大寒大热、大风大雾时起居更要小心。不要过度贪求各色美味等。这些主张都是合乎道理的。

总之，葛洪生活有节制的观点为我们在养生方面提供了很好的借鉴，如能有意识地根据中医养生原则，坚持不懈地去做，就会达到防病保健、减缓病痛、强壮机体、益寿延年的效果。

尊道贵德，以德济生

葛洪是道教养生学家，他不仅想拯救人的肉体，还想拯救人的灵魂。道教的"清静无为"思想，不仅是治身之道，也是治心之道。葛洪非常重视道德修养对养生延年的积极意义，他倡导人们体道修德，积善立功，渐次长生成仙。《抱朴子·内篇·道意》云："明德唯馨，无忧者寿。"此句意思是说：具备良好的道德，其馨香之气远播；无忧无虑的人才能益寿延年。

葛洪认为，修德积善有助于延年益寿，善功逐渐累积有助于得道成仙。积德行善，广舍布施就会感动神灵，神灵就会保佑人们延年高寿。也就是说，要成仙首先必须积善立德，扶危济难，成就人道。积善成德，功德圆满，便升仙界。因此，仙道离不开人道，关心他人疾苦，普度众生在任何时代都是需要的。相反，如果不修炼德行，只修炼方术，便不能达到长生不死的效果。或者修炼的善事不够，虽然服用成仙之丹药也无济于事。反之，即使不服仙丹，而是多做好事，虽然不能成仙，也不会有突发死亡之祸。

葛洪还指出，想要求得长寿，还要做到严于律己，宽以待人，心存慈爱。见到他人有好事要感到高兴；见到他人痛苦要感到痛心，在他人有急事或穷困至极的时候要伸手相救，不要伤害生命；见到他人获得财物就好像自己获得一样高兴，见到他人损失财物就像自己损失一样难过；不把自己看得很高贵，不自我夸奖，不嫉妒别人，不接触和陷入阴贼一伙，只有这样做，才称得上有道德。

葛洪的这种"以德济生"的理念与孔子的"德润身""大德必得其寿""仁者寿""修道以仁"等观点有着相似之处，他们均视修德为养生之本。

药物养身，术数延年

葛洪养生之道的另一个重要方面是服药。他很留心搜集民间流行的一些简便的治病养生方药。他将这些的验方结合自己的医药经验写成一部书，书名叫《肘后备急方》。

这是一部宜随身携带、以备应急的实用医书。书中除记载大量救急用的方子之外，还有一些养生方，所用药物既简便易得，又很便宜。更重要的是灵验有效，故深受百姓的欢迎。

道家的服食有"草木之药"与"金丹之药"的分别。服食金丹以求神仙就是指用炉鼎烧炼汞、铅类矿石药物以制"长生不死"的丹药，因为其使用的最基本材料是丹砂，故称炼丹术。炼制的丹药大多有毒，使用不慎，反能损害生命。相比之下，服食草木之品就安全多了，既可养性，又能除病，确有延年益寿之效。例如，松柏脂、茯苓、地黄、黄精、麦门冬、天门冬、枸杞、地骨皮、菖蒲、远志等，这些药物多为医家常用，具有益气养阴、安神定志等作用。在用于养生服饵之品时，既可合用，亦可单服。这里介绍几首葛洪的养生方。

养生方三首

胡麻丸

组成 胡麻 1000 克，白蜜、枣各适量。

制法 胡麻淘洗，甑蒸，再晒干。以水淘去沫，再蒸，如此九遍。以汤脱去皮，簸净，炒香为末，白蜜或枣膏为丸，弹子大。

用法 每次温酒化下 1 丸，每日 3 次。忌食鱼、狗肉、生菜。

功效 补五内，益气力，长肌肉，填脑髓。使身面光泽，白发转黑，齿落更生，久服长生。

悦泽面容方

组成 冬瓜子 150 克，桃花 120 克，白杨皮 60 克。

制法 将上 3 味共研细末，调匀，装瓶备用。

用法 每次 10 克，饭后开水冲服，每日 3 次。

功效 红面色，白皮肤，焕容光，治面色枯黄、容颜憔悴。

桑根白皮茶

组成 桑白皮 30 克。

制法 将桑白皮洗净，切丝，晒干备用。

用法 每日水煎，代茶饮。

功效 主治身体肥胖，素有痰饮，血压偏高，尿量较少，时有浮肿。

总之，从葛洪的养生理论来看，虽然带有浓重的宗教神学色彩，但是他景仰"神"的本质是因为他对生命神圣性的敬畏，对"仙"的追求是对生命理想状态的向往。今天看来，他的养生理论具有一定的积极意义，可以为我们借鉴和参考。

导引调气　却病延年

——"药王"孙思邈的养生方法

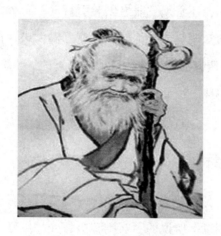

　　孙思邈，京兆东原人（今陕西省耀州区孙家塬）人。出生于隋开皇元年，卒于唐永淳元年。活了102岁（也有学者考证他活了141岁），是我国历代医药学家中的老寿星。他是我国乃至世界历史上著名的医学家和药物学家，历史上被尊为"药王"。他一生致力于医药研究工作，著有《千金要方》和《千金翼方》各30卷，创立脏病、腑病分类系统，在医学史上具有巨大贡献。

"养生铭"流芳百世

　　在孙思邈故乡孙家塬的药王山上，后世立有100多块石碑，其中有一块刻有被后人称为养生保健至理名言的"养生铭"，笔者于1982年曾亲临碑前认真拜读过。其全文是:"怒甚偏伤气,思多太损神。神疲心易役,气弱病相侵。勿被悲欢极,当令饭食均。再三防夜醉,第一戒晨嗔。亥寝鸣云鼓,寅兴玉津。妖邪难犯已,精自全身。若无诸病,常当节五辛。安神宜悦乐,惜气保和纯。寿夭休论命,修行本在人。若能遵此理,平地可朝真。"

导引、按摩、吐纳、调气是孙思邈养生理论的重要内容。前者属健身体操,以动为主,后者为呼吸体操,以静为主,二者均属气功范畴,名动静气功。孙氏的锻炼方法是动静结合,缺一不可。他强调指出,欲养生者,不但要啬神、爱气、养形,还必须"兼之以导引行气",久之行之,始能延寿。又说"善摄养者,须知调气方焉,调气方疗万病大患,百日生须眉"。可见导引、按摩、吐纳、调气的养生效果是十分显著的。孙思邈之所以得以高寿,是与他长年坚持不懈地习练导引吐纳之术分不开的。

导引按摩,百节通利

导引吐纳之术起源很早,在春秋战国时期就已经形成较为系统的理论,如《庄子·外篇·刻意》所说的"吹呴呼吸,吐故纳新,熊经鸟申,为寿而已矣"。至秦汉魏晋以后,养生家无不操习导引吐纳之术,各种流派发展了许多方法。至唐代,随着中外文化医药交流的不断发展,西域诸国的医药传入中国,其中包括很多按摩养生的方法。孙思邈既注重继承我国古代的导引按摩法,又善于吸收外来的按摩养生法。孙氏传授下来的导引按摩法主要是老子按摩五十法和天竺国按摩十八势。天竺国即古印度,也盛行按摩养生之术,其按摩十八势和老子按摩五十法相比较,大同小异,都是以双手对身体的各部分进行按摩,使头、颈、胸、胁、腰、腹、胯、膝、踝、足等各部位得到充分活动,以保持其良好的功能,故能起到延缓衰老的作用。根据孙氏的体会,老人最宜按擦,每日各做三遍,一月之后可见功效,行动敏捷,身体轻健,饮食增加,耳聪目明,有补益延年之效。导引按摩之法,最宜日日行之不辍，自然无病能防，有病能治。偶感身体不适，即宜行按摩之法，可令百节通利，邪气自除。所以，凡欲养生者，不问有病无病，有事无事，都应每日按摩脊背、四肢各一遍，或依法行之，最为养生之要妙。

三调健身，吐故纳新

调气养生，又名吐纳、服气、食气、迎气等，是益寿延年的重要方法。孙思邈对此法最有研究，所传既多且详。他所传授的调气法包含了气功的三大要领：一曰调身，二曰调息，三曰调心。调身的奥妙在于使身体完全放松，消除肌肉的紧张状态。床要舒适柔软，枕高与身相平，仰面正卧，两手半握拳，平放于身两侧，距身四五寸，两腿伸直，两足相距四五寸。采取这种姿势的目的是放松身体的各个部位，为调息做准备。调息就是调整呼吸，"口吐浊气，鼻引清气"，即口呼鼻吸，要求是细长缓匀，以鹅毛置于鼻前而不动为准。吸气用鼻，缓缓吸气入于腹中，至不能吸为止；然后闭气停止呼吸，至感觉气闷时再从口细细将气呼出；呼尽更吸，周而复始，呼吸时不闻其声，务令细缓轻匀。调心之法在于心静，"耳无所闻，目无所见，心无所思"。有禅观之法可行：定心闭目存思，想象观看到太空中元和之气，如紫云成盖，五色分明，下入毛际，渐渐入顶，犹如雨初晴，云入山，透皮入肉，至骨至脑，渐渐下入腹中，四肢五脏皆受其润，这便达到了预定的要求。

调气吞津，添精益寿

除上述调气法外，孙氏还传授了很多简便有效的调气养生法。如黄帝内视法，即心存思念，如目见五脏如悬钟，心赤，肺白，肝青，脾黄，肾黑，五色了然分明，久久行之，勿令中断。这种内视五脏的方法是气功锻炼的重要方法。明代李时珍指出："内景隧道，惟反观者能察照之。"再如，每日清晨未起床时即行叩齿二七遍，并吞咽"玉泉"。双唇紧闭，上下牙互相叩击，能使人牙齿坚固，至老不脱不松。"玉泉"即口中唾液，又名上池水，最能益五脏添精驻颜色，每早鼓颔嗽口，令津液满口，随满随咽，名曰"练精"。

呼吸吐纳，调理五脏

调气法不独擅长养生，且能治病。孙思邈传授了一种调治五脏疾病的呼气方法，用六种不同形式的呼气分别治疗五脏之病，即"呼、吹、嘘、呵、唏、呬"六字诀。若心病，冷用呼，大呼三十遍，细呼十遍，其法鼻吸气入，口吐气出，吐气时口中发出"呼"字之音；热用吹，大吹五十遍，细吹十遍，如吹气之吹，使气随"吹"字之音吐出；若肺病用"嘘"字，大嘘三十遍，细嘘十遍，气随"嘘"字音吐出；若肝病用"呵"字，大呵三十遍，细呵十遍，气随"呵"字音吐出；若脾病用"唏"字，大唏三十遍，细唏十遍，气随"唏"字音吐出；若肾病用"呬"字，大呬三十遍，细呬十遍，气随"呬"字音吐出。孙氏指出，凡五脏有病，可依此法安心调气，恭敬用心，无有不愈者。

滋阴摄养利养生

——金元大家朱震亨的养生之道

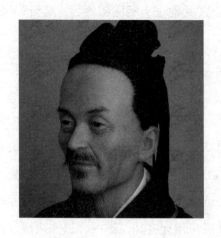

朱震亨，字彦修，元代婺州义乌（今浙江省义乌市）人。是中医学史上有名的金元四大医学家之一，著有《格致余论》《局方发挥》等书。由于他的故乡义乌赤岸镇有一条丹溪，朱氏子孙世居其旁，所以人们尊称他为丹溪翁或朱丹溪。朱丹溪是中医学史上著名的医学家，也是名副其实的养生家。他不但在医学理论上做出了很大贡献，在养生学上也颇有建树。

养生之道在于平时保养

朱丹溪非常重视养生，认为病后救治不如病前预防。一个人若平时不注意保养，有病之后寄希望于药物治疗，就往往成为徒劳之举。养生防病犹如以土防水，以水防火：涓涓之流不加堵塞，必然发展成为滔天之势；荧荧之火不去扑灭，必然形成燎原之势。事物在萌芽状态不去预防，待到酿成大祸，悔之晚矣。水火如此，人的身体更是这样，所以人们一定要重视平时的养生保健，千万不可等到酿成疾病再求医治疗。

基于这样的思想认识，他提出了一系列具体的养生保健主张，并且把他的主张应用于自己的生活当中，收到极好的效果。他 70 多岁时，依然形体矫健，精力充沛，面色红润而有光泽，周围的人莫不惊讶和羡慕。有人问他有何养生之法，他说："无他也，唯滋阴摄养、茹淡、恒动也。"

滋阴摄养的养生思想

朱丹溪的医学观点主要体现在《格致余论》的两篇论文中，即"相火论""阳有余阴不足论"，创立了"阳常有余，阴常不足"的论点，并在此基础上确立了"滋阴降火"的治疗原则。他的养生思想也是在这个原则指导下形成的。他认为，人体即使在正常状态下，仍处于阴气难成易亏的状态，再加上人的各种欲望太多，容易引起相火妄动，进一步损伤阴精，极易导致阴精虚损，因此他把滋阴摄养作为贯穿于人生的重要摄生原则。《格致余论》中的许多篇章，如《茹淡论》《饮食色欲箴》《房中补益论》《养老论》《慈幼论》等大都从养阴立论，对后世产生了深远的影响。

朱丹溪倡导的滋阴摄养的养生思想，在实践中也得到了证明，对于祛病延年确实有效。他的母亲平素多痰饮之病，年过 70 后再没有发作，朱丹溪认为是善于养阴的结果。他的母亲还患有脾胃病，他用滋阴的药方让母亲常服，再加上平日注意保健，因而获得高寿，在 87 岁时无疾而终。

朱丹溪认为，人的衰老与疾病主要是阴气不足、阳气相对有余造成的，因此他主张用滋阴降火的方法防治老年病，所创制的大补阴丸一类的名方至今仍在临床上使用。

朱丹溪特别主张老年人养阴。当时,人们一般习惯用壮阳药物来强壮老年人的身体和治疗老年病。而朱丹溪则提出了自己的独到见解,通过观察老年人的生理、病理特点,明确提出老年人多因阴虚而形成体内虚热之证,力主通过滋阴以预防老年病。在治疗上,他主张不轻易使用乌头、附子等燥热劫阴之剂,甚至酒肉油汁、烧烤煨炒、辛辣甜滑之品都在禁忌之列。

老年人宜养阴之说对后世影响极大。特别是清代江南的医家多受其影响,如徐灵胎、陆九芝等,都反对老年人以补阳为事,而力主养阴。据现代医学临床所见,老年人阴虚内热者确实不少,且尤以女性为多。

茹淡的饮食有益养生

朱丹溪认识到饮食对人体健康有很大影响,饮食得当,有益养生,反之则足以致病减寿。当他老年之时,他的饮食是基本不加调料的,不追求美食,唯求清淡之味。他的茹淡养生观点集中体现在《格致余论》中的《茹淡论》。

他指出,食物有"出于天赋者,有成于人为者"两类。"出于天赋者",指谷、菽、菜、果之类本身所具有的自然之味,人吃了以后有补阴的功效,这就是《黄帝内经》所说的五味;"成于人为者",指经过人为的烹饪调和,使食物产生了偏厚之味,人吃了以后会有毒副作用,对健康有害无利。提倡茹淡,不吃经过烹调的膏粱厚味,正是去除人为之味,食自然冲和之味,于人有益。他还将《黄帝内经》中谷、畜、菜、果之"畜"更换成了"菽"。菽是豆类的总称。他指出,谷、菽、果、菜性属阴,是人体补阴的佳品,易消化的同时又具有疏通作用。

对于各种食物,在吃法上也有讲究。比如,粳米性甘而淡,像土之德,属阴而最具补益作用,但必须与菜同时吃,防止由于饥饿顿食,摄入过多而导致脾胃损伤。因为菜能协助达到食量充足,又具有疏通而使食物易消化的作用。反之,如果谷物与肥鲜同食,厚味得谷为助,积聚日久就会生出各种疾病。总之，朱丹溪的"茹淡"主张就是以清淡自然之食养阴护胃，反对以辛热厚味之食伤阴损胃。

朱丹溪最早发现山楂有开胃功效。他认为，山楂能"化饮食"，但是不能吃得太多，在胃中没有食积、脾虚不能运化、不思饮食的情况下，如果吃山楂太多，反而会克伐脾胃生发之气。从朱丹溪开始，山楂的功效才被人们认可，广泛应用。正如李时珍所言："自丹溪朱氏始著山楂之功，而后遂为要药。"

山楂又名山里红、红果、胭脂果，有很高的营养和医疗价值。老年人适当吃点山楂制品能增强食欲，改善睡眠，保持骨和血中钙的恒定，预防动脉粥样硬化，延年益寿，故山楂被视为"长寿食品"。

在现实生活中，"茹淡"的养生思想也有其实际价值，不仅适用于成年人，对于年幼的儿童也有意义。儿童时期身体尚没有发育成熟，脾胃也相对较弱，所以在饮食上也要"茹淡"少食。作为家长，不要对孩子溺爱无度，随其所好，饮食不加任何节制，这样会对孩子的脾胃造成伤害。这也是很多家境殷实的子弟从小娇生惯养，但却一直多病，长大之后仍筋骨柔弱、身体素质极差的原因所在。

倡导"恒动说"养生保健

朱丹溪在养生保健上还倡导恒动说。他在《相火论》中首先提出生命之所以能够延续皆由于动，曰："天主生物，故恒于动；人有此生，亦恒于动。"他还把这种理念很好地应用到临床实践中。

传说在朱丹溪家乡附近，有个姓冯的财主已年过半百，三个儿子有两个夭折，只留下老三。冯财主将老三奉为掌上明珠，天天不离荤腥，大鱼大肉不断，结果冯老三胖得连站都站不稳。冯财主听说朱丹溪能治各种疑难杂症，便去求治。朱丹溪看后便摇头说："这是肥胖症，难治！"冯财主为子治病心切，便一再恳求朱丹溪。朱丹溪沉思了一会儿说："要治好这种病，必须找到一种叫'妙灵丹'的药。这种草药生长在大安寺塔后的乱石堆里，而且必须让患者自己去找才灵验。"冯财主为了给儿子治病，只好让儿子按照朱丹溪的话去做。每天一大早，冯财主的儿子便上山去找"妙灵丹"。日复一日，春去秋来，这种药始终没有找到，而冯财主的儿子却变得强壮了，体重大大减轻。一天，他在山上的乱石堆里突然发现了张纸条，上面写着："冯老三，冯老三，活动就是妙灵丹。只要勤劳心善良，何须四处找仙丹！"冯老三这才悟出朱丹溪给他治病的"妙方"。

汤汤水水亦养生

——元朝太医食疗专家忽思慧的饮食养生经

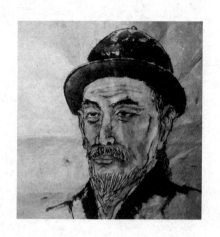

　　忽思慧，又译作和斯辉，生卒年代不详，蒙古族人。元仁宗延年间
（1314—1320年），忽思慧担任饮膳太医一职，是当时有名的营养学家。
忽思慧根据自己调配饮食的心得体会，结合历代各家本草著作，并汲取当时
民间日常生活中的食疗经验，于元文宗天历三年（1330年）编撰成《饮膳正要》
一书。这是一部珍贵的蒙元宫廷饮食谱，也是现存最早的古代营养保健学专
著，具有较高的学术价值与史料价值。

重视食疗食补

　　营养保健学在我国具有悠久的历史，历代帝王都很重视养生和食疗。在

宫廷设置食医机构和官职可追溯到周代。据《周礼·天官》记载,当时专门设置有"食医",负责宫廷饮食调配和养生。此后,历代都有类似的制度与职官设置。我国的食疗研究到唐宋时期形成了一个高峰,出现了一些食疗专篇和专书,在《千金要方》《千金翼方》《外台秘要》《太平圣惠方》《圣济总录》等唐宋时的大型综合性医书中均收载了很多食疗方面的内容。但是这些内容大多以食疗本草或食疗方剂的形式出现,形式简单,食疗理论的阐述也较零散。在中国食疗史上,较为全面地论述食疗理论与应用的,忽思慧可谓是第一人。他在食疗的应用范围、食物的性味与主治、饮食卫生、食物宜忌、食物中毒及解救、食物烹调等各方面,从基本理论到实际应用均有论述,并且较前代有不少新的发展,其内容已经涉及现代营养卫生学的各个主要方面。

作为朝廷饮膳太医,忽思慧的业绩无疑是出类拔萃的。他除了实践,还善于进行理论和经验的总结,并注意吸收前人食、养、医相结合的悠久传统,尤其重视与承袭唐代著名医药学家孙思邈的有关学术理论与见解。在《饮膳正要》中,忽思慧强调了食疗在医药学中的作用与地位,着重论述了有病先以食养、食疗不愈再取药疗的观点。引用孙思邈的话说、作为合格的医生,应当先洞晓疾病的来源,了解患者发病的具体原因,采取相应的措施,治疗方法应先采用食疗,食疗没有达到效果,再采用药疗。因食物疗法毒性小,副作用小,食疗不愈,然后命药,可望使患者的健康到达基本痊愈而不留下其他隐患。

从《饮膳正要》的编排上也能体会出作者的这些观点。第一卷的核心部分《聚珍异馔》,记载的是宫廷御膳方,其主要养生功效多为补中益气。第二卷第一篇《诸般汤煎》,以日常养生补益的饮品为主,其主要养生功效多为生津止渴、顺气通膈。第二篇《神仙服食》,载长生不老、延年益寿方,甚至有白发变黑、行如奔马的功效。第三篇《食疗诸病》,是针对具体疾病的食疗方药。从用法上看,"诸般汤煎"多为任意服之,任意饮之,体现日常保养的特点；"食疗诸病"多为空腹服之，体现食疗的特点。

忽思慧特别强调饮食与健身的辩证关系。他说，心是一身之主宰、身体的根本，所以身体安稳，心才能应万变，才能主宰万事。如果不采取种种保养的手段，怎么能使身体安稳呢？保养的根本原则莫过于守中，做到守中，才不会发生过与不及的现象。一年四季要节制饮食，起居有规律，用食物的五味来调和五脏功能。五脏和平，气血滋养荣盛，则人精神健爽，心志安定，各种邪气自然不能侵入人体，寒暑变化自然不能袭扰人体，健康才能得到保证。上古"圣人不治已病治未病"，重视饮食调养，是有道理的。所以，在日常饮食中，要做到"食不厌精，脍不厌细"。这也是忽思慧撰写《饮膳正要》的目的和指导思想。

忽思慧注意搜集各民族的饮食经验。元代地域辽阔，是各民族文化全面交流融合的时代。《饮膳正要》广泛吸取了汉、蒙、藏、维等各族人民各具特色的饮食经验，是当时国内各民族医药文化交流与融汇的综合反映。书中突出体现了蒙古族的饮食特点，如《聚珍异馔》食谱方中五分之四以上用羊肉、羊骨、羊血、羊脏器等原料，其余方中多有用马、鹿、狼、熊、雁等漠北常见动物做原料，蒙古族的主要饮料马奶在书中也颇多见。其他如具有藏族特色的饮食酥油、西番茶等；具有维吾尔族特色的饮食"搠罗脱因"等也较多见。书中还记载了一些很有民族特色的食品，如"烧水扎""柳蒸羊"，茄子馒头的制法也很特别。反映民族特点的食品原料就更多了，像"回回豆子""赤赤哈纳""马思荅吉"等。忽思慧还比较重视"以脏补脏"的食疗理论，并在其食疗药膳方中充分加以运用，如治疗肾虚有猪肾粥、枸杞羊肾粥等。

多饮汤煎

汤煎是忽思慧《饮膳正要》养生的另一个重要特点。在"诸般汤煎"部分主要记载了 58 种饮品，以食物或水果煎汁、油、茶为主，剂型有汤、煎、油、茶、膏、水，甚至丸、散、饼等，大部分属于具有养生保健功能的饮料类食品。汤煎类也不都是液体，具体的实物剂型与名称也有不符者，如仙术汤、杏霜汤、山药汤、生姜汤、茴香汤其实是散剂，木瓜汤其实是膏剂。从功用看，有生津止渴的桂浆、桂沉浆、荔枝膏等，有和脾胃进饮食的枣姜汤、四和汤等，有润肺治咳的杏霜汤、山药汤等，有解化酒毒的橘皮醒醒汤、梅子丸等，这些都是日常保健中不可缺少的保健方，有的方中还用了人参、麝香、檀香等贵重的中药，堪称滋补佳品。

勿犯饮酒禁忌

我国从先秦至南宋时期所饮的酒都是发酵酒，属第二代人工饮料酒，未经蒸馏，含酒精量很低，这就是古人饮酒量多而很少喝醉的原因。到了元代则不然，元代发明了蒸馏酒，能够将粮食酿造成烧酒，即白酒。《饮膳正要》卷三载："阿剌吉酒，味甘辣，大热，有大毒。主消冷坚积，去寒气。用好酒蒸熬取露，成阿剌吉。"其记述了阿剌吉酒的性味、功用与制法。从以好酒蒸熬取露的制法看，当属后世所称的白酒。元代以后类似的记载逐渐多了起来，白酒也逐渐成为中国各地的常见饮品。

白酒属第三代人工饮料酒，酒精含量较高，饮酒过度的危害性也就更加凸显出来。《饮膳正要·饮酒避忌》云："酒，味苦甘辛，大热，有毒，主行药势，杀百邪，去恶气，通血脉，厚肠胃，润肌肤，消忧愁，少饮尤佳，多饮伤神损寿，易人本性。其毒甚也，醉饮过度，丧生之源。"

凡事有一利就有一弊，少量饮酒虽然对身体有好处，但如果控制不当，其害处就会远远超出益处。那么，能够很好控制饮用数量的又有几人呢？所以对待饮酒应采取少饮尤佳、不饮更好的态度。当然，酒也是重要的中药，因治病需要而饮又当别论。

忽思慧在《饮酒避忌》中着重谈了醉后的害处和应避忌的事项。他说：一次饮酒不能过量，一旦感到喝多了，应该想办法迅速吐出来为好，不然易生痰疾。即使喝多了也要避免酩酊大醉，大醉可使人终身百病不除。酒不能长期连续饮用，易腐烂肠胃，渍髓蒸筋。忽思慧又说：醉不可在风口处睡卧，易生风疾；醉不可让别人扇风，易生偏枯；醉不可在露天处睡卧，易生冷痹；醉不可骑马及蹦跳，易伤筋骨；醉不可憋忍小便，易成癃闭、膝劳、冷痹；醉不可憋忍大便，易生肠澼、痔疮；醉不可勉强持重举力，易伤筋损力；醉不可在湿地上睡卧，易伤筋骨，生冷痹痛等。忽思慧的这些告诫值得人们注意，尤其值得嗜酒之人高度重视。

注意饮食卫生

忽思慧对饮食卫生也很重视，其观点主要集中在《食物利害》《食物中毒》《禽兽变易》等篇中，并反复予以论述。他提醒人们要养成良好的饮食习惯，如"烂煮面，软煮肉，少饮酒，独自循"。就是说，面条要煮得烂一点儿，肉要煮得软一点儿，酒要喝得少一点儿。尤其应按照要求坚持不懈地去做，不需要别人监督，不需要外界强迫，这就是忽思慧所说的"独自循"。

忽思慧强调不食用不洁或变质的食物，防止病从口入。对于当时的人来说，这是很有现实意义的饮食卫生措施。发酵、发霉、发臭的变质食品，不仅不能供给人体必需的营养素，反而由于食物的腐败变质，会对人体产生害处。他有一些辨别食物是否变质的方法，如"面有毙气，不可食；生料色臭，不可用；浆老而饭馊，不可食"。又如"饮酒酒浆照不见人影勿饮。"忽思慧还在医学中首先使用了"食物中毒"这一术语，并列举了许多有效的解食物中毒的方法，有的方法沿用至今。

讲究个人卫生

忽思慧在《饮膳正要》中还谈到讲究个人卫生的重要性及其注意事项。如"凡食讫，温水漱口，令人无齿疾、口臭。"这是提醒人们吃完饭后要用温水漱口。又如"凡清旦刷牙，不如夜刷牙，齿疾不生。凡清旦盐刷牙，平日无齿疾。"这是提醒人们应早、晚刷牙。又如"凡夜卧，濯足而卧，四肢无冷疾"是告诉人们夜晚就寝以前用温水洗脚的好处。

饭后漱口、早晚刷牙、晚上洗脚等，这些都是人人需要养成的个人卫生习惯，完全符合现代卫生学的要求。

中年养生也不晚

——明代医学家张景岳的养生论

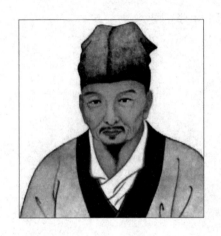

张景岳（公元 1563—1640 年），字会卿，号景岳，明末山阴会稽（今浙江绍兴）人。著作有《类经》《类经图翼》《类经附翼》《景岳全书》及《质疑录》等。

作为明代著名中医学家，张景岳博学多识，学验俱丰，不仅精于医术，而且对养生也十分重视，亦独有神悟，造诣颇深。

先天后天　交相互胜

对于先天后天对人的影响，张景岳谓："人生于地，悬命于天，此人之制命于天也。栽者培之，倾者覆之。此天之制命于人也。"他还认为："故以人之禀赋言，则先天强厚者，多寿；先天薄弱者，多夭。后天培养者，寿者更寿；后天斫削者，夭者更夭。"对于人的先天后天禀赋及其作用，张景岳进行了合乎辩证的理性阐释，特别对后天的重要性有着清醒的认识。

张氏认为，若是先天后天都好的人，其健康长寿是无疑义的；如果一个人的先天后天都不好的话，那么病衰夭亡是不用说了。

先天与后天的作用在某种程度上又是可以互相转化的，这就要看个人如何保养了。张景岳说："若以人之作用言，则先天之强者不可恃，恃则并失其强矣；后天之弱者当知慎，慎则人能胜天矣。" 虽然先天条件优越，如果后天不好好养护，则就要失去，而致病秧；先天弱者，而后天如果能够谨慎调养，则能祛除先天的不利而致健康长寿，此所谓"胜天"矣。

天年难得　多咎自身

《黄帝内经·素问·上古天真论》曰："上古之人，其知道者，法于阴阳，和于术数，食饮有节，起居有常，不妄作劳，故能形与神俱，而尽终其天年，度百岁乃去。"张景岳也认为，天年能够得到："夫人之所受于天而得生者，本有全局，是即所谓天年也。"

但是，在现实中得享天年要会到一系列因素的影响，他详细分析了后天难以抗拒与避免的影响长寿的原因有"天刑""地杀""人祸"三者，即"故凡天亦杀人，有如寒暑不时，灾荒荐至，或妖祥之横加，或百六之难避，是皆天刑之谓也。地亦杀人，则如旱潦无方，水火突至，或阴毒最以贼人，或危险多能困毙，是皆地杀之谓也。人亦杀人，如争斗伤残，刀兵屠戮，或嫁祸阴谋，或明欺强劫，是皆人祸之谓也。凡此三者，十中约去其几。"张氏所处的时代是灾荒不断、农民起义蜂拥而起、战乱连年的明朝末期，这些因素对于当时很多人确实是难以避免的。

张景岳更注重个人因素对于养生的影响，现实中影响自己长寿的原因往往是"孽由自作而致不可活"。如：困于酒者，或致劳损，或郁结，或淫溺，或惊怯，招殃自败；困于败，积虑处心，久思耗神，其精气神涣散；困于气，好胜恃强或逆来顺受而愤怨忧郁，致伤肝脾；困于功名，好高骛远，趋炎附势，利禄熏心，劳心贪婪而致败；困于医，寒热倒施，虚实错认，庸医误人。

张氏认为，在没有天灾人祸的前提下，如能避免不利于养生的各种因素，是可以做到长寿的。

后天之养　其为在人

先天因素虽对人的健康长寿较重要，但先天无法更改，后天因素对养生的影响对个人来说更不容忽视。张景岳为此特别强调"人之作用"，即人生之自我约束和调节对于自身的健康长寿有决定性的作用。他说："然则后天之养，其为在人，可以养生家而不以此为首务乎？"

"先天之强者不可恃，恃则并失其强矣；后天之弱者当知慎，慎则人能胜天矣。"为此，他提出养生"四慎"说，即"慎情志可以保心神，慎寒暑可以保肺气，慎酒色可以保肝肾，慎劳倦饮食可以保脾胃"。

张景岳强调情志对养生的重要性，他指出，为善令别人快乐幸福，则自己也快乐幸福；祈福不欺天，不干伤天害理之事，做人为官不贪鄙，更不明欺强劫，不损人、不损国家社会，君子取财有道，则心安理得，可以颐养天年。为富不仁，甚至欺天枉法，必殃人，更必殃己，则怎能保生与颐养天年？

张景岳的医学著作中还记载很多具体的养生的技术与内容，如调养脾胃，培补后天，主张饮食勿偏，饥饱适宜，饮酒适量；保精治形，阴阳并重；防劳慎色，调情养性；练功固齿，健身延年等。这些后天的努力，对于养生来说是非常重要的。

中年左右　再振根基

中年是人体由盛而衰的转折时期，《黄帝内经·素问·阴阳应象大论》曰："年四十，而阴气自半也，起居衰矣。年五十，体重，耳目不聪明矣。"就男女分而论之，女子"五七，阳明脉衰，面始焦，发始堕。六七，三阳脉衰于上，面皆焦，发始白"，男子"五八，肾气衰，发堕齿槁。六八，阳气衰竭于上，面焦，发鬓斑白"，指出了女子从三十五岁开始，男子从四十岁开始，机体表现出多方面开始衰退的现象。种种迹象都反映了，人到中年开始出现生理功能的衰退，提示了中年时期进行调理养生的必要性。

张景岳对预防早衰做了重要的探讨，并鲜明地提出了"中年左右，再振根基"的养生思想。

张氏从后天保养的观点出发，发挥了预防早衰的思想。他指出了早衰的产生是由于不知摄生，耗损精气。他说："天畀（赐予）之常，人人有之，其奈今时之人，自有知觉以来，恃其少壮，何所不为？人生之常度有限，而情欲无穷；精气之生息有限，而耗损无穷，因致戕此先天而得全我之常度者，百中果见其几？残损有因，惟人自作，是即所谓后天也。"

但是，通过努力可能避免早衰，因为人的生命过程是有规律的，是随着年龄的增长而经历着生长壮老，衰老是遵循了生命的规律。但人于中年左右，当大为修理一番，则再振根基，尚余强半。说明应当抓住中年时期元气尚未大虚之机，认真地加以调理，使元气得以复常，而人身之根本得固。

我们知道，许多老年性疾病并不是突然发生的，而是在中年后逐渐演变而成的。中年时期虽在生理上是一个由盛而衰的过渡时期，但其生理特点毕竟不同于老年时期，即使逐渐出现一些衰弱的表现，但却远比 60 岁以上的老年人要气血旺盛、体质强壮得多，因此张景岳提出"中年左右，再振根基"的养生观点，力主中年也要加强调养，对于避免早衰、预防老年病等无疑具有极大的意义。

读万卷书 行万里路

——《本草纲目》作者李时珍养生经

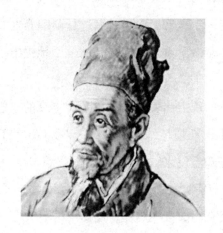

李时珍，生于1518年，卒于1593年，享年75岁，在当时的年代，算是一位长寿老人了。李时珍23岁随父行医，正式开始医学实践。他是享誉世界的伟大医药学家，其倾注毕生精力完成的著作《本草纲目》被世界公认为"东方医学的医典""中国古代的百科全书"，其成就之大超过了明代之前的任何一部药物学著作。

李时珍为何取得如此巨大的成就？他有何养生秘诀？笔者认为可用"读万卷书，行万里路"这八个字来概括。

读万卷书

李时珍行医后，发现以往的本草著作有颇多谬误和缺陷，以及许多新增药物在前代本草著作中尚无记载，便决心重写本草。为了能得到太医院的支持和获得更多的修书资料，他想方设法进入了太医院。在太医院，李时珍不但阅读了大量医书，而且对经史百家、方志类书、稗官野史等书籍进行了详细阅读，涉猎广泛。

爱好读书，爱好学习是一种乐趣，也是一种养生方法。"我倘能生存，我仍要学习"，鲁迅的名句不但鼓舞着读书人，也鼓舞着从事各项事业的人。国际上已响亮地提出：终生学习，是21世纪的谋生策略！学习既是事业的组成部分，又是获得事业成功的前提和基础。学习也是身心健康之需，获得学习的机会和环境也是一种心理上的满足。书籍的养生保健作用已为当今医学所重视。在德国慕尼黑、不来梅、明斯特和科隆等城市的医院中，已有500多家医院设有他们图书馆，供他们养生保健之用。笔者也是一位爱购书、爱借书、爱看书、爱藏书、爱写书的人，对书籍"情有独钟"，在书中寻求到欢乐，在书中忘掉了忧愁。笔者对宋代大诗人陆游的名句"万卷古今消永日，一窗黄晓送流年"的名句及明代于谦在《观书》中所说的"书卷多情似故人，晨昏忧乐每相亲"非常认同，它们说出了世代读书人"与书为友""读书有趣"的精神境界。李时珍不仅博览了众多医书、药物方面的方书，还涉猎经史百家、方志野史之类的书籍，以书为友，以书养生，才让他发现了古人书籍里记载了许多药物的形状和生长情况往往模糊不清，有的甚至互相矛盾等严重问题。

行万里路

为了解决古人本草书籍中的问题，为了纠正其谬误，李时珍决定深入实践，亲自进行实物考察。在读万卷书之后，他便开始了"行万里路"，进行野外考察，他的足迹不仅踏遍了蕲春以及湖北的角角落落，而且遍布江西、江苏、安徽、河南的山山水水，走过了数万里路，请教无了数人，记下了数百万字的笔记。正是他大量的文献阅读和艰苦的亲身实践，为《本草纲目》的撰写奠定了坚实的基础。在野外考察中，他每遇有不认识的草药，就向当地人请教，如从药贩那里买的"白花蛇"和药书上描述的大相径庭，真正的白花蛇是什么样的呢？李时珍便跟当地人上山捉白花蛇，将其与药书上的描述对照，以确定正误。为寻找曼陀罗，他跋山涉水，最后在武当山发现了它。为了验证"笑采其花酿酒饮，令人笑，舞采其花酿酒饮，令人舞"的记载是否真实，他喝下了用曼陀罗花浸泡的药酒，"饮酒半酣，更令一人或笑或舞引之，乃验也"。并记下了"割疮灸火，宜先服此，则不觉苦也"的真实感受。为验证大豆的解毒效果，他又做试验："予每试之大不然；又加甘草，其验乃奇。"这个试验证实了单独使用大豆是没有解毒作用的，需加上甘草才有良好效果。再如对豨莶草（猪膏草）的观察："尝聚诸草订视，则猪膏草素茎有直棱，兼有斑点，叶似苍耳而微长，似地菘而稍薄，对节而生，茎叶皆有细毛。肥沃一株分枝数十。八九月开小花，深黄色，中有长子如同蒿子，外萼有细刺粘人。地菘则青茎，圆而无棱，无斑无毛，叶皱似菘芥，亦不对节。"可见其观察之细致。这样的事例在《本草纲目》中俯拾即是，既表明李时珍对实地考察的重视，又说明他实地考察取得了诸多成效。

在"走万里路"的野外考察中，锻炼了李时珍的毅力和身体。孙毅将军一生坚持走步（日行20里。耄耋之年仍旧），他题写的条幅"健康长寿，始于足下"已在老人中广为流传。

李时珍在生活条件艰苦，医学技术不发达的明代，能活到75岁高寿，与他长期进行野外考察，与他接触和感受大自然，净化了心灵，愉悦了精神也密切相关，这也许就是李时珍之所以能够基本完成这部巨著的重要原因吧。

养生养老专著《老老恒言》留芳百代

——清代养生学家曹庭栋的寿老术

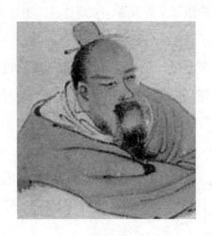

　　曹庭栋,生于 1700 年,卒于 1790 年。字楷人,号元圃,又号慈山居士,浙江省嘉善魏塘镇人。为清代康熙乾隆年间的著名养生学家。他性格活泼恬淡,曾被举孝廉而坚辞不就。他勤奋博学,精通经史、辞章及中医养生。代表性著作有《老老恒言》《易准》《孝经通释》等。其中,《老老恒言》在中医养生史上占有重要地位,至今仍有现实指导意义。他幼年时"有羸疾子瘵",晚年时"气怯体弱",但他以自然为宗,意志旷远,古稀之年后更加重视养生,因而能享受遐寿,活到 90 多岁才寿终。

　　曹庭栋根据自己的长寿经验,并参阅了 300 多部古籍,针对老年人的特点撰写了《老老恒言》一书,该书内容全面实用,为中医老年养生学、老年医学做出了重要贡献。

曹庭栋的养生经验主要有以下几点。

兴趣广泛心态好。曹氏 75 岁后，学而不厌，不但经史子集无所不读，而且吟诗作赋抒情怀，写字画画保聪明，奏乐鼓琴悦心志，栽花植木劳身形，著书立说缓脑衰。他在院内垒土为山，广植花木，以奉其母，名曰慈山，此乃自号慈山居士的缘由。

养生之道贵在自然。他说："养生之道，惟贵自然，不可纤毫着意"，做到养而不知养，若终日为养生事累，心烦意乱，不仅不能寿老，反可伤身。

静神动形相结合。老年人宜恬淡虚无，以静为宗，但并非心必不用如槁木，如死灰，只要用脑不过，专一不杂，志定神凝，也可达到静养的目的。老年人多体重懒动，曹庭栋则主张老年人应做适当的运动，"时有小劳"则"筋骨血脉乃不凝滞"。动之法甚多，如种花植树，琴棋书画、观鸟赏鱼、散步等。

养静调养心神安。曹氏体会到要想长寿，必须养阴精。其法一是养静，静则心神安定，真气不耗；二是专心，心专则精神内守，五脏安和。另外要忌怒，其法是遇事当以一"耐"字处之。

调食养脾。脾胃乃后天之本，老年人多脾胃亏虚，故"老年人更以调脾胃为切要"。养脾之法，一是食养，一是粥养。食养主要指质宜素淡不宜肥甘，宜清淡不宜过咸，更戒杂乱；量以适中为度，宜少不宜多；次数强调少食多餐，反对暴饮暴食；冷热则应顺乎自然。粥养指用食粥或药粥调养，粥能益人，老年尤益。食粥能"推陈致新，生津快胃，所益非细"。正如常言所说："世人个个学长年，不悟长年在目前，我得宛丘平易法，只将食粥致神仙。"

曹氏广征博引，搜集药粥方 100 首，其中有 14 首是他自创的验方，计植物药粥 36 方，矿物药方 5 方。不仅实用，疗效也好。

胃和卧安寿自长。《黄帝内经》云："胃不和，卧不安。"曹氏经验是饮食清淡，不过饱，右侧睡，默数鼻息，反视丹田，可胃和卧安，是通往睡乡之路。

调和情志。年老之人多情志不和，有损身体，故养生宜调和情志，宽阔胸怀，气量豁达，尤其是应戒怒。老人性躁易生怒气，怒气一发，则气逆不顺，窒而不舒，伤气伤身，损体折寿，故老年"所忌最是怒"。制怒之法主要有二：一是以理制情；一是以"耐"养性，即要涵养高尚，遇可怒之事以"忍"为先，遇事之小不忍，则谋身之大乱。

慎服药饵，以防隐患。当前，许多老年人好服补药，以为调养，不知补而不当则成大疾。即使偶患微疾，也不可轻易服药。

此外，曹庭栋养生还强调起居有常，慎避外邪；居处之物，适体为贵；茶酒有节，力戒烟草；远房避帏，节欲保养等。他的养生术均在其《老老恒言》中可以寻到，对于养生寿老很有参考和实用价值。

博学广才　积淀深厚　传奇人生

——妇科开山祖师傅青主的养生之道

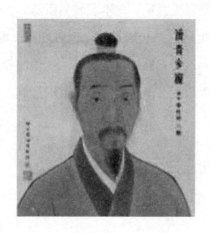

　　傅山，生于1607年，卒于1684年，享年79岁。初名鼎臣，字青竹，改字青主，又有浊翁、观化等别名。汉族，山西太原人。傅山自称为老庄之徒，他自己也在很多场合与作品中反复强调、自陈："老夫学老庄者也""我本徒蒙庄""吾师庄先生""吾漆园家学"。自觉继承道家学派的思想文化。他对老庄的"道法自然""无为而治""泰初有无""隐而不隐"等命题，都做了认真的研究与阐发，对道家传统思想做了发展。他是著名的道家学者，哲学、医学、儒学、佛学、诗歌、书法、绘画、金石、武术、考据等无所不通。医学上著有《傅青主女科》《傅青主男科》等传世之作，在当时有"医圣"之名，被后人称为妇科开山祖师。

文史哲积淀深厚，经史子集兼通

文是指文学、语言知识。古代有"文以载道"的说法，"文是基础医是楼"的道理已为同道所公认。当代的中医人才必须具备牢固的古文、现代汉语、外文三方面的知识。掌握了古文知识，在学习、钻研古典医籍、探讨中医理论时就会得心应手；掌握了现代汉语，在书写病历、分析病机、阐释方药、撰写论文才会下笔如神。傅青主不仅文史哲功底深厚，而且兼通经史子集，单从他的一些著作：《周易音释》《周礼音辨》《十三经评注》《十三经字区》《诸子注释》《春秋人名地名韵》《十七史评》《性史》（儒家的心性之学专著）《杜诗点评》《续编杜诗》《会韵小评补》《元释两藏精义》等，就可以看出这位一代儒学宗师的成就和功底。傅青主先生与顾炎武、黄宗羲、王夫之、李颙、颜元一起被后世尊为明末清初"六大儒"，梁启超也称其为"清初六大师"之一。其知识领域之广、成就之大，在清初诸儒中，无出其右者，被时人誉为"学海"。顾炎武在《广师篇》中如此评论傅青主先生："萧然物外，自得天机，吾不如傅青主。"后世也有人评论："他开创了一代学术之风，其多方面的成就，都位于同时代之顶峰。"

以悲天悯人之心，体恤妇女病痛

傅青主从医六十年，医术高超，著作等身。医德高尚，令人敬佩，流芳百世。根据史料记载：他对待患者不讲贫富，一视同仁，在相同情况下，则优先贫困的人。对于名声不好的富人和官吏，则婉言谢绝，不予医治。对此他解释为："好人害好病，自有好医与好药，高爽者不能治；胡人害胡病，自有胡医与胡药，正经者不能治。"医者仁术，傅青主以悲天悯人之心，体恤男权社会的弱势群体妇女的悲苦，开创妇科治疗的一代风气。傅山在医学上有着巨大的成就，内科、妇科、儿科、外科，科科均有很高的技术，而尤以妇科为最。

其医著《傅氏女科》《青囊秘诀》，至今流传于世，造福于人。傅氏女科的出现，这是中医史上第一次有此单独学科，更是中医史上划时代的事情。

重视食疗养生，改进竹叶青配方

傅青主重视食疗养生，善于运用药膳保健。竹叶青本为汾酒浸泡药材而制成的名酒。傅青主寓居汾阳期间，对竹叶青酒添加的中药材进行了精选，最后定型为今日所用之十二种，即竹叶、栀子、菊花、当归、陈皮、砂仁、广木香、紫檀香、公丁香、零陵香、山奈、冰糖等。这些药材包含清热、健脾、补养等功效，现代实验研究也证明竹叶青酒具有提高免疫功能、调整肠道菌群、抗氧化、抗疲劳等良好作用。可以说，竹叶青酒成为今日名酒，与傅青主改善配方有莫大的关系。

创制"傅拳"，健身强体

傅青主在当时的医疗条件下能经历明清两代，活到 79 岁高寿，这与他重视传统健身法，坚持习武有密切关系。

傅青主后半生认真研究武术，同时精研道家养功法。史家称他"性任侠"，在他的诗中也有"剑术惜其疏""盘根砺吾剑，金铁满山鸣"之说，因而梁羽生在小说《七剑下天山》中将傅青主也列为一剑。据《石膏山志》载，清顺治四年（1647 年）春，傅青主和儿子傅眉到山西灵石县天空寺演示打坐和五禽戏，传与寺内主持道成法师，接着又传授给了寺内和尚以及当地名士吴成光。他还留下一种叫作"傅拳"的拳法，动作名称与太极拳相似，又别于太极拳。1985 年在武术挖掘整理中，由蔡承烈献出《傅拳谱》手抄本。1988 年出版了《傅青主拳法》一书。《傅拳谱》的流传，是傅山拳法代代相承的重要依据，傅青主先生在武艺方面的造诣可见一斑。